U0298296

中医骨伤科精粹

王海荣　编　著

天津出版传媒集团

天津科技翻译出版有限公司

图书在版编目（CIP）数据

中医骨伤科精粹 / 王海荣编著 . — 天津 : 天津科技翻译出版有限公司 , 2018.5（2024.4重印）

ISBN 978-7-5433-3815-9

Ⅰ . ①中… Ⅱ . ①王… Ⅲ . ①中医伤科学 – 诊疗 Ⅳ . ① R274

中国版本图书馆 CIP 数据核字（2018）第 067429 号

出　　　版：天津科技翻译出版有限公司
出 版 人：刘子媛
地　　　址：天津市南开区白堤路 244 号
邮政编码：300192
电　　　话：022-87894896
传　　　真：022-87895650
网　　　址：www.tsttpc.com
印　　　刷：三河市华东印刷有限公司
发　　　行：全国新华书店
版本记录：787×1092　16 开本　13.75 印张　350 千字
　　　　　2018 年 5 月第 1 版　2024 年 4 月第 2 次印刷
　　　　　定价：88.00 元

（如有印装问题，可与出版社调换）

作 者 简 介

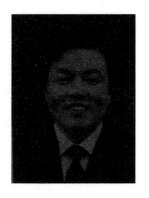

  王海荣，男，甘肃灵台人，甘肃中医药大学中医骨伤系毕业。现为甘肃省灵台县人民医院门诊部主任兼中医馆馆长，中国中医药研究促进会骨伤科分会手法专家委员会委员，中国针灸推拿协会会员，中国针灸学会会员，甘肃省医学会风湿免疫专业委员会委员，平凉市针灸学会理事，平凉市中医药学会理事。参编出版了《实用中医诊断学》《临床中医学研究》。主持完成了《冬病夏治至阳穴治疗类风湿性关节炎》科技成果，并达到省内先进水平。撰写多篇医学论文，并先后在国家级刊物发表。多年来一直从事中医骨伤、风湿疼痛、康复理疗等方面的临床诊疗工作。在治疗颈椎病、肩周炎、腰椎间盘突出、强直性脊柱炎、类风湿性关节炎等疾病方面积累了丰富的临床经验，为当地及周边地区人民健康事业做出了贡献！

前　言

　　中医骨伤科学是一门防治骨与关节及其周围肌肉肌腱损伤与疾病的学科，是我国医学宝库中的一枚瑰宝，是祖国医学的重要组成部分。其具有悠久的历史和丰富的临床经验，对保障人民健康发挥着重要作用，在国内外产生了巨大影响。在长期的医疗实践中，中医骨伤科学形成了自己独特的理论和临床体系。近十几年来，中医骨伤科发展较快，不论是在整理发掘传统经验，还是运用现代科技方面，都取得了令人瞩目的成果。为适应学科的发展，以及当前医疗、教学、科研工作的需要，有必要将中医骨伤科学进行全面、系统的整理和提高。因此，编者查阅了大量骨伤科文献，结合多年的临床经验，编写了这本《中医骨伤科精粹》。

　　本书共五章，分别介绍了颈部疼痛疾患、肩部及上肢疼痛疾患、腰部疼痛疾患、下肢疼痛疾患等方面的内容。本书取材翔实精练，医案典型完整，内容简单明了，语言通俗易懂，切合临床实践，能较确切地反映中医骨伤科诊疗的特点，有较强的实用性，是一本对医疗、教学和研究工作者有实用价值的参考书，尤其适合于一线工作者参考，有利于指导解决在工作中遇到的实际问题。

　　由于编者水平有限，书中难免存在不足之处，敬请读者批评指正。

目　录

第一章 概要

第一节 诊断辨证

颈肩腰腿痛的一般体格检查包括望、触、动、量四个方面。望：即望肿胀、畸形等；触：即找压痛点，进行一些特殊检查等；动：即检查颈肩腰腿部的正常活动度或是否有异常活动等；量：是指测量一些生理长度、周径、角度等。

一、常规检查

1.关节运动检查

关节运动检查可分为主动运动与被动运动两种关节运动。主动运动是患者按医嘱主动地做运动检查，被动运动是检查者对患者被动地做运动检查。一般先查主动运动，后查被动运动，并对比其运动范围相差的程度，借以区别是关节本身病变还是神经肌肉麻痹。若患者不能主动运动，而被动运动却正常，说明病变不在骨关节内，可能为肌肉、神经疾患；若被动运动幅度过大，表示关节中制约运动的结构可能损害，如韧带断裂、肌肉弛缓性瘫痪等。关节运动限制，根据其程度的差别、病理性质的不同，可归纳为四类。

(1) 关节强硬：又称骨性强直，关节已呈骨性连结，无丝毫运动，除关节畸形外，临床症状较少，常见于类风湿性关节炎的晚期。

(2) 关节强直：亦称纤维性强直，是由于关节内瘢痕粘连或关节周围大量瘢痕组织形成所致。强直的关节还保留微小的运动，故常有症状。常见于骨关节结核。

(3) 关节直硬：关节开始运动时活动受限，用力或活动一段时间后，活动范围可增大，常见于增生性关节炎。

(4) 关节挛缩：关节活动受限系因周围软组织挛缩所致。通常顺着关节挛缩畸形的方向被动运动时，尚有一定的活动度，逆向被动运动时，却感到弹性阻力。一个关节的挛缩畸形，还可以用调节其他关节角度的办法(设法缩短肌起点与肌止点的距离)来求得改善。如手指的屈曲挛缩畸形，能通过腕关节掌屈而获得纠正或改善。

2.肌肉检查

可嘱患者对抗阻力进行肌肉收缩运动。若肌肉十分软弱，可嘱患者先进行肌肉收缩运动，然后检查者用手阻止其运动进行。通常将肌力分为6级。

0级：肌力完全消失，无收缩。

1级：肌肉能收缩，但不能使关节活动。

2级：肌肉能收缩，关节有些活动，但不能对抗肢体的重力。

3级：能对抗重力，但不能对抗阻力。

4级：能对抗阻力使关节活动，但力量较弱。

5级：肌力正常。

3. 神经检查

感觉异常时，可有以下临床意义。

(1) 周围神经损害：深、浅感觉均受累，其范围与某一周围神经的感觉分布区相一致。

(2) 神经丛的损害：该丛分布区的深、浅感觉均受累。

(3) 神经根损害：深、浅感觉均受累，其范围与脊髓神经节段分布区相一致，并伴有该部位的疼痛，称为"根性疼痛"。常见于腰椎间盘突出、颈椎病等。

(4) 脊髓横断性损害：被损害水平及其以下深、浅感觉均受累，损害水平以上皮肤感觉可有一段过敏带。

(5) 脊髓半横断性损害：损害水平及其以下有对侧皮肤痛、温度觉障碍，同侧的深感觉和运动障碍。

检查神经反射时，应使被检查者体位适当，肌肉放松，避免精神紧张。检查者叩击位置要准确，用力均匀。检查反射时，一定要双侧对比，对称性的反射增强或减弱，未必都有神经损害的表现。相反，反射不呈对称性，则是神经损害的有力指征。

二、特殊检查

1. 化验检查

(1) 血液检查：包括红细胞计数、血红蛋白、白细胞计数及分类计数、血小板计数、出凝血时间、凝血酶原时间以及红细胞沉降率测定等。

(2) 生化检验：包括尿液、脑脊液检查，血清钙、无机磷、碱性磷酸酶、血浆尿酸盐、血浆蛋白、血浆蛋白电泳测定，以及肝功能、肾功能检查等。

(3) 血清学及细菌学检验：康氏反应、华氏反应、结核菌素皮内试验、抗溶血性链球菌素"O"、类风湿因子以及各种标本的细菌培养、药敏试验等。

2. X 线检查

其对骨关节疾病的诊断最有价值。通过 X 线检查可以了解骨与关节有无实质性病变，明确病变的性质、部位、大小、范围、程度以及与周围组织的关系。观察 X 线还可判定骨龄，推断骨骼生长与发育状态，并分析某些营养及代谢疾病对骨质的影响。X 线复查可了解病变进展情况，判断治疗效果以及预后等。

3. 造影检查

将造影剂或气体注入检查部位，增加对比度，以提高 X 线检查的检出率。造影检查时，必须熟悉检查部位的正常解剖和正常造影所见，熟练掌握造影技术，严格无菌操作，防止感染发生。造影前必须进行造影剂和局部麻醉药物的过敏试验，以免出现过敏反应。

4. CT 检查

CT 能从横断面了解脊椎、骨盆、四肢骨关节的病变，不受骨重叠或肠内容物遮盖的干扰。由于 CT 具有较高密度分辨率，对脊椎的小关节突、椎管侧隐窝、骨盆、长骨骨髓腔等处的微小改变，特别是对诸如后纵韧带钙化症、椎板增厚、小关节突肥大、椎间盘突出等所引起的椎管狭窄，有较高的分辨率，是理想的检查方法。

三、中医辨证

临床常用的有八纲辨证、气血辨证、脏腑辨证等方法。

1. 八纲辨证

八纲包括阴、阳、表、里、寒、热、虚、实，八纲辨证就是从这八个方面将四诊所获得的临床资料进行分析、综合与归纳。

(1) 阴阳：辨阴阳为八纲辨证之总纲纪，可用来概括表里、寒热、虚实。

(2) 表里：表里是指筋骨病患部位的内外深浅。皮肤、肌肉、筋骨的局部病变皆属于表，累及脏腑、经络、气血者属于里。

(3) 寒热：寒热可概括人体生理功能的偏盛偏衰，阳胜则热，阴盛则寒。寒证多见于骨关节慢性劳损的患者。

(4) 虚实：虚实是指人体正气强弱和病邪盛衰。虚指人体正气不足，抵抗力减弱，见于久病年老体弱者。实指致病的邪气盛，但人体抵抗力强，正气尚充沛，正邪相争剧烈。

2. 气血辨证

常见的气血运行紊乱可表现为以下几种形式。

(1) 气滞血瘀：筋骨发生损伤或疾患后，气机不利，血运障碍，局部疼痛、肿胀、功能障碍，或有瘀斑或皮肤青紫，面色晦暗，胸胁胀满疼痛，舌紫暗或有瘀斑。

(2) 气血不足：由于久病不愈，气血耗伤，或气虚不能生血，或血虚无以化生气所致。症见局部肿痛缠绵不休，关节活动受限，或有骨关节畸形，形体消瘦，面色苍白或萎黄，头晕目眩，少气懒言，乏力自汗，心悸失眠，舌淡而嫩，脉细弱。

(3) 气虚失血：气虚不能摄血而失血证候，见于出血性骨关节病，如血友病性关节炎、工业性骨中毒等，患处疼痛、肿胀或瘀肿，轻微损伤即造成出血不止，患者面色苍白，头晕目眩，手足发麻，胸闷气短，倦怠乏力，舌淡，脉细弱。

3. 脏腑辨证

临床上常见证候有以下几种。

(1) 肾阴虚：疾病经久伤肾，或失血耗液，暗劫肾阴所致。临床表现为眩晕耳鸣、健忘失眠、腰膝酸软、咽干舌燥、形体消瘦、颧红盗汗、五心烦热，或午后潮热、男子遗精、女子经少或崩漏。常见于腰部与骨关节疾患的后期。

(2) 肾阳虚：多因素体阳虚，年老肾亏或久病伤肾所致。症见形寒肢冷、腰膝酸软、阳痿早泄、尿少水肿、面白无华、食少便溏、五更泄泻、舌质淡嫩、有齿痕、苔白滑、脉沉细。多见于年老体衰、久病卧床的患者。

(3) 肝气郁结：多因情志不舒，郁怒伤肝，肝失疏泄所致。症见精神抑郁或急躁、胸胁窜痛或胀痛、胸闷不舒、少腹胀痛、妇女则乳房胀痛、痛经、舌苔薄白或黄腻、脉弦。多见于骨结核、骨肿瘤等症。

(4) 肝火上炎：多因气郁化火所致。症见情绪急躁、胸胁灼痛、目赤肿痛、耳鸣头痛、口苦口干、小便黄赤、大便秘结、舌质红、苔黄糙、脉弦数，间有鼻出血。多见于骨痈疽初期。

(5) 肝风内动：多因热极火盛，消耗肝阴，热动肝火所致。表现为头晕目眩，手足痉挛、抽搐或麻木、颈项牵强、角弓反张、舌质红或苔黄、脉多弦或弦数。多见于附骨痈或关节流注极期。

(6) 肝血虚：因出血或久病消耗肝脏阴血，症见两目干涩、视物昏暗、耳鸣、眩晕欲仆、肌肉震颤、四肢麻木、爪甲不荣、妇女经少或经闭、舌红少津、脉细数。多见于恶性骨肿瘤的患者。

(7) 脾气虚弱：多因慢性筋肉疾患损伤脾阳，或病后饮食失调所致。症见食欲缺乏、胃脘满闷、胃痛喜按、腹胀便溏、面色萎黄、四肢不温、倦怠无力、舌淡白、脉濡弱。多见于痿证。

第二节　常用治法

药物疗法是重要的治疗方法，是以中医理论为指导，按照辨证论治原则选方用药、内服外敷、扶正祛邪的治疗方法。常用的治疗方法分为内治法与外治法两种。

一、内治法

内治法除从整体观念、辨证施治着手外，还要依据外科疾病的发展过程，首先确立总的治疗原则。但由于发病原因不同，病情的变化不一，因此在临床具体运用时，治法很多。

1. 行气消瘀法

又称行气活血法，是损伤初期最常用的一种治法。具有消瘀肿、止疼痛的作用，适用于损伤后气滞血瘀、局部肿痛、无里实热证者，以及有里实热证但因有某种禁忌不能攻下者。临证可根据损伤的部位、肿胀、疼痛程度分别选用。气为血帅，血随气行。活血祛瘀药往往与理气药同用，以发挥协同作用。然而，行气药物一般多辛燥，容易耗气劫津伤阴，对平素气虚、阴津不足者，应慎用或配伍益气、凉血、养阴药物同用。

2. 清热凉血法

即清热解毒、凉血止血之法。用于伤后瘀血化热，热扰营血，迫血妄行，火毒内攻，见局部红、肿、热、痛，全身发热、口渴引饮、舌红苔黄、脉数；或身热烦躁、心烦不寐；或吐血、尿血、便血、皮下瘀斑者。常用的清热解毒方剂有五味消毒饮、龙胆泻肝汤、普济消毒饮、仙方活命饮、黄连解毒汤。凉血止血的方剂有四生丸、小蓟饮子、十灰散、丹栀逍遥散、犀角地黄汤等。

3. 和营止痛法

即活血化瘀、止痛生新之法。本法以和为主，适用于跌仆损伤经消法及下法治疗后肿胀退而未尽，疼痛减而未除的患者。常用的方剂有和营止痛汤、定痛和血汤、七厘散、和营通气散。

4. 舒筋活络法

即活血舒筋，蠲痹通络之法。该法采用理气活血、祛瘀通络的药物组成方剂。治疗伤筋后筋膜粘连、筋络挛缩强直或复感风寒湿邪而邪瘀凝滞，症见痹痛不已、肢体强直、屈伸不利者。常用的方剂有舒筋活血汤、蠲痹汤、独活寄生汤等。

5. 补气养血法

即使用补气养血的药物，治疗气血亏损、筋骨痿软的方法。本法具有补益气血、强身壮体的功效，适用于损伤后气血虚弱，症见面色萎黄、眩晕、倦怠、纳呆、舌淡、脉缓无力者。

6. 补养脾胃法

本法具有健脾醒胃，促进筋骨、肌肉生长的作用。适用于脾胃虚弱、运化失职，症见面黄肌瘦、四肢乏力、腹胀纳呆、饮食不化、大便溏软、舌淡苔白、脉软无力者。

7. 补益肝肾法

补益肝肾法，亦为强壮筋骨法。用于筋骨痿软、肢体关节屈伸不利、骨折迟延愈合、骨质疏松等症的治疗。

8. 温经通络法

温经散寒、祛风通络类药物具有温通经络、养血通滞、散寒止痛的功效。适用于筋骨损伤日久，气血运行凝滞不畅或复感风、寒、湿邪，痹阻经络，症见局部冷痛、活动不利者的治疗。

二、外治法

将药物施于病变局部皮肤以达到治疗目的的方法，称为外治法。外治法和内治法一样，贯穿着整体观念和辨证论治的精神。清代吴师机认为："外治之理，即内治之理；外治之药，即内治之药，所异者法耳。"外用药物主要通过皮肤渗透进入体内发挥疗效，临床上可分为敷贴法、涂擦法、熏洗湿敷法等。

1. 膏剂

膏剂是将药物用水或植物油煎熬成膏浓缩而成的剂型。外用膏剂有软膏、硬膏两种。

(1) 软膏 (又称药膏)，是用适当的基质与药物均匀混合制成的一种容易涂于皮肤、黏膜的半固体外用制剂。

(2) 硬膏，是用油类将药物煎熬至一定程度，去渣后，再加黄丹、白蜡等收，呈暗黑色的膏药，涂干布或纸等裱褙材料上，供贴敷于皮肤的外用剂型。多用于跌打损伤、风湿痹痛、痈疡等疾病。胶皮膏剂，是以生橡胶、松香、植物油、凡士林、氧化锌等混合成的基质中加入适量的药浸膏粉及其他药物制成的硬膏剂，称中药橡皮膏，与西药橡皮膏有相似的优点，如成分稳定、黏着力强、使用方便、不经预热可直接贴敷等，如伤湿止痛膏、风湿止痛膏等。

2. 油膏

油膏是将药物与油类煎熬或捣匀成膏的制剂，现称为软膏。目前，油青的基质有猪脂、羊脂、松脂、麻油、黄蜡、白蜡以及凡士林等。在应用上，其优点有柔软、滑润、无板硬黏着不舒的感觉，尤其对病灶在凹陷折缝之处者，使用油膏更为适宜。

3. 酒剂

又称为外用药酒或药水，是将多种配制好的药物放置于白酒、醋溶液中浸泡一定时间后过滤去渣而成。一般酒、醋之比为8∶2，也有单独用酒浸泡。常用的有活血酒、正骨水、舒筋药水、小茴香酒等。

4. 熏洗湿敷法

将药物置于锅或盆中加水煮沸后，先用热气熏蒸患处，等水温稍降后，用药水浸洗患处。也可以将药物分成两份，分别用布包住，放入锅中加水煮沸后，先取出药包熏洗患处，药包凉后再放回锅中，取出另一包交替使用。温度以患者感觉舒适为度，注意不要烫伤皮肤，尤其是皮肤感觉迟钝的患者。冬天可在患肢上加盖棉垫后再熏洗，使热温能持久，每日2次，每次15～30分钟，每剂药可熏洗数次。本法具有舒松关节、疏通经络、调和气血、活血止痛的作用。

三、手法治疗

手法治疗是指术者以手工操作为主，通过对骨关节、筋肉、经络、穴位、神经、血管等组织部位施术，达到对患者进行全面检查、诊断、治疗、康复和保健的目的，促使其功能恢复正常的方法。此法是骨伤科的重要治疗技术之一。《医宗金鉴》强调说："手法者，诚正骨之首务哉！"《伤科补要》也曾提出："夫接骨入骱者，所赖其手法也。"在骨病学领域，不是任何疾病都能使用手法治疗，因此，应严格掌握适应证和禁忌证。手法治疗必须遵循早期、稳妥、准确、轻巧、辨证施法、因人制宜的原则。在治疗前应明确诊断，认真分析病情，根据患者的年龄、体质、病程长短、病情轻重、证候等，正确选择手法，制订一个恰当的治疗方案。治疗时，精神要集中，用力要适度，操作要有序，做到"一旦临证，机触于外，巧生于内，手随心转，法从手出""法之所施，使患者不知其苦"。

四、物理疗法

物理疗法是指应用各种物理因子(光、电、声、热等)防治疾病的一种方法，简称理疗。

在物理因子的作用下，人体组织内常可产生组胺、类组胺、乙酰胆碱和温度、离子浓度等物理改变，对人体的功能起到调节的作用，并发生生物、化学等变化，使组织局部产生生理效应，从而起到防治疾病的作用。理疗可以促进血液循环，改善组织的血液供给和营养；调整神经系统兴奋和抑制过程，使之趋于平衡；改变细胞膜的通透性，松解肌肉挛缩与关节粘连；此外还可通过药物离子导入方式，发挥药物的性能。

五、封闭疗法

封闭疗法，又称注射疗法、水针疗法。此法是指将药物注射至损伤或病变部位或与病变有关的组织中，通过药物和针刺作用，调整改善肌体功能和病变组织的病理状态，用以治疗疾病的方法，也是治疗骨病的有效方法。

封闭疗法主要依靠药物的药理作用和针刺的调节作用来治疗疾病。封闭疗法所用的局部麻醉药物能选择性地阻断疼痛刺激的传导，改善局部血液循环和神经血管的营养状况，使局部疼痛消失，阻断了疼痛病理的恶性循环。类固醇药物可直接消除病灶的炎症，促进无性炎症的吸收，防止出现及软化瘢痕组织，改善局部的新陈代谢，阻断原发和继发病理过程的恶性循环，从而使疾病痊愈。

第二章 颈部疼痛疾患

第一节 颈椎病

颈椎病是指颈椎间盘退行性病变及其继发性椎间关节退行性病变所致邻近组织 (脊髓、神经根、椎动脉、交感神经) 受累而引起的相应症状和体征。既往对颈椎病的认识十分模糊，常与神经科疾患混淆，尤其是对患者健康影响较大的脊髓型颈椎病和椎动脉型颈椎病，更多的就诊于神经内科或耳鼻喉科。随着病理解剖和病理生理学研究的进展，对颈椎病的概念有了较全面、正确的了解。在诊断上，首先应该强调详细的病史、仔细的查体与常规的化验及放射学检查。不能将单纯的颈椎退变和颈椎病划等号，在门诊经常发现有些患者颈椎骨性退变很严重，但无症状或仅有轻微症状。因此颈椎病的诊断除有病理基础外，还需包括一系列由此而引起的临床表现，以有别于其他相似的疾患。在治疗上应坚持以非手术为主的原则，事实上，95% 以上的患者都可获得痊愈或好转，只有通过正规非手术治疗无效，而又影响工作和生活者方可考虑手术。选择手术方法时，应遵循在彻底减压的前提下，手术越小、越简单和损伤越轻为原则。当前，在手术方法上仍需不断改进、不断创新，促使我国颈椎外科不断进步、不断发展。

【病因 病理】

本病病因较为复杂，致病的主要原因是"内虚"，即肝肾亏虚，筋骨失养。而又复感风寒湿邪，日久凝滞成瘀成痰。

1. 肝肾不足，筋骨失养

《素问·五脏生成篇》说："肾之合骨也""肝之合筋也"。《素问·上古天真论》又说："肾藏衰，骨不能坚""肝气衰，筋不能动"。由此可见，肝肾不足，筋骨失养乃其根本。

2. 正气亏虚，风湿痹阻

《济生方》说："皆因体虚、腠理空虚，受风寒湿而成痹也。"《素问·痹论》中说："风寒湿三气杂至，合而为痹也。"人体正气不足，风寒湿邪乘虚侵袭肌体，而致颈项剧痛，转动不便，掣引肩臂。

3. 气虚无力，血行不运

《医林改错》说："元气既虚，必不能达于血管，血管无气，必停留而瘀。"气虚与血瘀互为因果，构成了"本虚标实""虚中挟实"的病理特征。

4. 痰瘀交结，阻滞经络

朱丹溪说："痰挟瘀血遂成窠囊。"痰与瘀既是两种不同的病理产物，又是两种主要致病因素。痰瘀之间存在着不可分割的内在联系，它们互存互依，互相转化，共同消长。瘀血阻络可使津液难行，聚为痰浊，痰浊滞经，亦可使血运不畅而成瘀血。

5. 气滞血瘀，脉络受阻

《素问·调经论》指出："五脏之道皆出于经髓，以行血气，血气不和，百病乃变化而生。"

气为血帅，血为气府，气行则血行，气滞则血瘀，气滞血瘀则脉络受阻。

【分型】

颈椎病的分类分型方法较多。我们认为以下分型较符合临床实际，即颈型颈椎病、神经根型颈椎病、脊髓型颈椎病、椎动脉型颈椎病、交感神经型颈椎病、其他型颈椎病、混合型颈椎病。

【临床表现及诊断】

1. 颈型颈椎病

本型颈椎病临床较为常见，多在夜间或晨起时发病，有自然缓解和反复发作的倾向，30～40岁女性多见，多与长期低头的职业或颈部不良习惯姿势有关。本型颈椎病的病因是损伤。基本病理是椎间盘退变、椎体移位、小关节错缝。最常损伤的肌肉是胸锁乳突肌、斜方肌、前斜角肌、椎旁肌等。

(1) 临床表现：症状为颈项强直、酸胀疼痛，较重者颈项、肩背疼痛板硬，颈部前屈、后伸、旋转、侧偏等均感困难。部分患者疼痛伴有一过性上肢麻木，但无肌力下降及行走障碍，且这种痛麻不超过肩。如合并斜角肌损伤，可有上肢放射性疼痛和麻木。头痛常见部位为顶枕部和颞部。

体征如下。

1) 颈部活动受限，急性期损伤广泛者颈部各方向主动活动和被动活动均可受限。

2) 颈项部肌肉压痛，常见颈椎旁肌肉、斜方肌、胸锁乳突肌以及冈上肌、冈下肌等有压痛，如继发斜角肌痉挛则斜角肌有压痛。

(2) 辅助检查：早期影像学检查可无明显异常。部分患者颈椎X线可见生理曲度变直、消失甚至返折，侧位、功能位片可见轻度梯形变或屈伸活动度较大。

(3) 诊断要点如下。

1) 颈项部酸、痛、胀等症状及颈部压痛点。

2)X线有颈椎曲度改变、轻度位移、不稳定等。

3) 应除外其他疾病，如落枕、冻结肩、肌筋膜炎等。

2. 神经根型颈椎病

神经根型颈椎病是传统的颈椎病。本病多因颈部软组织劳损、外伤、骨赘形成、韧带劳损、关节囊松弛、椎间关节变异等，造成椎间孔缩小，刺激或压迫神经根所致。椎间孔缩小分前后径与上下径缩小。前后径缩小，主要是纤维环破裂、髓核后突、椎体后缘骨赘和上下关节突移位突入椎间孔内或椎体滑移所致；上下径缩小主要是椎间盘变性引起椎间隙狭窄所致。

(1) 临床表现：由于脊神经从脊髓发出时分为前根与后根，汇合后再分为前支与后支。根据神经根损伤的部位和临床表现不同分为根痛型、麻木型及萎缩型，临床上可并见。

1) 根痛型：此型形成原因是脊神经汇合处受到损害，感觉、运动均受累。

症状：典型的根性疼痛。根性疼痛范围广泛，头、颈项、肩胛背、上胸及上肢等均可出现疼痛，可因咳嗽、打喷嚏而诱发或加重。根据神经支配的区域不同而出现不同部位的疼痛，如C4以上，疼痛主要表现在颈丛神经分布区域，如头、颈项、背部；C5～T1神经根受损疼痛主要表现在臂丛神经分布区域，如颈、肩、臂、手部位。

体征如下。

a. 颈部活动受限，有明显的方向性，向健侧转颈时症状加剧，患者屈肘凝肩，头向患侧倾斜。

b. 颈、肩、背部有明显的压痛点并向上肢放射。这种压痛点局部阻滞效果不好或有暂时效果，但很快复发。

c. 臂丛神经牵张试验阳性。

d. 头部叩击试验阳性。患者坐位头直立，检查者左手置于患者头顶部，右手用拳头以适当的力量叩击左手，神经根受到刺激或压迫出现患肢疼痛或麻木者为阳性。

e. 椎间孔压缩试验阳性。患者坐位头向患侧倾斜，检查者双手置于患者头顶部逐渐缓慢加压，使椎间孔压缩变小，病变处神经根受压而出现放射性疼痛者为阳性。

f. 腱反射异常。主要检查肱二头肌和肱三头肌腱反射，应两侧同时检查对比。肱二头肌的支配神经为脊髓 C5、C6 节；肱三头肌的支配神经为脊髓 C7、C8 节。早期神经根受刺激或压迫较轻，多出现腱反射活跃；中晚期神经根受压迫较重，多出现腱反射减退或消失。若出现腱反射亢进之病理征象者，则合并脊髓损害。

g. 感觉障碍。神经根受到刺激或压迫，早期或急性期多出现支配区域感觉过敏，压迫较重或时间过久，神经支配区域感觉减退。检查感觉障碍的区域可推测受损的神经根。

h. 肌力、肌张力改变。检查肌力、肌张力应两侧对比。早期神经根受压迫较轻，肌力正常，肌张力因神经根受到刺激表现为增高；中晚期神经根受压较重，支配肌肉的神经受到抑制，肌力、肌张力均减低。

2) 麻木型：本型形成原因是脊神经后根受到损害，感觉受累为主。

症状：本型隐性发病，以中老年多见，主要表现是受累神经支配区域出现麻木，多见于中下颈段。

体征如下。

a. 颈神经根牵张试验阳性。

b. 后仰位椎间孔挤压试验阳性，患者坐位，头稍向后仰，检查者将手置于患者头部并纵向施加压力，若出现患肢疼痛或疼痛加重者为阳性。

c. 颈椎间孔分离试验，有根性疼痛和麻木的患者，患者取坐位，检查者用双手托起患者的下颌及枕部，并逐渐向上牵引，若原有的疼痛麻木减轻或消失为阳性。

d. 受累脊神经后根所支配的皮肤节段感觉障碍。

e. 腱反射正常，肌力、肌张力正常。

3) 萎缩型：本型形成原因呈颈椎椎体后缘骨赘压迫脊神经前根所致，以运动受累为主。

症状：本病起病隐匿，临床表现主要以运动障碍为主，初期表现为患肢肌肉松软无力，逐渐出现肌肉萎缩，以大小鱼际肌多见。

体征如下。

a. 受损神经支配的肌肉萎缩。

b. 肌力减退，肌张力下降。

c. 腱反射减低。

(2) 辅助检查：神经根型颈椎病辅助检查用来帮助诊断与鉴别诊断。

1)X 线。

a. 侧位片可观察到颈椎曲度的改变，生理前凸减小或消失，甚至呈后凸畸形；椎间隙变窄、椎体滑移、椎体前后缘骨刺形成、项韧带钙化；过伸、过屈位可见椎体不稳。

b. 斜位片可观察椎间孔的大小和变化，椎体后缘骨质增生、钩椎关节增生、上关节突增生肥大或前突。

c. 正位片可了解椎体的旋转、移位等。

2)CT：可了解病变处椎间盘侧方突出情况，以及椎体后缘骨质增生对管径的影响。

3) MRI：可了解椎体后缘骨质增生对硬膜囊脊髓的影响。

4) 肌电图：神经根型颈椎病肌电图无异常，主要用于运动神经元疾病、进行性脊肌萎缩症与根性颈椎病萎缩型的鉴别。

(3) 诊断要点

1) 根性症状和体征与病变节段相一致。

2) 颈神经根牵拉试验、后仰位椎间孔挤压试验、头部叩击试验等检查阳性。

3) 影像学检查所见与临床表现一致。

4) 排除颈椎外其他病变。

3. 脊髓型颈椎病

脊髓型颈椎病相对其他型较少见，但临床症状严重，致残率高，早诊断、早治疗对本病的恢复具有重要意义。

(1) 临床表现：脊髓型颈椎病，因运动、感觉、自主神经、脊神经血管等受损所致，临床表现较为复杂，初起颈部症状不明显，易于误诊或漏诊。

1) 症状：临床症状主要有运动障碍、感觉障碍、自主神经及括约肌功能障碍等。

运动障碍：主要因锥体束受挤压或脊髓前动脉痉挛缺血所致，表现为运动障碍，常见手足无力，以下肢较为明显，表现为双下肢发紧发沉，抬步沉重，步态不稳或不能快步行走，足下有踏棉花之感觉；手握力较差，持物不稳易于坠落，不能写小字，手指不能做精细动作；胸部和腰部可有束带感或负重感。根据脊髓受压部位不同，运动障碍可分为以下几种类型。

a. 四肢瘫型：特点是下肢为中枢性瘫痪，上肢可为中枢性瘫痪或为周围性瘫痪；下肢瘫痪出现早且重，上肢瘫痪出现晚且轻。

b. 截瘫型：若受累的颈脊髓较低，仅表现双下肢的上运动神经元瘫痪。

c. 三肢瘫型：常见一侧上肢运动神经元瘫痪和双下肢下运动神经元瘫痪。

d. 偏瘫型：同侧上下肢瘫痪。

e. 交叉瘫型。

f. 脊髓前动脉型：运动障碍表现为上下肢瘫痪，感觉障碍表现为痛、温觉减退而深感觉存在。

g. 脊髓半切征：即病变部位水平以下同侧为上运动神经元瘫痪和深感觉障碍，对侧的痛觉和温度觉缺失。

感觉障碍：为脊髓丘脑束受累所致。

其特点如下。

a. 由下向上发展。

b. 不完全性。

c. 感觉分离现象。

d. 多伴运动受累等。伴有共济失调者，主要表现为站立不稳，黑夜或闭目行走时左右摇摆。

自主神经和括约肌功能障碍：表现为病变肢体怕冷、酸胀、水肿、血运障碍；尿频、尿急、尿潴留、大便秘结或失控等。

2) 体征：根据病情，主要检查神经系统和运动系统，如感觉、肌力、肌张力、腱反射、病理征。检查特点如下。

a. 下肢一定是下运动神经元瘫痪。

b. 瘫痪多为不完全性。

c. 感觉障碍平面低于病变部位且不整齐。

d. 屈颈试验阳性。

(2) 辅助检查

X 线检查如下。

1) 椎管矢状径。有学者认为，椎管矢状径小于 12 mm 时易于发病。

2) 骨赘形成。受损节段椎体后缘可见骨赘。

3) 椎体后缘台阶形成。颈椎失稳移位，椎体后缘弧形连线中断，形成台阶样变。

CT：可了解椎体后缘骨赘、椎管矢状径的大小、后纵韧带骨化、黄韧带钙化、颈椎间盘突出等情况，对治疗方案的选择具有指导性。三维 CT 重建可判断致压物的大小和方向。

MRI：本型颈椎病在 MRI 上可清楚显示椎间盘突出、骨赘、变性的黄韧带、后纵韧带骨化对硬膜囊和脊髓的压迫程度，椎管的矢状径测量，脊髓的水肿、软化、囊性变等。

肌电图：受累平面神经根支配的肌肉，可出现去神经电位及多相电位。如合并椎体外系损害，可出现群发型电位。

腰椎穿刺：了解梗阻情况，主要做奎肯试验。奎肯试验通畅，梗阻可能性较小但非绝对。

脊髓造影：了解病变的性质、部位、脊髓受压程度，对治疗和判断预后等均有意义。

(3) 诊断要点

1) 颈脊髓受损的临床表现。

2) 影像学检查显示椎管狭窄、颈椎退行性变。

3) 除外肌萎缩侧索硬化病、椎管内肿瘤、末梢神经炎等。

4. 椎动脉型颈椎病

本型颈椎病是临床常见而又复杂的疾病之一，随着年龄的增长其发病率有增高的趋势。

(1) 临床表现：本型临床表现症状较为复杂多变，其特点是发病后脑部症状多于四肢症状，对脑力的影响大于体力的影响，症状的出现与颈椎活动有密切关系。根据临床症状可分为两类：一类是椎基底动脉缺血症状；一类是自主神经症状。椎基底动脉缺血临床常见的有以下几类症状。

头痛：约占 70%，以偏侧头痛为主，一般局限在枕部或顶部，也可向同侧颞部、面深部、耳部、牙部放射。疼痛的性质多为跳痛、胀痛，是因椎基底动脉供血不足时侧支循环血管扩张所致。

眩晕：占45.5%～90%，是本型颈椎病的常见症状，眩晕的表现是多种多样的，自身旋转或感觉周围景物旋转、走路不稳等，轻者仅表现为头晕。头部旋转活动诱发或加重眩晕，是本型颈椎病的特点，因颈部旋转活动是以C1、C2为枢纽，椎动脉在此有两次几近直角的转折，椎动脉沟也影响椎动脉的活动。正常情况下，头向右转时，右侧椎动脉血流量减少，而左侧椎动脉血流量增加，以代偿供血维持大脑正常血液供应，反之亦然。若有其他原因使患侧椎动脉本身供血不足，头转向健侧时，健侧血供瞬间减少，患侧椎动脉失代偿，即可引起脑缺血，出现眩晕症状。

耳鸣听力减退：占80%～90%，临床多见，发病可以是一侧，也可双侧。有的患者以耳鸣听力减退为主要症状，长期治疗无效；严重者可出现耳聋。耳鸣的性质多样，如流水声、蝉鸣声、钟表滴嗒声、汽笛声，也有患者感觉脑内有杂音，这是基底动脉发出的内听动脉供血不足所致。少数患者有短暂的听幻觉，与颞叶缺血有关。

视力障碍：约占40%。轻者表现为视力模糊、视力减退、复视、幻视等；重者可突然失明或弱视。经常有这样的病例，患者长期视力模糊，视觉影像不清晰，经手法矫正复位后，眼前突然亮起来。这是因椎基底动脉缺血导致大脑皮质视觉投影中枢血流量低于视区脑组织正常代谢需要所致，血供恢复视力就可恢复。脑干内的第3、4、6颅神经核缺血或内侧纵束缺血，可出现复视。

运动障碍：锥体束缺血，可出现肌力减退，重者可出现不完全性瘫痪；延髓缺血及舌咽神经受损可出现吞咽障碍、喝水返呛、声音嘶哑，舌下神经受损及舌肌运动障碍，表现为伸舌不能或伸舌偏歪；副神经受损斜方肌及胸锁乳突肌运动障碍，颈部活动不灵、斜颈或颈部无力、头重、抬头困难等。部分患者可出现平衡障碍。

感觉障碍：面部、口周、舌部可出现麻木或针刺感，亦有四肢麻木或半身麻木，也有出现半侧肢体酸痛者。

精神症状：睡眠障碍，失眠或多眠、多梦易惊；精神抑郁或兴奋；短暂性行为失常等。

猝倒：占15%～20%。无任何先兆，在行走过程中，回头转颈时，突然头晕、下肢无力而倒地，但神志清醒，无意识障碍，发作时间短，数分钟内自然恢复；可反复发作。这是由于椎动脉急性缺血使脑干下部锥体交叉缺血所致。

记忆力减退：约占50%，近事遗忘明显。

自主神经症状：椎动脉邻近有交感神经纤维及交感神经节，椎动脉管壁也富有交感神经纤维，因此椎动脉受到刺激，就会引起该处交感神经兴奋而出现胃肠、呼吸及心血管紊乱症状，如恶心、呕吐、胸闷、呼吸节律变化、心律失常、汗腺功能失调等。若延髓内网状结构受累，可出现Horner征即瞳孔缩小、眼睑下垂、眼球下陷。

(2) 辅助检查

X线：正位片主要观察钩突关节突出的骨赘、颈肋及颈椎横突情况。侧位片主要观察椎间隙是否狭窄、椎体前后缘骨质增生、椎体移位。斜位片可以观察钩突关节骨赘的大小及对椎间孔的压迫程度，后关节是否向前突入椎间孔内。张口正位片可以观察齿突两侧间隙是否左右对称，齿突是否居中、有无偏歪。动力侧位片可了解颈椎动态情况，有无椎节活动性移位影响椎动脉。

椎动脉造影：适用于需要确诊或需手术治疗的患者检查，可观察椎动脉弯曲、扭转或压迫的情况。

数字减影血管造影 (DSA)：比常规椎动脉造影安全、并发症少，是目前诊断椎动脉型颈椎病的常用方法之一。能够对椎动脉型颈椎病在活动的头部中立位、左右旋转位时椎动脉的变化情况做动态观察，了解椎动脉的狭窄程度。

MRA：是目前检查椎动脉供血不足的最好手段。MRA 无须造影剂即可显示椎动脉全程。

(3) 诊断要点

1) 颈性眩晕，可有猝倒病史。

2) 旋颈征阳性。

3) 颈椎 X 线有椎动脉损害的异常所见。

4) 多伴交感神经症状。

5) 除外眼源性眩晕、耳源性眩晕。

6) 除外椎动脉 1、3 段供血不全、神经官能症与颅内肿瘤等。

7) 确诊、手术前需行椎动脉造影或数字减影椎动脉造影。

5. 交感神经型颈椎病

(1) 临床表现：本型颈椎病表现复杂，症状差别较大，甚至症状互相矛盾。

1) 头部症状：头痛可表现为偏头痛、枕部痛、颈项肩部痛，感冒、受凉、疲劳、失眠及月经期易于诱发头痛。头痛与头颈部活动无关，按摩可使疼痛减轻。也可表现为头晕、头胀、头重，头皮发麻，有时触摸头发感觉头皮疼痛。

2) 五官症状如下。

a. 眼部：睁眼无力、瞳孔扩大、眼球胀痛、流泪、视物模糊、飞蚊症、眼前冒金星，或眼球内陷、眼干涩、眼睑下垂、瞳孔缩小等。

b. 鼻咽部：鼻腔疼痛，咽部不适或有异物感，慢性鼻炎或咽炎等。

c. 耳部：耳鸣、听力减退或耳聋，耳内疼痛等。

d. 其他：如舌麻，面部充血、无汗，流涎等。

3) 血管：交感神经受刺激在血管可表现为痉挛或扩张。血管痉挛表现为：肢体发凉发木，局部皮温下降，遇冷可出现刺痒感或麻木疼痛、肿胀。血管扩张表现为：肢端发红肿胀、烧灼感、喜冷怕热、疼痛或痛觉过敏等。

4) 心脏：心律失常，可见心动过速或心动过缓，或两者交替出现；胸前不适、胸闷、心前区疼痛，心电图及胸部 X 线正常。

5) 血压异常：表现或为高血压，或为低血压，或血压不稳定忽高忽低。

6) 汗腺分泌障碍：多汗或少汗；可以是局部，也可以是全身，可以是一个肢体，也可以是半侧或半截身体。常伴有半身酸痛、胀麻，以手部胀为显著，夜间或晨起较重，起床活动后减轻。

7) 括约肌异常：发作时出现尿频、尿急、排尿不尽，发作后消失。

8) 其他：三叉神经痛、眼阵发性跳动、共济失调、胃肠功能紊乱、闭经、对气候变化的适应能力差等。

(2) 诊断要点

1) 有头面、颈、上胸、上肢、心脏等部位自主神经功能紊乱的症状。

2) 伴有颈神经根或脊髓受损的临床表现，或颈椎病的影像学改变。

3) 颈胸神经节阻滞或颈部硬膜外阻滞后，症状消失或明显减轻。

6. 其他型颈椎病

根据损伤的部位和表现，除前几型颈椎病外，还可见以下几个特殊类型的颈椎病。

(1) 食管压迫型：本型颈椎病发生的原因是椎体前缘骨赘刺激或压迫食管，导致吞咽困难为主的疾病。摄侧位 X 线或吞钡透视可确诊。

(2) 膈神经受累型：颈部骨赘或前斜角肌痉挛，压迫膈神经或膈神经干及分支所致。

膈神经痉挛为主者表现为颈胸 (甚至上腹部) 锁骨上下疼痛，性质为传导性刺痛或烧灼痛。疼痛与颈部活动有关，多伴有胸闷、呼吸短促、呃逆等，适当运动可使症状减轻。检查患侧锁骨上、膈神经干及神经根有压痛，并向胸部放射。心电图检查无异常。

膈神经麻痹为主者表现为意识性叹息样呼吸，多在入睡前或休息时发生，适当活动症状可减轻或消失。胸透视可见膈肌活动度减弱。

(3) 喉返神经受累型：颈椎椎体前缘的骨赘或颈部肌肉痉挛，压迫或刺激喉返神经，出现声音改变。临床主要表现为沙哑或失音，多伴有颈部疼痛及功能障碍。X 线可见椎体位移、骨质增生等。

7. 混合型颈椎病

两型或两型以上颈椎病表现同时出现，称为混合型颈椎病。临床常见以一型颈椎病为主，兼见他型。颈椎部位的损伤通常不是只损伤某一组织，而是多组织同时受损。在临床实践中也能体会到颈椎病错综复杂，诊断困难，但只要对颈椎病有全面深入的了解，抓住各型颈椎病的特点及鉴别要点，就能变复杂为简单，得心应手，运用自如。

【鉴别诊断】

颈椎病临床表现复杂，诊断困难，应注意与相关疾病的鉴别。

(1) 神经根型颈椎病应注意与以下疾病相鉴别诊断。

1) 胸廓出口综合征：该病可引起上肢麻木、疼痛，但压痛部位在锁骨上窝前斜角肌附着区，Adson 试验阳性，肌电图检查可有尺神经传导速度减慢 30% 以上。X 线检查可有第 7 颈椎横突过长或有颈肋存在。

2) 项背肌筋膜炎：此病可引起项背痛或上肢麻木感，但无放射痛及感觉障碍或腱反射障碍，但项背部压痛范围广泛。

3) 脊髓空洞症：该症表现为手部肌肉萎缩，其特点是痛、温觉消失而触觉存在。

4) 肌萎缩型脊髓硬化症：该症易与颈神经长期受压致相应肌肉萎缩相混淆。但此症无感觉障碍，神经传导速度正常。

5) 锁骨上窝肿痛：肺部肿瘤或转移癌，与臂丛神经粘连或挤压时，可引起臂丛性神经痛，但胸部 X 线及肿物活检可诊断。

6) 心绞痛：第 7 颈神经受压时，可引起心绞痛症状。但心绞痛可有心电图改变，口服硝酸甘油，心前区疼痛可缓解。

(2) 椎动脉型颈椎病应注意与以下疾病相鉴别诊断。

1) 梅尼埃病：该症的眩晕常是突然发作，表现为四周景物或自身在旋转或摇晃，光线刺激或情绪波动时眩晕加重，严重者可伴有恶心呕吐、面色苍白、出汗多等迷走神经症状。发作时出现规律性、水平性眼震。发作持续 1 ～ 3 日后逐渐缓解，可反复发作，间歇期一般无症状。

2) 链霉素中毒性眩晕：链霉素对内耳前庭毒性大，患者多在用药 2 ～ 4 周逐渐出现眩晕，可伴有唇周麻木或四肢麻木，前庭功能检查显示异常，但一般无眼震。

3) 位置性眩晕：此眩晕是患者头部处在某一位置，并保持在这一位置时就出现眩晕及眼震，改变头的位置，眩晕就停止。

4) 眼源性眩晕：多由于眼肌麻痹、屈光不正引起眩晕，遮挡住患眼眩晕即消失。

(3) 交感型颈椎病应注意与以下疾病相鉴别诊断。

1) 雷诺病：本病系由于肢端（指、趾）小血管痉挛引起局部缺血之故。发病年龄在 20 ～ 30 岁，女性多见。表现为阵发性双侧对称性肢端发白、发绀、麻木，主要限于手指、足趾。情绪波动或寒冷刺激可诱发。

2) 冠状动脉供血不足：发作时心前区剧痛，伴胸闷气短、一侧或两侧上肢尺侧的反射性疼痛，没有上肢其他节段性疼痛和感觉改变区。心电图检查有 ST 段改变，服用硝酸甘油类药物可缓解症状。

3) 耳内听动脉栓塞：患者表现为突发性的耳鸣、耳聋及眩晕，症状持续且逐渐加重。

4) 椎动脉型颈椎病：椎基底动脉供血不足，可有类似交感型颈椎病的头晕头痛、耳鸣等相似症状。但椎动脉型颈椎病使用扩张血管药物可使症状缓解，且极少有汗液排泄障碍、心功能失调等症状。行硬膜外封闭，症状如故，严重者可行椎动脉造影以鉴别。

【治疗】

(一) 中药内治

1. 辨证论治

(1) 寒湿阻络 (本型常见于颈椎病颈型和神经根型)：患者头痛或后枕部疼痛，颈僵，转侧不利，一侧或两侧肩臂及手指酸胀痛麻；或头疼牵涉至上背痛，肌肤冷湿，畏寒喜热，颈椎旁可触及软组织肿胀结节。舌淡红，苔薄白，脉细弦。

治则：散寒除湿，通络止痛。

方药：独活寄生汤 (《备急千金要方》) 化裁。

组方：羌活 9 g，川芎 9 g，葛根 15 g，珍艽 12 g，桑寄生 15 g，杜仲 12 g，桂枝 9 g，细辛 3 g，防风 9 g，当归 9 g，川芎 9 g，赤芍 9 g，熟地黄 18 g，党参 9 g，茯苓 9 g，炙甘草 6 g。若病久，寒湿痹阻经脉，气血失畅而生瘀者，可有舌质青紫或见瘀斑、瘀点，加桃仁、红花各 6 g，乳香、没药各 3 ～ 6 g。或酌加通络之品，如地龙 6 g，鸡血藤 15 g，伸筋草 15 g；对于病程较久，常有肢体拘挛、抽搐疼痛者，可配伍使用全蝎、蜈蚣 (此二味药研末吞服，疗效较佳)、穿山甲、露蜂房、土鳖虫等虫类药物，以加强通络止痛，祛风除湿的作用。

(2) 气血不足 (本型常见于椎动脉型颈椎病)：患者头昏，眩晕，视物模糊或视物目痛，身软乏力，食欲缺乏，颈部酸痛，或双肩疼痛。舌淡红或淡胖，边有齿痕，苔薄白而润，脉沉细无力。

治则：补气养血。

方药：归脾汤化裁。

组方：人参3～6g(或党参9～12g)，黄芪12～30g，炒白术9g，当归12g，熟地黄24g，山药12g，茯苓9g，陈皮6g，炒车仁15g，远志9g，炙甘草6g，木香6g，焦三仙各6g，肉桂1.5g。若脾虚夹痰，可加半夏9g，竹茹6g。若有中气不足加黄芪12～24g，炒白术9g。

(3) 肝肾阴虚(本型常见于椎动脉型和交感神经型颈椎病)：患者眩晕反复发作，甚者每日数十次，即使卧床亦视物旋转，伴恶心、呕吐、身软乏力、行走失稳或心悸、气短、烦躁易怒、咽干口苦、眠差多梦等。舌红、苔薄白或微黄而干，或舌面光剥无苔、舌下静脉胀大。脉沉细而数或弦数。

治则：滋水涵木，生精填髓。

方药：虎潜丸(《丹溪心法》)化裁。

组方：黄檗9g，知母9g，龟甲12～18g，熟地黄24g，白芍9～12g，锁阳12g，狗骨12～18g(代虎骨)，陈皮6g，牛膝12g，当归9g。热甚者，可去锁阳、干姜；若兼有气血不足者，可酌加黄芪12～30g，党参12g，鸡血藤12～18g，以补益气血。

(4) 脾肾阳虚(本型常见于脊髓型颈椎病手术后遗症或久治不愈者)：患者四肢不完全瘫(痉挛性瘫痪或软瘫)，大小便失禁，畏寒喜暖，饮食正常或食欲缺乏。舌淡红，苔薄白或微腻，脉沉细弦，或沉细弱。

治则：补肾健脾。

方药：鹿角胶丸(《医学正传》)加减。

组方：鹿角胶9g，鹿角霜12g，熟地黄24g，牛膝12g，菟丝子12g，人参6g，白术8g，茯苓9g，炮干姜8g，肉桂6g，当归8g，炒杜仲12g，龟甲12g，狗骨12～18g(代虎骨)，炙甘草6g。

2. 中成药

(1) 颈复康开水冲服，每次1～2袋，每日2次，饭后为宜。孕妇忌服，消化道溃疡、肾性高血压者慎服。有活血通络、散风止痛之功。用于颈椎骨质增生引起的脑供血不足、头晕、颈项僵硬、肩背酸痛、手臂麻木等症。

(2) 颈痛灵口服。每次10～15mL，饭后服用，1个月为1个疗程。因本品含麝香，孕妇忌服，高血压患者慎用。用于椎基底动脉和椎动脉在颈椎处供血不足引起的头痛、眩晕、颈肩臂背痛、肢体麻木无力等症。

(3) 壮骨关节丸口服。1次1～2丸，每日2次。有补益肝肾、养血活血、祛风通络之功。用于颈椎骨质增生。

(二) 中药外治

颈椎病除用中药内服治疗外，中药外用也很有疗效，常用的有敷法、熨法、贴法、洗法等。根据病情、患者具体情况灵活运用，或配合其他疗法则疗效更好。

1. 敷法

(1) 蛇麝散：白花蛇 10 g，麝香 1 ～ 5 g，肉桂、乳香、没药、草乌、川椒、白芥子各 5 g，冰片少许。先将白花蛇焙黄，乳香、没药去油后，再同上药共研为细末，装瓶密封备用。使用时，可取胶布一块，3 cm×4 cm 大小，在胶布上撒药粉少许，贴于颈部压痛最明显处、大椎、肩井等穴 (根据症状，左者贴左，右者贴右，双侧者贴双侧)。1 周换药 2 次，4 周为 1 个疗程。本方有温经散寒、活血化瘀、通络止痛之功。用于局部疼痛较重或风寒侵袭者。

(2) 热敷方：紫荆皮 15 g，生栀子、大黄、五加皮、羌活、独活各 12 g，威灵仙 15 g，防风 10 g，生马钱子 4 g。共研细末，加酒、水各半的混合液调成糊状，文火炒热后装入 10 cm×15 cm，厚 2.5 cm 的纱布袋中，乘热敷于颈部，每日 2 次，12 日为 1 疗程，每疗程间隔 3 ～ 5 日。该方具有活血化瘀、通络止痛、祛风除湿的功能，借助热气和药力直接作用于病变部位，使气血流通、经络通畅。用于风湿侵袭、痹阻经脉者。

2. 熨法

(1) 熨洗方：草乌、赤芍、当归、天南星、透骨草各 20 g，羌活、川芎、乳香、没药各 10 g，威灵仙 30 g。加水 100 mL，浸泡 24 小时，温火煎熬 30 分钟，过滤后浓缩约 500 mL 备用。然后将浓缩好的中药药液浸于毛巾，将毛巾湿敷于患处，再将电压 220 V、300 W 电熨斗通电 3 分钟，于患处反复熨之。本方有活血祛瘀、疏风止痛之功。用于风寒侵袭、痹阻经脉或痰瘀相结者。

(2) 熨敷方剂：川乌、草乌、威灵仙、桂枝各 15 g，木瓜、当归、川芎、乳香、没药、红花各 10 g，杜仲、巴戟天、透骨草各 20 g，米醋 50 g。用法：将上药装入 1 个 20 cm×25 cm 的自制纱布袋中，放入煎药盆中，添水没过药袋即可，煎熬 30 分钟，然后将药袋取出稍凉一下，以不烫伤皮肤为度，敷于患处，每日 2 次，每次 30 分钟。用后将药液及药袋放置阴凉处，留下次再用，每剂药连用 2 日。

3. 贴法

(1) 骨质增生膏穴位贴敷法：麝香、皂角、狗骨 (代虎骨)、淫羊藿、骨碎补、千年健、桑寄生、五加皮、川乌、草乌、威灵仙、海桐皮、川芎、鸡血藤经加工提取制成便于穴位贴敷的外用药膏，每贴 0.2 g，在相应穴位贴敷。

本方有祛风除湿散寒、活血通络止痛之功。用于本病骨质增生明显、神经根症状明显或兼风寒湿邪痹阻者。

(2) 骨质增生膏外贴法。

Ⅰ号骨质增生膏：三七、血竭、延胡索、乳香、没药。Ⅱ号骨质增生膏：肉桂、生草乌、生天南星、当归、三棱。制法：两种膏药分别熬制。以Ⅰ号为例，三七等入麻油铁锅内，熬至焦黄捞出，继续熬油至滴水成珠，放入铅丹，比例是 0.5 kg 油，0.25 kg 铅丹，搅匀成膏。Ⅱ号膏制法相同，使用前，Ⅰ号膏、Ⅱ号膏均分别放入研成细粉的全蝎尾、冰片、麝香即成，每张净重 25 g。摊于纱布中央成长方形，孕妇禁贴。

两方皆具有活血祛风、通络止痛功效，但各有侧重。Ⅰ号膏活血祛瘀、止痛解痛功效强，适用于神经根型；Ⅱ号膏侧重于温经祛风、散寒化痰、止痛镇痛，适用于椎动脉型、交感型及混合型。

4. 洗法

(1) 舒筋活络洗剂 (陕西中医学院经验方): 当归、红花、透骨草、伸筋草、丹参、牛膝、木瓜、桑枝各 15 g，川乌、草乌、刘寄奴各 12 g，艾叶、花椒、桂枝各 9 g。用法：用大脸盆熬半盆药，再用毛巾蘸药水热洗患处。1 日 2 次，每剂药洗 2 日。

本方有活血温经、舒筋止痛之功。用于寒凝血瘀、筋急挛缩者。

(2) 颈腰痛擦剂：马钱子、生天南星、白芷、防己、生草乌、川乌、没药、僵蚕各 10 g，防风、威灵仙、徐长卿各 15 g，细辛、红花、樟脑各 5 g。配制：上药水煎浓缩，75% 乙醇提取总量 1 000 mL，另加地塞米松 50 mg 和匀，装入带有喷头的 50 mL 安瓿中备用。注意事项：孕妇、皮肤过敏、局部皮肤破溃者禁用。用时将药液喷于患处，再以热毛巾外敷。

(三) 针灸治疗

针灸治疗颈椎病，可缓解或消除临床症状，是中医学综合治疗中一种重要的治疗疗法。但单纯应用针灸治疗本病，往往难以痊愈，尤其是对有明显神经根、血管、脊髓压迫症状者，需及时配合或采用其他治疗方法。

由于颈椎病变的部位、范围以及受压组织的不同，临床表现复杂。针灸施治，应根据症状表现，既要注重经络辨证，又要重视脏腑辨证。选穴时，应根据受累部位的不同辨证分型，选取有关经脉的腧穴。

1. 毫针

(1) 取穴

神经根型颈椎病取穴。主穴：风池、天柱、风府、颈夹脊、曲池、天井、尺泽、外关、合谷、后溪。配穴：肩中俞、大椎、大杼、肩井、天宗、曲泽、少海、悬钟。

脊髓型颈椎病取穴。主穴：风池、颈夹脊、手三里、外关、合谷、后溪。配穴：天柱、少海、天井、曲池。

下肢瘫痪取穴。主穴：颈夹脊、环跳、髀关、承扶、阳陵泉、足三里、委中、解溪、昆仑、申脉。配穴：秩边、殷门、伏兔、风市、悬钟、丘墟。

椎动脉型颈椎病取穴。主穴：风池、颈夹脊、风府、百会、足三里、三阴交、太溪、太冲。配穴：天柱、大椎、印堂、太阳、合谷。

交感神经症状为主者取穴。主穴：风池、风府、颈夹脊、百会、内关、神门、足三里、三阴交。配穴：大椎、合谷、太冲、通里、血海、心俞。

颈型颈椎病取穴。主穴：风池、风府、天柱、颈夹脊、大椎。配穴：肩髎、肩井、大杼、合谷、后溪。

(2) 操作：每次选 3 ～ 5 穴，急性期每日治疗 1 次。足三里、三阴交、太溪均用补法，其余穴位用中等刺激或强刺激。其中，风池穴向对侧眼睛方向斜刺 0.5 ～ 1 寸，使局部酸胀，并向头顶、颞部、前额、眼眶扩散。天柱穴直刺 0.5 ～ 1 寸，使局部酸胀，或向头顶部放散。风府穴针尖向下颌方向缓慢刺入 0.5 ～ 0.8 寸，使局部出现胀感，注意针尖不可朝上。颈夹脊穴，针尖向椎体方向斜刺 0.3 ～ 0.5 寸，注意针尖不宜向外或过深，以免伤及椎动脉。

2. 梅花针

对颈神经根型软组织症状较重者疗效较好。

(1) 取穴：阿是穴周围、颈夹脊、疼痛及感觉障碍循经部位。

(2) 操作：自上而下叩刺，以局部皮肤红晕而无出血为宜。

3. 耳针

(1) 取穴：颈、神门、内分泌、肾、肝、颈椎。

(2) 操作：每次选 2 ～ 3 穴，以强刺激捻转数秒钟后，留针 20 ～ 30 分钟。留针期间，每隔 5 ～ 10 分钟捻转 1 次。亦可行埋针。每日或隔日治疗 1 次。

4. 头皮针

(1) 取穴：神经根型颈椎病取穴：对侧感觉区 1/5 的下段、对侧上肢感觉区。

脊髓型颈椎病取穴：对侧运动区、双侧足运感区。伴感觉障碍者加对侧感觉区。

(2) 操作：患者取坐位或卧位，急性期每日针 1 次，缓解期可隔日针 1 次，10 次为 1 疗程。快速进针，刺入一定深度后快速捻转，不提插。持续捻转 2 ～ 3 分钟，留针 5 ～ 10 分钟后重复捻转。反复捻针 2 ～ 3 次即可起针。

5. 电针

(1) 取穴：同毫针。

(2) 操作：选取 1 ～ 3 对穴，一般用疏波或疏密波。调节电流应从小到大，颈部穴位电流输出量宜小。每日治疗 1 次，每次 10 ～ 15 分钟。注意，电流强度不可太强，以免累及脊髓，发生针刺意外。

(四) 推拿治疗

1. 推拿常规操作

(1) 一指禅推颈项部：自头颈交界处后侧、后外侧开始沿足少阳胆经、足太阳膀胱经循行从上向下，往返移动，重点在风池穴和病变节段，先推健侧后推患侧，时间 5 ～ 10 分钟。

(2) 滚颈项肩背部：在一只手做滚法同时，另一只手配合做颈椎的被动屈伸、侧屈、旋转活动，操作 5 分钟。颈部被动运动幅度应由小逐渐增大，至患者颈项部有弹性限制时，再做一轻巧、短促而有控制的扳动。

(3) 弹拨按揉颈项部：患者端坐，医生站立其背后，以一只手拇指指腹着力于颈椎一侧，虎口张开，像拨琴弦样自外向内弹拨、按揉病变节段上下棘突旁开 0.5 ～ 1 寸 (1 寸 =3.33 厘米) 处约 1 分钟，手法要深沉缓和，力量透达深层，以患者有较强烈的酸胀感为佳。如患者颈项肌强硬，肌张力较高，可适当延长本法操作时间。

(4) 弹拨按揉肩部：在肩胛内上角附近寻找敏感压痛点，指下可有条索或结节状反应物，在其上施加弹拨、按揉手法约 1 分钟。

(5) 拿颈项部：自上而下，从风池穴开始而下，动作连绵不断，力量由轻到重再由重到轻，一直到颈肩交界处共 3 遍。

(6) 拿肩井：拿大椎穴与肩峰连线的中点处的肩井穴 1 分钟，以患者有酸胀感为佳。若患者肩部肌肉紧张、酸痛明显，可延长本法操作时间。

(7) 摇颈椎：患者端坐，医生站立其侧后方，一只手托患者下颌部，另一只手扶持其头顶部后侧，两手协同将头摇转，顺、逆时针各 5 ～ 7 次，注意摇颈时应缓慢柔和，转动幅度由小到大，逐渐增加，切忌使用暴力，同时头颈部不宜过度后伸。

(8) 扳法：患者端坐，将头颈向运动受限侧转动至最大限度，术者一只手拇指顶住高起的棘突，其他四指扶住颈部，另一只手掌心对准下颌，手指拿住下颌骨，将头向上及受限侧牵提、旋转，顶住棘突的那只手拇指用力将棘突高隆处向颈前方顶住，可听到一响声，表示移位已经纠正。注意操作时切不可使用暴力，扳动要"轻巧、短促、随发随收"，关节弹响虽常标志手法复位成功，但不可追求弹响。本法虽常用，但定位性较差，有一定风险性，应注意。

2. 分型加减

(1) 神经根型增加下列手法。

1) 按揉天宗穴：患者端坐，医生站立其后方，肩关节放松，肘关节微屈，腕关节放松，两手虎口张开，五指伸直，示指、中指、环指、小指四指扶持患者两肩背部，两拇指螺纹面着力于肩胛骨冈下窝中央凹陷处的天宗穴，前臂做主动摆动，带动腕关节做环转运动，从而带动皮下组织一起同拇指运动，以患者感到酸胀为佳，约2分钟。同时嘱患者缓慢活动颈椎 (前屈、后伸、旋转、侧屈)，可以缓解颈部功能障碍。

2) 滚上肢：患者端坐，医生站立其侧方，一只手托患肢，另一只手在患肢自上而下做滚法3～5分钟，重点在受累神经分布区域。

3) 按揉上肢腧穴：患者端坐，医生站立患者侧方，一只手托患肢，另一只手拇指依次按揉曲池穴、手三里穴、合谷穴各1分钟，以患者有酸胀感为佳。

4) 搓上肢：患者端坐，患肢自然下垂，医生站立其患侧，上身略前俯，以双手掌面夹紧患肢，快速搓动，并缓慢自肩部向下移至腕部，连续操作3遍。注意搓动时医生不可进气。

5) 抖上肢：患者端坐，医生用手握住患者肢体远端，在向远端引伸的基础上，将肢体用力上下、左右抖动1分钟。抖动幅度从小到大，用力大小以带动患者肢体抖动为限。

6) 拔伸五指：患者端坐，医生站立其患侧，一只手托患肢腕部，另一只手五指自然弯曲，示指、中指中节夹紧患肢手指，向外依此拔伸五指。

(2) 椎动脉型常规操作中去颈部摇法，增加下列手法。

1) 开天门：患者端坐，颈椎略后伸，医生站立患者前方，以两手拇指指腹螺纹面交替从眉心印堂穴至神庭穴自下而上推1分钟，手法宜轻快柔和。

2) 分推坎宫：患者端坐，颈椎略后伸，医生站立患者前方，以两手拇指指腹螺纹面从眉心印堂穴沿两眉弓自内向外分推1分钟，手法宜轻快柔和。

3) 运眼眶：患者端坐，颈椎略后伸，医生站立患者前方，以两手拇指指腹螺纹面，沿两眼眶周缘做环转推动约1分钟，手法宜轻快柔和，避免伤及眼球。

4) 按揉太阳穴：患者端坐，颈椎略后伸，医生站立患者前方，以两手拇指指腹螺纹面着力，按揉太阳穴约1分钟。

5) 运耳轮：患者端坐，颈椎略后伸，医生站立患者前方，两拇指伸直，其余四指自然弯曲，夹住患者两耳轮，沿耳轮弧线自上而下捋动，约30分钟，以患者觉耳部有烘热感为佳。

6) 扫散颞部：患者端坐，医生站立患者前方，两手用拇指桡侧面自患者额角头维穴起，沿发际向耳后方向做快速往返推擦，其余四指微屈以助力，随拇指移动同时做推擦动作约30分钟。

7) 拿五经：患者端坐，医生站立患者后方，一只手扶持额部，另一只手五指分开成爪状，中指对准督脉循行路线，指端着力，自前向后拿头部 5 遍。

(3) 以交感神经症状为主者，在椎动脉推拿治疗基础上增加下列手法。

1) 推桥弓穴：患者端坐，医生站立一侧，用拇指螺纹面在胸锁乳突肌部桥弓穴自上而下推动 20 次，另一侧同此。注意桥弓穴不允许两侧同时操作，以免引起意外。

2) 横擦胸廓：患者端坐，医生站立一侧，一只手扶持患者背部，另一只手五指伸直并拢，腕关节伸直，自锁骨下缘起至 12 肋止，做往返直线横向摩擦 2 ～ 3 分钟，以透热为度。对于女性患者只擦上胸部。

3) 直擦背部：患者端坐，医生站立一侧，一只手五指伸直并拢立掌，用小鱼际沿背部足太阳膀胱经循行路线自上而下做直擦法 2 ～ 3 分钟，以透热为度。

3. 颈椎病推拿治疗的注意事项

颈椎病从根本上说是颈椎生物力学的异常改变的结果，矫正椎体的病理性解剖位置，恢复脊柱的内平衡尤为重要。必须重视正骨推拿手法的运用，这是提高推拿疗效的关键。颈椎病的发生和经筋关系密切。经筋具有"起、结、聚、布"的特点，且循行和本经路线一致，和运动系统疾病密切相关，故临床施治时应重视在头颈部循行诸经之经筋。因此软组织推拿手法就显得十分重要，是临床取得满意疗效的基础。并且推拿为一系统操作，切不可因强调正骨推拿手法而忽视软组织推拿手法。

(五) 中药离子导入疗法

国内近年来广泛应用各种中药离子导入疗法治疗颈椎病，临床报道较多。一般认为，本法用于颈椎病急性症状明显时效果较好，可以消除神经根炎性水肿，改善局部的血液循环和代谢状态，从而解除颈椎间盘退变、椎体骨质增生及颈部软组织劳损等引起的一系列症状。临床观察发现，本法对各型颈椎病均有一定疗效，尤其对神经根型颈椎病效果更好。

(1) 方药配制：当归、白芷、川芎、蒲公英、珍艽、杜仲、乳香、草乌、赤芍、桃仁各 20 g，牛膝、没药各 10 g，威灵仙、透骨草各 30 g，羌活 50 g，上药加水 1500 mL，浸泡 4 小时后水煎，沸后 40 分钟用 4 层纱布滤出药液 900 mL。第二煎加水 1000 mL，沸后 25 分钟滤出药液 500 mL。两煎混合，装入瓶内放置冰箱备用，用时加温至 40℃。

(2) 操作：把 10 cm×15 cm 大小的药垫浸泡在加温的药液中，将吸有药液的药垫放置于病变部位，其上再放 7 cm×10 cm 极板 (阳极)，非作用极 (阴极) 用生理盐水浸湿放置于前臂麻木疼痛部位，然后盖以塑料布或人造皮革，用沙袋、绷带或借患者身体重力将电极加以固定。徐徐转动电位器逐渐增大电流量，参照患者的感觉将电流量控制在 5 ～ 15 mA 之内。每次治疗 20 ～ 25 分钟，每日 1 次，12 次为 1 疗程，每个疗程间隔 4 ～ 7 日，一般治疗 2 ～ 5 个疗程。

(六) 小针刀疗法

尽管小针刀用于颈椎病的治疗还处于探索阶段，但从临床资料上看，该疗法对本病的治疗作用是肯定的。

(1) 选穴：颈椎病多于患者的枕外隆突、项韧带、肩胛骨内上角等处有明显压痛点，尤其是可触及硬结、筋结、条索之处，或者选取风池、肩井、天柱、扶突、新设、颈百劳等穴位之有明显压痛者，取 2 ～ 3 穴。

(2) 操作方法：患者反坐于靠背椅上，坐位低头，双手搭于椅背，使肩、颈部放松。根据进针的具体部位，其进针深度可达枕骨平面、棘突尖或棘突两侧。沿骨面或肌肉走向做先纵后横剥离数次，即可出针。对于棘突、棘间压痛明显，肌肉痉挛较甚或形成条索者，可行棘间韧带和头肩肌松解。对于颈椎小关节处压痛剧烈、活动受限者，可行关节囊切开及周围松解，并可在肌肉松弛的情况下行推拿治疗或牵引颈部，使颈部椎间孔加大，促使椎体复位。如痛点在肩胛内上角则施术时刀口线和提肩胛肌走向平行刺入肩胛骨内上角，做纵向剥离数次，然后针体倾斜做横向铲剥数次后快速出针，并以无菌纱布覆盖、包扎。神经根型和脊髓型颈椎病早期，可在相应棘间松解黄韧带。施术时患者的正常针感为酸、胀，或向上肢、脊柱两侧或经头部两侧循太阳经脉向前额及两颞侧放散感。

以上治疗 1 次未愈，可间隔 1 周至 2 周后再做 1 次，一般做 2 ～ 3 次。

(七) 硬膜外隙药物疗法

近年来，颈部硬膜外隙注药治疗颈椎病相关报道颇多。由于临床疗效显著，该方法已成为颈椎病非手术治疗的重要方法之一。

(1) 操作方法：首先是硬膜外穿刺。患者应在手术室内严格无菌下进行。患者取坐位，反骑坐于靠背椅上，双手抓握椅背双角，双肩自然下垂内收，头额部顶放于椅背上 (垫布巾)，颈椎尽可能前曲。通常取颈 7 ～胸 1，或胸 1 ～胸 2 棘突间隙进针。常规消毒，铺洞巾。于进针棘突间局部麻醉后刺入穿刺针，针尾向骶侧适当倾斜。当针尖有黄韧带突破感后，负压抽吸无回血及脑脊液流出，注气无阻力，则确定已进入硬膜外腔。可以直接注射药物或向头端置入硬膜外导管 2 ～ 3 cm，将导管外端接输液器或注射器，持续点滴或推注已配好之药液。开始时速度宜慢，并注意观察有无反应，如在 3 ～ 5 分钟内无明显反应，可将剩余药液注完。最后快速出针，无菌纱布包扎。使患者抬头坐位或侧卧位休息 15 ～ 30 分钟，观察约 1 小时后如无反应，可许其离开。

(2) 参考药物配伍

1) 生理盐水 50 mL，地塞米松 10 mg，2% 利多卡因 5 mL，维生素 B_{12} 100 mg，芬太尼 0.05 mg，滴速 4 mL/min。

2) 生理盐水 50 mL，地塞米松 10 mg，2% 利多卡因 5 mL，复方丹参注射液 6 mL(或脉络宁注射液 10 mL)，滴速 4 mL/min。

以上各种治疗间隔期至少 1 周，治疗次数视病情而定。

(八) 封闭疗法

用于切断疼痛的反射弧，解除局部痉挛，改善其缺血、缺氧状况。

(1) 红花、当归、川芎注射液 5 mL 加 2% 普鲁卡因 2 mL。做压痛点或条索状硬结区局部注射。隔 3 ～ 4 日重复注射 1 次，可减轻疼痛，逐步软化硬结。

(2) 骨宁注射液封闭颈夹脊穴，每次选 2 个夹脊穴位，每穴注射 2 mL，每日 1 次，1 个月为 1 疗程，同时配合针刺天井、肩髎、少海、内关、合谷等穴，以得气感犹如电麻为好。局部可加刺血拔罐法。

(3) 复方丹参注射液 2 mL，加 10% 葡萄糖注射液 5 ～ 10 mL，在大椎穴从病变侧旁开 0.5 寸处常规消毒进针以 45° 斜向大椎穴注射。如局部有凸起者，可稍做按摩，慢慢缓解，以助吸收。

每2天注射1次，7次为1疗程，每2个疗程之间休息几日。

(4)1% 普鲁卡因 5 ～ 8 mL，加泼尼松龙 25 mg。痛处局部注射封闭，5 ～ 7 日 1 次，3 次为 1 疗程。

(5) 注意事项。注意严格消毒，盐酸普鲁卡因应先做皮试，阴性才可使用。注入穴位应及时回抽，避免注入血管内及关节腔，掌握适当针刺深度。某些中药制剂也可能有不良反应，不宜在神经根上注射，如针尖触及神经根，患者有触电感，要稍退针，然后再注入药物，以免损伤神经。

(九) 其他非手术疗法

(1) 颈椎牵引：常用的有坐式、卧式牵引两种，从颈椎生物力学的角度看，卧式效果较好。患者卧床，后枕及上颌部用牵引带兜住，牵引绳通过床头滑轮，牵引重量为 1.5 ～ 2.5 kg。此牵引方法的优点是患者可以在休息或睡眠中牵引。坐式牵引亦用牵引带通过头顶上的两个滑轮，牵引重量为 6.5 ～ 7.5 kg。通过牵引能限制颈椎活动，解除颈部肌肉痉挛，增大椎间隙及椎间孔。这有利于突出物的还纳，缓解对神经根的压迫和刺激，减轻神经根及突出物的充血和水肿。

(2) 颈椎制动法：颈椎制动方法有颈围和颈托支架等。制动的目的是使颈部得到充分的休息，缓解肌肉痉挛，减轻突出物及骨赘对神经根、脊髓及椎动脉的压迫刺激，避免新的外伤，促使颈椎恢复内外平衡。亦可作为术前准备和术后的康复。

(3) 西药：硫酸软骨素 A、复方软骨素片，有一定的降血脂、抗凝、改善血循环、促进代谢的作用并对骨软骨病变的修复和早期骨刺的吸收等起到一定作用。用量为每次口服 8 ～ 10 片，每日 3 次，1 个月为 1 疗程。维生素 E 有抗氧化作用，可影响肌肉的代谢过程，适用于肌肉萎缩的根性和脊髓型颈椎病。用量为每日 300 mg，分 1 ～ 3 次口服。

【预后】

多数颈椎病患者有从急性发作到缓解、再发作、再缓解的规律。其发病缓慢，病程长，临床症状复杂，治疗以非手术治疗为主。

多数颈椎病患者预后良好；神经根型颈椎病预后不一，其中麻木型预后良好，萎缩型较差，根痛型介于两者之间。椎动脉型颈椎病多发于中年以后，对脑力的影响较严重，对体力无明显影响，有的椎动脉型患者终因椎基底动脉系统供血不足形成偏瘫、交叉瘫，甚至四肢瘫。脊髓型颈椎病对患者的体力损害较为严重，如不积极治疗、多致终身残疾，但对脑力的影响小。

【预防】

(1) 合适的枕头对颈椎病的防治起重要作用，枕头不宜过高。过高常使头部处于强迫屈曲位，使颈后部软组织长期处于牵伸状态而造成软组织的劳损，影响颈椎的稳定。枕头过低或不用枕头仰卧位睡眠时，头顶枕部形成支点，可使颈曲减小，甚至反张，造成椎间关节的劳损，加速颈椎的退行性改变。合适的枕头应是柔软的圆枕，高度以压缩后略高于自己的拳头 10 ～ 15 cm 为宜，枕头的位置要放在颈后方，不要放在后枕部，以免抬高头部，使颈部肌肉疲劳，颈曲变小或反张。

(2) 在工作和生活中，不宜长期低头伏案或长期仰头看书和工作。若必须长期低头工作，在工作 0.5 ～ 1 小时后适当活动头部。长时间低头或仰头都可破坏颈椎的生理平衡，造成颈椎周围的软组织劳损或肌肉、韧带、关节囊的松弛，而影响颈椎的稳定。

(3) 应尽量避免或减少颈部外伤的发生。外伤可使颈部肌肉、韧带、关节囊、椎间盘等出血、水肿，发生机化、钙化或骨化，加快或导致颈椎病的发生。

(4) 加强颈部功能活动锻炼能增强局部肌力，防止关节囊痉挛、松解、滑膜粘连，缓解症状。持久锻炼，可使病变有所好转。

第二节　落枕

落枕又称失枕，现代医学称为颈肌筋膜纤维织炎，系因睡眠姿势不良或风寒侵袭所致。临床上以急性颈部肌肉痉挛、强直、酸胀、疼痛，以致转动失灵为主要症状。轻者 4～5 日自愈，重者疼痛可向头部及上肢放射，延至数周不愈。成人多见，好发于冬春季节。落枕为单纯的肌肉痉挛，成年人若经常发作，常为颈椎病的前驱症状。

【病因病理】

主要为体质虚弱，劳累过度，睡眠时枕头过高或过硬，或睡眠时姿势欠妥，头颈过度偏转，使颈项肌肉受到长时间牵拉，而处于过度伸展状态，发生静力性损伤，引起肌肉痉挛、疼痛。长期伏案工作，肌肉缺乏锻炼，或肩扛重物，使颈项部肌肉受损，肌力失衡，或突然变换体位，均可使颈部肌肉纤维撕裂、颈椎小关节紊乱而导致发病。

此外，严冬受寒、盛夏贪凉等所致的颈背部遭受风寒湿邪侵袭也是常见病因。由于风寒湿邪浸润可致颈项部经络痹阻，气血循行障碍，筋肌失养而致筋硬、筋强，从而拘挛疼痛，引起功能障碍。

【临床表现】

一般无外伤史，多因睡姿不良或感受风寒后所致，属急性发病。发病过程为入睡前无任何症状，睡眠后一侧颈部出现疼痛、酸胀，可向上肢或肩背部放射，活动不利，活动时伤侧疼痛加剧，严重者使头部歪向患侧。颈项不能自由旋转后仰，旋转时常需与上身同时转动，以腰部代偿颈部的旋转活动。患侧常有颈肌痉挛，胸锁乳突肌、斜方肌、大小菱形肌及肩胛提肌等处常有压痛，在肌肉紧张处可触及肿块和条索状的改变。

影像学检查：由于肌肉的痉挛、头颈部的歪斜，颈椎 X 线侧位片可见颈椎的生理弧度变直，甚或反弓成角。这种状况可以是暂时性的，随着症状的缓解，这些异常改变均可消失。

【诊断与鉴别诊断】

落枕要与颈椎小关节紊乱症、颈椎半脱位相鉴别。颈椎小关节紊乱症患者颈部一侧或两侧肌肉酸痛，晨起后疼痛加重，稍活动后减轻；棘突上或棘突一侧韧带压痛或明显增厚，X 线可见到小关节轻度增生或关节间隙模糊。颈椎半脱位，患者多有外伤史，颈项强直，功能活动受限，动则痛剧，重者可出现肩部及上肢疼痛并两手拇指和示指麻木感；颈部肌肉轻度紧张，头部稍向前倾，损伤棘突有压痛，X 线可明确诊断。

【治疗】

(一) 中药外治方

1. 熨风散

(1) 处方：羌活、白芷、防风、当归、细辛、芫花、白芍、吴茱萸各 3 g，官桂 6 g，生赤皮葱 240 g，醋适量。

(2) 方法：将葱捣烂，各药共为细末，与葱和匀共为细末，加醋炒热，用布包裹，热熨患处，稍冷即换。

2. 八仙逍遥散

(1) 处方：防风、荆芥、川芎、甘草各 3 g，当归、黄檗各 6 g，苍术、丹皮各 9 g，苦参 15 g。

(2) 方法：以上方药装布袋内，扎口，以水煎热熨患处，稍冷即换。

3. 祛风通络方

(1) 处方：羌活、白芍各 15 g，川芎、姜黄、甘草各 10 g，葛根、威灵仙各 12 g。

(2) 方法：每日 1 剂，将中药置于布袋内，把袋口扎紧放入锅中，加适量清水，以浸没药袋为宜，煮沸 30 分钟，趁热将毛巾浸透后绞干并折成方形或长条形敷于患部，待毛巾欠热时即用另一块毛巾换上，两块毛巾交替使用，每次热敷 20 ～ 30 分钟，每日热敷 2 次。热敷时适当配合颈部转动。

4. 蟾酥外敷方

(1) 处方：活蟾蜍 2 只。

(2) 方法：将活蟾蜍置于 20℃ 温水中待用。先将 2 块砖放于炉上加热至烫手时，再将蟾蜍背部贴在砖上，使蟾酥滋出。待砖冷却至不灼伤皮肤时 (要有烫感)，将有蟾酥的一面紧贴在痛剧处，至完全冷却时，取下换上另一块。每天 1 次，2 天为 1 个疗程。

5. 消瘀止痛方

(1) 处方：木瓜、蒲公英各 60 g，栀子、土鳖虫、乳香、没药各 30 g，大黄 150 g。

(2) 方法：将以上方药共为细末，治疗时以饴糖或凡士林调配，外敷颈项部，每日 1 换。

6. 离子导入方

(1) 处方：川乌、甘草、木瓜各 30 g。

(2) 方法：以上方药用 5% 乙醇 300 mL 浸泡 24 小时，去药存液备用。治疗时，用药液浸透一块绒布垫，置于颈部疼痛不适处，接电疗机阳极，阴极置于疼痛一侧天宗穴处。开启电疗机开关，电流 5 ～ 15 mA，每次 20 分钟，每日 1 次。

(二) 针灸治疗法

1. 毫针法

(1) 取穴：主穴取风池、天柱、悬钟、后溪、落枕穴；配穴取肩中俞、大椎、人中、外关、颈 1 ～ 7 夹脊穴、阿是穴。

(2) 操作：每次选 3 ～ 5 穴。先刺阿是穴，不留针；继刺落枕穴或悬钟穴，拾针时嘱患者活动颈项，强痛多可缓解或消失；最后刺近部诸穴。均用泻法。悬钟穴直刺 1 ～ 1.5 寸，使局部及踝关节酸胀，若针感上传者疗效更佳。落枕穴针尖向腕后方深刺 1 ～ 1.5 寸，使酸、胀、重感向上臂放射。人中穴针尖向上斜刺 0.3 ～ 0.5 寸，以眼泪流出为度。

2. 电针法

(1) 取穴：风池、肩井、悬钟。

(2) 操作：患者仰卧位，均刺患侧。风池穴深刺 0.8 ～ 1.2 寸 (向鼻尖斜刺)；肩井穴深刺 0.5 寸；悬钟穴深刺 1.5 ～ 2 寸 (针刺时用补法)。针用泻法，进针后强刺激，使患者有麻胀感，将 G6 805 治疗仪线夹放置在肩井、悬钟穴，频率为 50 ～ 80 次 / 分。将 TDP 照射在颈项部，留针 40 分钟。嘱患者轻轻摇动颈项，强痛可显著缓解。

3. 眼针法

(1) 取穴：主穴上焦；配穴根据肺、大小肠区穴赤络变化而定，如鲜红即取之。

(2) 操作：针具选用 0.5 寸 32 号不锈钢针，常规消毒后，用左手按住眼球，使眼眶皮肤绷紧，右手持针，轻轻刺入，直刺进针，深度为 0.2 ～ 0.3 寸，也可在经区范围内沿皮横刺，不用手法，如进针后未得气，可将针稍提出一点，调整后重新刺入。留针 20 分钟，留针期间嘱患者做各方向的颈部活动，幅度由小到大。每天 1 次，连续 3 天。

4. 耳针法

(1) 取穴：取患侧耳郭神门、颈、枕穴。

(2) 操作：耳郭皮肤经严格常规消毒后，用 28 号 0.5 寸毫针，分别刺入上述 3 穴，采用捻转手法，使针刺局部产生胀、热、痛感为度。千万避免刺穿耳郭，以免感染。留针 30 分钟，间隔 10 分钟行针 1 次，使整个针刺过程均保持较强针感。出针时按压针孔，以防引起局部血肿。针刺同时，嘱患者做颈部前屈后仰、左右旋转活动。

5. 鼻针法

(1) 选点：鼻针的穴称为点，因为有一穴一点、二点、三点的。一般选颈点，该点在鼻骨上端两侧各一点，可用针柄末端在点附近平均用力，酸痛明显或出现小凹陷即是。

(2) 操作：取 0.5 寸 32 号针直刺，不可穿透鼻软骨，轻轻捻转，平补平泻，患者有酸、麻、痛感觉。每 10 分钟行针 1 次，共留针 30 分钟。

6. 刮痧法

(1) 定位：刮拭所循经脉以督脉、手足太阳经及足少阳经为主。

(2) 操作：患者取坐位，暴露选定的刮痧部位，用润滑剂均匀涂抹后用刮痧板依次刮拭。先自风府循督脉向下经大椎以补法刮拭至第三胸椎，再以平补平泻手法由内上向外下方刮拭肩中俞、肩外俞、秉风、天宗等穴。然后从风池向下经肩井刮向肩髃，经臂臑、曲池、外关至合谷，重点刮拭穴位所在处。最后点按刮拭后溪、落枕及悬钟穴。共刮 5 分钟左右，以使皮肤出痧点为好，或使患者感到疼痛缓解即可。刮痧后症状仍未完全消失者，可于 1 ～ 3 日内在痧退后再行刮拭。施术中注意勿使患者受凉，刮痧后暂勿洗冷水澡。嘱患者将枕头的高度调整适宜，勿长时间低头工作，常做颈项部活动等。

7. 走罐法

(1) 定位：辨别疼痛累及肌束，选定走罐部位，依据经络循行部位，确定走罐范围。①依据疼痛、压痛部位辨别所累及的肌束：胸锁乳突肌压痛点在肌束走行区；斜角肌压痛点在胸锁乳突肌起点深处及第一肋水平处；斜方肌疼痛可累及枕骨和全部胸椎棘突；肩胛提肌压痛点在肩胛骨内上角处，疼痛并向枕部、肩臂部放射；若胸锁乳突肌、斜角肌受累则主要在颈侧部、颈后三角以及胸锁乳突肌走行区施术；斜方肌、肩胛提肌受累，则在颈后部及斜方肌走行区施术。②按经络循行部位确定走罐范围：天柱－肩髃，哑门－肩贞，哑门－至阳或命门，大抒－雁俞或肾俞，附分－膈俞或志室。

(2) 操作：采用大、中、小号玻璃火罐，先在选定的走罐部位的皮肤上涂抹润滑油，采用大小适当的火罐拔罐，循经往返运动，至皮肤潮红或红紫，并出现成片的瘀疹为度。一般背部用中号或大号罐，颈部用中号或小号罐，骨缝及关节处多用小罐。隔 1 ～ 2 日治疗 1 次。

8. 艾灸法

(1) 取穴：阿是穴、天柱、肩中俞、悬钟。

(2) 操作：常用艾条灸、艾炷灸，每穴灸 10 ～ 20 分钟或 5 ～ 7 壮，每日 2 次。

(3) 禁忌：高血压患者不宜重灸。

9. 傍针刺法

(1) 取穴：阿是、中渚穴。

(2) 操作：患者取坐位，用 30 号 1.5 寸毫针在阿是穴处用傍针刺，再刺对侧中渚穴 (即病位在左，刺右侧中渚穴；病位在右，刺左侧中渚穴)，行强刺激手法，使患侧局部产生较强针感。留针 30 分钟，中间运针 1 ～ 2 次。如疼痛部位偏向后侧则改中渚穴为后溪穴即可。

10. 小针刀法

(1) 定位：患者低头，头偏健侧坐在凳子上，术者立于患侧，于胸锁乳突肌、斜方肌、肩胛提肌等部位寻找压痛点。

(2) 操作：在治疗点做好标记，戴无菌手套，皮肤常规消毒。使刀口线和肌纤维、血管、神经走向一致，垂直皮肤进针，达骨面，此时患处局部出现酸、沉、胀等感觉，甚至沿神经支配区域出现酸、沉、胀等感觉。行纵行剥离横向疏通等手法。手法完成即出刀，外敷创可贴，一般 1 次即愈。

11. 腕踝针法

(1) 取穴：选上 5 区，伴斜方肌疼痛者加上 6 区。

(2) 操作：取 30 号 2 寸毫针，针尖向上，沿皮下浅表层刺入约 1.5 寸，针下有松软感，患者无酸胀等感觉，留针 30 分钟。留针过程中患者做颈部运动。每日 1 次，5 天为 1 个疗程。

12. 梅花针法

(1) 取穴：大椎、肩井、肩中俞、风池、颈夹脊穴、阿是穴。

(2) 操作：自上而下，自内而外，沿穴间连线叩刺。阿是穴重叩，使局部皮肤发红或微出血，叩刺后，可拔火罐，每日 1 ～ 2 次。

13. 毫针弹拨法

(1) 定位：进针点选择按照"其病在筋，能屈不能伸"的原理。首先根据患者颈部活动受限的方位，确定受损肌肉。然后顺着损伤的肌肉向起始端，少数病例向骶止端方向细心循摸，找出条索、块状、筋结等阳性反应物作为进针点。进针点大多数分布在棘突两旁，以及乳突前下方、后下方。一般选取 1 ～ 3 个进针点。

(2) 操作：用 75% 乙醇常规消毒进针点周围皮肤。将 0.5 寸或 1.5 寸不锈钢毫针快速刺入进针点，直中反应物，患者感觉酸胀得气后，术者感觉针下沉紧时，沿肌肉纵轴方向将针柄快速上下摇动数次，然后沿肌肉横轴方向将针柄快速左右弹拨数次。如此反复数次，时间约 1 分钟即起针。每日针刺 1 次。

14. 刺络拔罐法

(1) 取穴：肩井 (患侧)、大椎穴及大椎穴旁开 0.5 ～ 1.0 寸 (双侧)。

(2) 操作

1) 嘱患者面向椅背坐下，双手盘放在椅背上，全身肌肉自然放松。

2) 按摩肩井穴 (患侧)、大椎穴及大椎穴旁开 0.5 ～ 1.0 寸 (双侧)，以敏感点为佳 (痛点或酸胀点) 约 1 分钟。待有酸、麻、胀感后，将以上部位常规消毒，然后取消毒过的大三棱针，在此 4 个穴位点点刺放血，并立即以闪火在肩井及大椎穴上拔 2 个火罐。10 分钟便可起罐，用乙醇棉球擦去穴位上所吸出的血，一般出血 0.5 ～ 2 mL。这时活动颈部，顿感疼痛消失，活动自如。

15. 穴位注射法

(1) 取穴：天柱、足三里。

(2) 操作：取当归注射液 2 mL，阿尼利定 2 mL，维生素 B_2 1 mL，抽入注射器摇匀。将所取患侧穴位常规消毒后，先刺入天柱穴，在皮下推药 1 ～ 2 mL，剩余药液注入足三里穴。

(三) 推拿治疗法

1. 点穴舒筋法

先掐后搓，搓风池，即用拇指、示指或中指末节呈屈曲状，以屈曲的指端掐后溪穴，掐后轻揉之；拇指指腹揉按或用手横搓风池，掐、按时有酸、麻、胀、痛感并向四周辐射。然后推肩井，推脊柱，即令患者正坐，术者站于背后，一只手扶患者肩峰处，一只手用大拇指指腹由颈部向肩井穴斜推。推时可感觉手下有一硬条索状物，推至散止；用大拇指指腹由大椎向下推至尾椎数次。再点按阿是穴，即找到阿是穴后，以重手法点按，而后用轻手法揉之。最后施疏皮法活血散瘀，疏通经络，即用拇指和示指反复提捻患者的肩部、颈部皮肤。一般经治 1 ～ 2 次即可痊愈，重者 3 ～ 4 次亦可收到良好效果。

2. 点按捏揉法

让患者端坐于治疗凳上，施术者站其身旁。先用右手着力，反复捏揉颈项两侧肌肉韧带，对其患处肌肉痉挛结节要进行重点反复捏揉，以促使其痉挛缓解，肌肉放松。再用右手拇指尖着力，反复点揉风府、风池、天柱、大椎等穴。再用右手反复拿揉肩井等穴及肩部肌肉。再用右手拇指尖用力，反复点揉患侧天宗穴，并逐渐加大用力，促使其肌肉痉挛得到缓解。在点揉的同时用力点拨，使局部产生较强烈的酸麻胀感，并令患者左右摇头，旋转颈部，至其疼痛缓解，转动灵活为止。再用双手呈半握拳，反复拍打患者颈肩部。开始手法要轻，逐渐加大用力。最后再用手掌着力，反复按揉颈项及肩部肌肉，以调理其气血。

3. 旋颈斜扳法

(1) 患者坐位，用轻揉的滚法、一指禅推法在患侧颈及肩部治疗，配合轻缓的头部前屈、后伸及左右旋转活动。再用拿法提拿颈项及肩部，或弹拨紧张的肌肉，使之逐渐放松。

(2) 主动放松颈项部肌肉，用摇法治疗，使颈项做轻缓的旋转。摇动数次后，在颈部微向前屈位时，迅速向患侧加大旋转幅度做扳法。手法要稳妥而快速，旋转幅度要在患者能忍受的幅度之内。

(3) 患者坐位，按拿风池、风府、风门、肩井、天宗等穴，手法由轻到重。再拿颈椎棘突两侧的肌肉。最后可在患部用擦法和热敷，以活血止痛。

4. 陈建魁法

(1) 患者正坐，术者站于背后，按摩肌肉使之放松，自上而下顺次按压棘突及两旁肌肉，将头向患侧推动，然后按压患侧肌肉 5 ～ 6 分钟。

(2) 对于肌肉强直不能低头的，按压风门、天柱、肩井穴 20 分钟，同时使之低头。

(3) 头部下垂影响转头的，术者站于患者侧面，一只手把住患者下颌骨，用手缓慢将头向上仰起。另一只手按压天柱、风池、风门、肩井等穴 20 分钟，然后双手把住头部向左右摇晃，使肌肉放松。最后加针灸，取穴大椎、风门、天柱、肩井。

5. 刘寿山法

(1) 摇晃转捻法：术者两手拇指置于患者枕后，四指托住下颌，前臂压住肩部，将头向健侧提起，做旋转活动，再将头向前屈、向后伸，向健侧活动，然后一只手托住下颌，另一只手拇指压住疼痛部位，将头向患侧后方旋转。

(2) 提捏法：拇指、示指拿住僵硬的肌肉，向上提捏。

(3) 点穴开筋法：点百会、风池、肩井、肩髃、曲池、手三里、内关、外关、合谷、列缺等穴。

(4) 拨筋法：一只手托肘，在极泉穴弹拨，以使患者五指麻胀为度。

(5) 捻散法：用大鱼际按压肩部肌肉。

(6) 捋顺法：一只手拿住腕部，一只手由肩部沿上肢外侧向下捋，直到手指，再由内侧自上而下顺之到达肩部。

【预后与康复】

避免不良的睡眠姿势，枕头不宜过高、过低或过硬。睡眠时注意颈部保暖，免受风寒侵袭。落枕后尽量保持头部于正常位置，以松弛颈部肌肉。常做头颈的屈伸、旋转运动，以舒筋活络，增加颈部肌肉力量。

落枕具有起病快、病程短的特点，一般 1 周内多能痊愈。对于迁延不愈的患者，应注意是否为其他疾病引起的项背痛。

第三节 颈椎间盘突出症

椎间盘位于相邻的两个椎体之间，并富有弹性。颈椎间盘可以缓冲外力而保护头部，使头部免受震荡。当颈椎间盘发生退行性病变，或在某种病因的作用下使纤维环破裂，髓核向外侧突出，刺激和压迫颈脊神经根、脊髓等周围组织，而出现一系列的临床症状时，称为颈椎间盘突出症。

本病一般归属中医学"痿证""痹症""头颈痛"等范畴。

【病因病理】

颈部椎间盘共有 6 个，因其本身为无血供结构，故易发生退变而致突出。其纤维环以 Sharpy 纤维附着于颈椎骨骺环，因其较薄，当突然颈椎过度屈、伸或头部受压，则易发生颈椎间盘突出。此类不受退变因素影响，因外力所致的椎间盘突出，在腰椎间盘和胸椎间盘很少发生。其突出可因纤维环部分破裂而突出或因纤维环破裂后髓核突出压迫神经根或颈髓所致。突出椎间盘开始为软性组织，以后纤维化或骨化，则进一步减少了椎管容积。由于椎间盘突出减少了椎间高度，使关节突活动度增加，可出现颈椎不稳，进而可发生骨性关节炎，尤其钩椎关节、关节囊及黄韧带增厚，可进一步压迫脊髓或脊神经根。此时已由颈椎间盘突出症发展为颈椎病。若颈椎间盘急性突出，则颈椎管的继发病理改变不明显，主要表现为颈椎间盘突出压迫脊髓和脊神经根的症状。

【临床表现】

本病可以急性起病，也可以慢性发病。初期可能起于轻微劳损，甚至睡醒时伸懒腰而发病。其临床表现主要与受压迫的组织有关。临床上，本病可分为 3 种类型，即侧方型、中央型和混合型。

(一)侧方型(或神经根型)颈椎间盘突出症

突出部位在后纵韧带外侧和钩椎关节内侧。由于突出的椎间盘压迫该处的颈脊神经根而产生根性压迫症状。

1. 症状

(1) 颈部疼痛、僵硬、活动受限，犹如"落枕"。一般均有定位点，并常影响休息和睡眠。可有间歇性颈部僵硬感，特别是晨起明显。患者有时可伴有椎旁肌或斜方肌痉挛，疼痛可放射至肩胛内侧。

(2) 颈部过伸时可产生剧烈疼痛，并可向肩胛或枕部放射。

(3) 一侧上肢有疼痛或麻木感，轻者为持续性胀痛，重者有沿脊神经节段走行方向的烧灼、刀割、针刺样疼痛，神经分布区皮肤过敏、麻木或感觉减退等。但很少两侧同时发生。

肩部束带样疼痛可由颈长肌区的牵涉痛(肌束内)引起或由于 C4 或 C5 神经根受压引起。检查时，临床医生应了解整个颈椎的形态、触诊疼痛区域以及诱发压痛点，应记录颈椎的活动范围。

2. 体征

(1) 颈部处于僵直位。

(2) 病变节段椎旁压痛、叩痛，颈椎棘突间及肩胛内侧可有压痛。

(3) 颈脊神经根牵拉试验和椎间孔挤压试验阳性。

(4) 压头试验或椎间孔压缩试验时，患肢出现放射性疼痛为阳性。

(5) 受累神经根支配区感觉、运动和反射改变。颈神经根仅受到刺激时，其支配区疼痛过敏，颈神经根受到压迫较重或者时间较久时，其支配区疼痛减退。支配肌肉可有萎缩及肌力减弱现象。

(二)中央型(或称脊髓型)颈椎间盘突出症

突出部位在椎管中央，脊髓正前方，可压迫脊髓前面而产生脊髓压迫症状。

1. 症状

(1) 不同程度的四肢无力，下肢往往重于上肢，表现为步态不稳、无力，打软腿或易绊倒，或抬腿困难等。

(2) 严重者出现四肢不完全性或完全性瘫痪。

(3) 大小便功能障碍，表现为尿潴留和排便困难。

2. 体征

(1) 不同程度的四肢肌力下降。

(2) 感觉异常，深浅感觉均可受累，依椎间盘突出节段不同，而表现出不同的感觉异常平面。

(3) 四肢肌张力增高。

(4) 腱反射亢进，可出现病理征阳性，如霍夫曼征、巴宾斯基征、Openbeim 征、髌阵挛征及踝阵挛征阳性。

(三) 混合型 (旁中央型) 颈椎间盘突出症

突出部位偏于一侧而介于颈脊神经根和脊髓之间，压迫单侧神经根和脊髓。除有侧方型症状或体征外，尚有不同程度的单侧脊髓受压症状，表现为不典型的脊髓半侧损害综合征 (Brown-Sequard 征)。此型常因剧烈的根性疼痛掩盖了脊髓压迫症状，而一旦出现脊髓压迫症状，病情多较严重。

【诊断要点】

1. 症状

(1) 侧方突出型：由于颈脊神经受到刺激或压迫，轻者可出现麻木感，重者可出现受累神经节段支配区的剧烈疼痛，该疼痛可因咳嗽而加重。此外尚有痛性斜颈、肌肉痉挛及颈部活动受限等症状。

(2) 旁中央突出型：除有侧方突出型的症状或体征外，尚可出现不同程度的单侧脊髓受压症状，表现为同侧运动障碍、对侧感觉障碍。

(3) 中央突出型：此型没有颈脊神经受累的症状，在脊髓受压的节段或在该节段以下有不同程度的长束症状，严重者可因瘫痪而卧床不起。

2. 体征

患者颈部活动受限，头偏于患侧，被动活动颈部或从头部向下做纵轴方向加压时均可引起放射性疼痛症状加重，但肩部、上肢活动不受影响。受累神经节段有运动、感觉及反射的改变以及相应肌力减退和肌肉萎缩等现象。

3. 辅助检查

颈椎 X 线正位片可显示有颈脊椎侧弯畸形，侧位片可显示有生理曲度减少、颈椎发直或反前弯曲。个别病例可见病变椎间隙有狭窄，反复发作或迁延日久的病例于椎体边缘有唇样增生的现象。CT、MRI 能直接准确地了解颈椎骨性或软组织病理情况。脑脊液检查可帮助诊断有无脊髓受累症状。

【外治方法】

(一) 中药外治方

1. 腰颈熏蒸散

(1) 处方：伸筋草、川乌、草乌、透骨草、三棱、莪术、杜仲各 20 g，黑豆、桑寄生各

30 g，莱菔子 35 g。

(2) 方法：熏蒸治疗前，将本散剂倒入电饭锅 (600 ～ 750 W) 内，加水 2000 ～ 2500 mL，煮沸后利用其蒸气直接熏蒸病变部位，并保持药液在沸点状态。每晚睡前熏蒸治疗 1 次，每次 120 分钟。第 1 次熏蒸完后要保留锅内的药物，第 2 次熏蒸时适量加水，10 天为 1 个疗程。

2. 通络湿敷方

(1) 处方：伸筋草、冬瓜皮、透骨草各 30 g，木瓜、五加皮各 15 g，花椒、红花各 9 g。

(2) 方法：以上方药共研细末，装一布袋备用。使用前先用凉水把药袋洒湿，放入锅内蒸 20 分钟，药袋取出后用一层干布包裹，放在颈部进行湿敷，每次 20 分钟，每日 2 次。每袋药可反复使用 3 ～ 5 天。每次湿敷前枕头上面要铺一层塑料布，防止药汁流出污染枕头褥垫。敷药袋温度要以患者能耐受为度，防止皮肤出现烫伤。

3. 三昧外敷方

(1) 处方：白芥子、白芷、炮山甲各 3 g。

(2) 方法：以上方药共研细末，鸡蛋清调敷患处，外覆塑料薄膜，绷带固定，再以热水袋热敷之，药干后揭下，每日外敷 1 次。

4. 中药透入方

(1) 处方：川乌、草乌、三七、赤芍、乳香、没药、当归各 20 g，威灵仙、桑枝各 60 g。

(2) 方法：将上述药物分别粉碎过 40 目筛，用 40% 乙醇浸泡半个月，过滤制成 50% 酊剂备用。以北京产 YPD-D 型音频疗机为例，其输出频率为 3000 Hz 的等幅正弦电流。

(3) 操作：部位选择颈椎间盘突出相应的颈椎皮肤两侧旁开 2 cm 处及颈部、肩背部、上下肢不适处，将酊剂浸透滤纸，将滤纸放于 4 ～ 6 层布袋状衬垫上，将两极的橡胶板插入衬垫中，放于上述部位，用胶袋或沙袋固定，接通电源，强度以患者能耐受为度，每次 30 分钟，每天 1 次。

(二) 针灸治疗法

1. 定位针刀法

(1) 定位：依据 MRI 显示，定位相应颈椎棘突间压痛点 (阿是穴)。

(2) 操作：局部常规消毒，术者戴口罩、无菌手套，选准痛点，垂直迅速进针刀，切割并左右剥离 1 ～ 4 次，粘连组织被切开，术者针刀下无明显阻力感即可出针刀，术后用创可贴贴之。每次治疗可选取 2 ～ 4 个痛点，如果肩背部有痛点，也同时治疗。10 天治疗 1 次。针刀治疗后，可用气囊颈椎牵引器围在颈部后充气，减轻颈椎间盘的刺激作用，有利于颈椎间盘突出症的恢复。

2. 针刺照射法

(1) 取穴：选主穴相应夹脊、肩外俞、肩井、风池等；头痛、头晕配百会、太阳；肩背酸痛配天宗、风门；上肢痛麻配曲池、肩髃、外关、合谷；下肢无力配阳陵泉、足三里、绝骨。

(2) 操作：可根据疼痛放射线和感觉异常区的走向、分布选穴。除百会穴用平刺法外，其余各穴均用直刺法，平补平泻，每日 1 次，留针 30 分钟，针刺后即在病变局部用照射。10 天为 1 个疗程。

3. 电针治疗法

(1) 取穴：主穴取颈椎间盘突出部位的相应夹脊穴，配穴取患侧肩髃、曲池、手三里、后溪。

(2) 操作：主穴选用 0.35 mm×40 mm 的毫针，针尖向脊柱方向斜刺；配穴常规针刺。得气后接 06 805 型电针治疗仪，颈部夹脊穴连接一对导线，肩髃、后溪穴连接一对导线，输出频率选用高频、连续波，刺激强度以患者能耐受为宜，留针 30 分钟。每日 1 次，10 次为 1 个疗程。

4. 穴位温灸法

(1) 取穴：风池、突出椎间盘相对应的夹脊穴、阿是穴、肩髃、大椎、肩井、天宗；排尿困难者加百会。

(2) 操作

1) 将艾绒用单层细纱布包裹自制成艾袋。

2) 根据灸头大小，将附子、细辛、川草乌各等量，用 95% 乙醇适量调和，制成黏稠药饼。

3) 将艾袋置于灸头腔内，灸头分别置于上述穴位行温灸。疼痛剧烈者在阿是穴上加用药饼。每天 2 次，每次 30 分钟。同时配合颈椎牵引，急性发病者牵引间隙期加用颈围保护，连续治疗 20 天。

5. 硬膜外封闭法

患者取患侧卧位，颈部屈曲，充分暴露棘突间隙。常规消毒局部麻醉后，选择 C6～T1 棘突间刺入针头，针尖向骶侧适当倾斜，当针头有黄韧带突破感后，拔出针芯，回吸无脑脊液，注气无阻力，将导管向颈上段送入硬膜外腔 3～4 cm，上肢有异感则止，退针留管，经导管注入封闭液 (康宁克通 1 mL 加 1% 利多卡因 5 mL)2 mL，观察 5 分钟，无脊髓麻醉征象时，将余药推完后拔管，观察 15 分钟，无任何不适反应可允许患者离开。封闭疗法一般只在首次治疗时施行，若疗效不佳则 7 天后再行 1 次即止。

6. 关节囊封闭法

首先医生用一手拇指在距患者颈部后正中线旁开 2～3 cm 皮肤处，沿颈椎两侧关节柱由上而下触诊检查确定肿大关节囊，肿大关节囊多呈半圆形，如杏核大小，有压痛，两侧多交叉出现。然后嘱患者颈部先向前屈曲约 35°，之后颈部再向有关节囊肿大侧旋转 20°～30°，此时患者用双手掌扶持前额部，双肘支撑在桌面上固定住这个位置。用蘸有甲紫的棉签在关节囊肿大的皮肤投影处做一标记，局部皮肤常规消毒后，持注射器 (针头常用 5 号细针头) 由标记处向肿大关节囊刺入，针尖方向朝向颈椎中央线，抵达骨质后，回抽无血液或脑脊液流出，加压注入所备药物 (20% 利多卡因 1 mL，每个关节囊泼尼松龙混悬液 25 mg)。术毕，针眼敷上无菌棉球即可。3～5 天封闭 1 次，每个肿大关节囊可封闭 3 次。两侧肿大关节囊可同时进行封闭，亦可先封闭关节囊肿胀及压痛明显的一侧，再封闭另一侧。

(三) 推拿治疗法

1. 多位旋扳法

(1) 放松手法：患者取坐位，颈肩部自然放松，医生立其后方，首先以轻柔手法，顺肌肉走行方向点揉拿捏颈肩部肌肉，对颈肩部肌肉进行放松；然后稍加力度，对颈肩部的条索状、结节状硬结进行弹拨，力量由轻到重，以患者能耐受为度。施术 5～8 分钟，手法要求持久、有力、均匀、柔和。

(2) 颈椎拔伸定位旋转复位法：此手法适宜单个椎间盘突出，椎间盘向一侧突出，相应椎体棘突偏向对侧者。以 C4、5 椎间盘向左突出，C4 棘突偏向右侧为例。患者取坐位，医生立其后方，腹部顶住患者背部，左手托住患者后枕部，右肘屈曲夹住患者下颌，反复用力，缓慢向上方垂直牵引患者颈椎，并维持一定的牵引力度。然后左手拇指轻轻向下滑动，顶住 C4 棘突右侧，嘱患者颈前屈约 30°，至所要扳动的椎体开始运动时，再使患者头向左侧屈，头颈向右旋转至最大限度，在维持牵引力下，做一个有控制的、稍增大幅度的、瞬间的旋转扳动，同时左手拇指向左推顶偏歪的棘突，听到弹响即表明复位。

(3) 颈椎侧屈曲扳法：此手法适宜单个或多个椎间盘突出，椎间盘向一侧突出，相应椎体棘突偏向同侧者。以 C3-4，C4-5 椎间盘向左突出，C4 棘突偏向左侧为例。方法一：患者取坐位，医生立其右侧，以左肘压住患者右肩，左手从头后钩住患者的颈部，右手置于患者头部右侧耳上方，先使患者头颈向左侧屈曲至最大限度，然后突然瞬间用力，加大侧屈曲 5°～10°，听到弹响即表明复位；方法二：患者取坐位，医生立其后方，左手虎口叉开，以左手第二掌骨桡侧缘顶住 C_4 椎体水平的左侧，以此为支点，右手置于患者头部右侧耳上方，先使患者头颈向左侧屈曲至最大限度，双手用腕力向相反方向扳动，听到弹响即表明复位。

(4) 俯卧位颈椎定位旋扳法：此手法适宜多个椎间盘突出者。以 C4-5，C5-6，C6-7 椎间盘向左突出，C4 棘突偏向左侧，C6 棘突偏向右侧为例。第一步：患者俯卧床上，一助手扶患者双肩，医生一手托患者下颌，一手扶后枕部，两人向相反方向用力，中立位拔伸颈椎；第二步：另一助手用双手拇指分别顶住 C4 棘突的左侧和 C6 棘突的右侧，在维持牵引力下，医生向左旋转患者颈椎至最大限度，然后突然加大 5°～10°，同时助手双手拇指向中线方向推顶 C4 和 C6 偏歪的棘突。

(5) 整理手法：患者取坐位，颈肩部自然放松，医生立其后方，轻揉颈部，理顺肌肉，同时在术者配合下，患者做颈部前屈、后伸、侧屈、旋转运动。

2. 松解复位法

(1) 点穴麻醉止痛法：患者低凳坐位，嘱其挺胸微低头，双肩臂下垂，自然放松，术者站于患者侧后面，先以指针法点按风池、肩井、大椎、陶道、缺盆穴，必要时加合谷及内关透外关各 1～3 分钟，以"得气"为度。

(2) 颈肩肌筋按摩松解法：患者坐势同前，术者以一只手扶托患者前额部，另一只手以指腹从乳突以下顺胸锁乳突肌、颈直肌、斜方肌施以点按、分理、弹拨、推揉等多种手法，以松解颈项部、肩背部肌肉、肌腱、筋膜的粘连，解除其紧张、疼痛和挛缩。一侧完成后两手交换，重复以上动作，并顺势往下行术，直至肩及上背部。此时不用扶持前额部，可双手同时施术，主要对肩胛提肌、冈上肌、冈下肌等行术。因操作术野较大，可加上平推手法，手法宜交替重复进行，时间 5～10 分钟，以颈项部、双肩背部组织松软弛缓，肌筋柔顺为度。

(3) 牵引摇晃转侧松解法：患者原坐势不变，术者半蹲站桩式站稳，宁神提气，左肘弯固定患者下颌，上臂前臂分别固贴患者双颊，左手五指固定患者右颞耳部，右手虎口扶托患者颈枕部，双手同时用力向上悬吊牵引。嘱患者精神放松，用力下坐自坠，3～5 分钟后，术者在维持牵引下将患者头颈部做缓慢而有力的左右摇晃、旋转、多方向偏斜，以求松解颈椎周围组织及椎间粘连，增大病灶椎间隙的宽度，增大患椎周围各组织（尤其是颈部后纵韧带）的张力，以利于突出髓核的顺利回纳。摇晃、旋转、偏斜的强度、力度、角度和持续时间则根据患者的年龄、体质，病程的长短，病情的轻重程度不同而有所差别。

(4) 旋转复位法：复位前要仔细阅读 CT 或 MRI，熟记确诊的患病颈椎和椎间盘突出的方向，分清属于屈曲型还是伸直型。然后在患者颈部以拇指指腹从各个不同方向、不同位置（曲颈或伸颈）触摸，找准患椎棘突及其轻微位移的方向，并以位移的方向来决定施术的方法和步骤。以颈 3/4 椎间盘突出后中央型为例，后中央型突出为屈曲型，若颈 3 椎棘突偏右移位，颈 4 椎棘突偏左移位，则患者原坐姿不变，术者原悬吊、拔伸、牵引姿势不变，只需右手从托枕后改为右拇指指腹紧贴左偏的颈 4 椎棘突扣紧，余 4 指紧贴颈部。此时术者左手、前臂及肘部向上向左用力，使患者头部在牵引下稍向后仰，并向左侧旋转至患者下颌近肩时，突然发力斜扳，右拇指侧同时向右向前发力扣顶，此时可闻及响声及右拇指下有复位滑动感。然后双手交换位置，左手拇指改扣颈 3 椎棘突，重复以上动作，完成后即告复位成功。此时嘱患者抬头挺胸，颈部后伸位相对固定。其余颈部各椎均可举一反三，依此类推处理。此法为治疗的关键手法，应因势利导，一气呵成，太过易出危险，不及则不能复位。

(5) 颈肩肌筋理顺复平、通络止痛松解法：患者坐于低凳，抬头挺胸，术者站于患者身后，用双手指腹、掌根部对颈后斜方肌、头项夹肌、头颈半棘肌、冈上肌、冈下肌、肩胛提肌等，顺序进行拿捏、弹拨、点按、推揉、梳理。肩胛部等术野宽广者，可行平推等手法，并以术者双手分扣患者双肩，膝部顶住患者颈 7、胸，和胸 2 椎棘突，反向用力，使患者被动扩胸抬头，颈部后伸。再分别被动活动患者双肩和牵抖双上肢，借以广泛松解粘连，疏通气血，通络止痛。

3. 牵引顶晃法

(1) 颈椎牵引法：应用电动牵引器，颈部保持中立位，每次持续牵引 35 分钟，每日 1～2 次，30 天为 1 个疗程。

(2) 颈部按摩法：牵引 20 分钟后开始行手法治疗。先以点、按、揉、拨手法在患者颈项两侧反复操作 5～10 分钟，力量中等，宜轻不宜重，宜慢不宜快，充分放松颈部肌肉，然后根据 CT 或 MRI 提示，选择突出较明显的椎间盘。术者的拇指抵住患椎棘突间隙（如 C5-6 椎间盘突出则抵住 C6 棘突之间），轻而稳地、有节律地向前顶推，使颈椎呈轻度伸展位（头稍后仰），并保持 2～3 秒，而后缓慢放松，使颈椎恢复中立位，如此反复操作 6～8 次，最后术者再以拇、示两指分别抵住双侧椎横突间隙，左右轻微晃动颈椎 6～8 次，术毕。

4. 牵推锻炼法

(1) 颈椎牵引法：应用手摇式牵引器，颈部保持中立位，牵引重量 2.5～5 kg，每次牵引 20 分钟。

(2) 推拿手法：牵引后即行手法治疗。先点、按、滚、揉患者颈肩部，反复 3～5 次，使之充分放松；然后一只手扶住患者前额，另一只手用拇指向前顶推患椎棘突间隙，使颈椎呈轻度伸展位，再缓慢放松，让颈椎恢复中立位，如此反复操作 3～5 遍；术者再以双手拇指分别抵住患椎双侧横突间隙，其余 4 指置于面颊部，左右轻微晃动颈椎 3～5 次；然后术者双手抱住患者下颌，胸部紧贴患者后枕部，使患者颈部保持中立位，向上牵拉，持续 15～30 秒后，用一指禅放松双侧胸锁乳突肌；最后在受累神经根支配区域点按相关穴位。

(3) 功能锻炼

1) 立地望月：患者站立，双足分开平肩宽，足尖朝前，调匀呼吸，深吸气时慢慢抬头仰望（头部尽量后仰），同时双手后伸手指呈交叉状向下向后用力伸直，呼气时慢还原，双手自然下垂，重复 4～8 遍。

2) 顶天探海：姿势同前，深吸气时头颈往前伸，尽量低头望足下，同时双手上举，手指呈交叉状向上向前用力伸展，呼气时慢慢还原，重复 4～8 遍。

3) 环顾旋转：患者站立，双足并拢，双手叉腰，深吸气时头部慢慢向左（或右）转动，眼睛尽量向左（或右）侧视，呼气时头部还原，然后头部向左（或右）环绕旋转 1 周，重复 4～8 遍。

4) 摩胸锁乳突肌法：患者站立，双足分开与肩同宽，足尖朝前，双手手指交叉抱头后枕部，同时头稍向后用力，头、手呈对抗状，持续 15～30 秒，然后双掌擦热，轻摩双侧胸锁乳突肌 15～30 秒，重复 4～8 遍。

5. 牵推松解法

(1) 坐位牵引：患者佩戴牵引带进行颈椎牵引，重量 5～10 kg，每次 20 分钟，牵引角度应根据病情及体征需要辨证实施，如颈椎生理弧度反弓或平直者，可采用下颌抬高位，头部后仰，症状较重患者可采用自然较舒适位。

(2) 推拿手法

1) 患者取坐位，术者站于患者背侧，以滚、揉法自颈肩背部由上到下往返操作 2 次，点按阿是穴、风池、大椎、肩井、天宗诸穴 1～2 分钟。

2) 术者一只手托住患者一侧下颌，另一只手拇指、示指拿住枕骨两侧下方，向上徐徐用力拔伸，同时轻轻摇颈部 3～4 次，再用一只手扶住头顶部，另一只手拇指及四指从枕部颈项两侧捏拿至大椎穴，往返 2 次。

3) 推左侧桥，术者右手操作，四指按住颈项部，以拇指偏峰自翳风穴单向直推至缺盆穴 10～20 次，推右侧桥弓穴时左手操作方法相同。

4) 医生用拇指指腹擦两侧颈项肌及中间项韧带部，频率约 70 次/分钟，至皮肤潮红。

5) 点按曲池、合谷穴 1～2 分钟，搓抖肩及上肢，拔伸 5 指指间关节。

6) 患者仰卧治疗床上，头部出床沿，助手拉两肩部做对抗牵引，术者位于患者头顶相对位，一只手托住枕后，另一只手抱住下颌，在头颅中立位做沿躯干纵轴向远端拔伸牵引，持续片刻后，停留片刻逐步放松。

7) 按揉足三里、解溪穴 2 分钟。

6. 提旋侧扳法

(1) 提旋法：患者端坐，全身放松，术者站于患者后侧，先按摩患者颈肩部软组织 10 分钟，然后嘱患者低头，术者一只手托患者下颌，顺患侧弧形向上提旋，同时另一只手拇指按压于偏离中线的患椎棘突旁，向健侧按压患椎棘突，余四指按在枕部向前下推压。

(2) 侧扳法：患者保持原坐姿，术者一只手拇指按原位不动，余四指按肩，嘱患者抬头平视前方，另一只手扶患侧顶部向患侧侧扳。此二法施法过程中均可听到小关节松动的弹响声，拇指可感到患椎棘突轻度位移。

(3) 牵引治疗：手法整骨后进行，患者戴颈牵套，俯卧在 JQ-I 型脊柱牵引机上，固定肩部及颈牵套，根据患者颈椎长度调好拉距，进行慢速持续机械牵引，牵引时间 10 分钟，持续牵引时间 2 分钟，放松休息时间 6 秒，牵引重量 10～20 kg，角度向上倾斜 5°～10°。牵引同时术者站患者患侧旁边，点压患者颈部和肩背部肌肉的起止点，使小关节松动，把患侧的小关节推向脊柱方向，在牵引的状态下对排列紊乱的小关节进行整复。

7. 卧牵侧扳法

(1) 颈部传统推拿操作。

(2) 卧位牵引侧扳法：患者取仰卧位，全身放松，医生站在床前，右手扶其下颌部，左手托其枕骨粗隆部，持续用力牵引约 30 秒，同时轻度摇动头部；然后，右手托其右侧颊部，使其颈部稍前倾 10°～15°，并向右侧转至病理限度，左手放在其左耳后部，在保持一定牵引力的情况下，左手施短促压力，使其超过病理限度 3°～5°。左侧亦然。每日 1 次，无响声出现为止，做 2～5 次。

(3) 随症加减手法：神经根型加点揉缺盆穴，弹拨极泉穴，理五指，搓、抖上肢；椎动脉型加头面部操作 15 分钟，点按百会穴 1 分钟；交感神经型加头面部操作 15 分钟，施掌根推法于桥弓穴，左右交替进行；脊髓型加滚、拿、点、按等手法作用背部的膀胱经、督脉及双下肢，施扳、摇法于髋、膝、踝关节。

(4) 辅助治疗：患者把枕头做成圆柱体，直径 10～15 cm，软硬适中，取仰卧位，圆枕放于颈部，可起到自身牵引的作用，每晚用此枕头至少 2 小时。

8. 垂直提拉法

患者正坐，术者位于患者身后，以轻声的拿揉手法使患者颈部痉挛肌肉放松。施术 3～5 分钟后，患者疼痛稍减，再予以指压患侧肩井、合谷、落枕等穴，进一步促使患者颈部周围肌肉放松，为做关键性手法创造条件。再令患者端坐于 20 cm 高的矮凳上，微屈颈，颈椎间盘向右突出者，术者则以右手攀托住其下颌骨 (反之则用左手掌托之)。然后术者另一手掌协助托住右手掌背，嘱患者上半身自然放松，轻缓持续提拉患者颈部 1～2 分钟，借术者的爆发力突然用力垂直向上提拉，此时可闻及颈椎弹响声，在持续牵引下令患者自己上下抬举或旋转患侧上肢 4～5 次，以缓解颈椎间盘对神经根的粘连，舒通肢体气血。然后缓缓放松患者颈部，禁忌突然放松，以避免患者出现一过性不适、头晕等症状。手法的全过程都是在轻度、持续、垂直提拉牵引下进行，唯有在突然垂直向上提拉时才使用术者的爆发力，此时用力务必做到："机触于外，巧生于内，手随心转，法从手出。"

9. 颈牵点按法

患者取坐位，术者站立于患者背后。

(1) 针刺：取 2.5 寸毫针，穴位取 CT 或 MRI 定位相应椎体椎间盘突出的一侧，中央型突出者取相应椎体两侧，棘突旁开 1 寸进针，得气后强刺激 30 秒至 1 分钟即出针。

(2) 按摩颈后部：取捏揉手法，理筋，解除痉挛的颈部肌肉及软组织，按摩约 10 分钟。

(3) 牵引下点按：患者垂直坐位，上半身向前倾 15°～30°颈部轻度前屈，一助手站立于患者后面，双手把住患者双肩；另一助手站立在患者前面，一只手托住患者下颌，一只手把住患者枕部。两助手做对抗牵引，牵引力量 10～15 kg，持续牵引 1.5～2 分钟，术者此时双拇指叠按在患者颈部椎间盘突出侧，双手其余四指放在突出对侧颈部，然后进行点按，每点按一次约 5 秒钟，间歇 1～2 秒，共点按 10 次，然后放松牵引。休息 2～3 分钟再重复治疗一次，中央型突出者点按双侧。注意在两助手放松对抗牵引之前，术者的拇指应用力点按在定位点上，放松牵引之后，点按结束，然后轻揉颈部，放松颈部的肌肉，在术者的配合下做颈前屈、后仰、侧屈和旋转运动，动作要轻柔。

10. 关节松动术

患者取俯卧位，术者站立于患者病侧，一只手拇指及其余四指分别置于两侧颈肌或胸锁乳突肌处，拇指由上而下反复按揉数次，再用另一只手拇指按上法操作另一侧，使颈部肌肉放松，然后行以下手法。

(1) 松动棘突：垂直松动，术者用双手拇指并排放在患者同一椎体棘突上节律性地自后向前按压棘突，松动上段颈椎时双拇指背相对，其余八指分别放在颈两侧或同一侧颈部。松动下段颈椎时双拇指重叠或自上而下逐个对患椎进行按压，每椎体 3 ～ 5 遍；侧方松动，术者站于患者侧方，双手拇指并排放在棘突一侧，自上而下对患椎节律性地向对侧推动 3 ～ 5 遍。

(2) 松动横突：术者双手拇指重叠放在同一侧椎体横突上自上而下对患椎横突节律性地由后向前按压 3 ～ 5 遍。

(3) 按压椎间隙：患者取仰卧位，头部露出床头外，术者站于其头端，一只手扶持其下颌部做拔伸，一只手拇指放于颈椎间盘突出间隙一侧，自后向斜前侧用力顶，回复原位再重复2～3遍。松动手法强度分为Ⅰ～Ⅳ级，以椎间盘突出节段的上下椎体为主，每次治疗 15 ～ 20 分钟。施术后患者觉颈部活动受限及上肢麻木减轻，为手法强度正确，否则需调整手法强度。

第四节 颈肌筋膜综合征

颈肌筋膜综合征是指源于颈肩部肌肉、筋膜、韧带、肌腱等结缔组织的疼痛综合征。本病临床上称谓颇多，诸如颈部肌筋膜炎、肌肉风湿症、肌筋膜纤维组织炎、纤维肌炎等。本病无明显器质性改变，间歇发作，可自愈。但由于其不会危及生命，故长期以来对本病研究认识不足。颈肌筋膜综合征的发病与职业因素、环境因素等有关。男、女均可发病，以女性为多见，比例约为 1 ∶ 4，多见于中年以上。

【病因病理】

《素问·长刺节论》曰："病在筋，痉挛节痛，不可以行，名曰筋痹。"又曰："病在肌肤，肌肤尽痛，名曰肌痹，伤于寒湿。"本病的病因，一般由虚、邪、瘀三方面构成，使肌筋失养而发病。

1. 脾肾虚弱

由于饮食不节，饥饱失常，嗜好偏极，偏寒偏热，五味过极，脾胃内伤，或劳倦太过，耗伤中气，久病中阳不振，升降生化功能减弱，气血生化不足，筋肉失于后天气血的充养，从而诱发本病。

2. 风寒湿邪

浸淫风、寒、湿邪侵袭，痹阻经络，气血运行不畅，而致肌肉、筋膜发生酸痛、麻木、重着、活动不利。

3. 气滞血瘀

素有心情急躁，或情志不遂，平素心情抑郁，稍有刺激，则疏泄失常，导致肝气郁结，甚则气滞血瘀；局部损伤，血瘀肿胀，筋脉、络脉血行不畅，气机郁滞，血行瘀阻，从而气滞与血瘀互为因果。

【临床表现】

1. 症状

(1) 疼痛：疼痛为主要症状，可为隐痛、胀痛、酸痛，发生的时间长短不一，可为非持续性的疼痛，也可为突然性疼痛。多数患者可指出疼痛部位，痛可向远处放射，可由颈后部涉及头枕部、肩臂部及上背部，但并不符合周围神经或神经根的解剖分布。还可伴有自主神经症状，如头痛、头晕、耳鸣、肢体发凉、皮肤竖毛肌反应、甚至血压改变等。疼痛常因气候改变、劳累而加重，遇暖、休息而减轻。

(2) 颈部僵硬、活动不适：自觉颈后部僵硬感、紧束感或有重物压迫之沉重感，致使颈部活动不灵活。当静止不活动如早晨起床后，僵硬、沉重症状加重。活动后症状减轻，疲劳或过度活动后症状反而加重。

2. 体征

(1) 颈部患处有特定的压痛点，一般位置局限、较浅，触压此点，可立即引起剧烈疼痛，并可向一定部位扩散，称为激痛点。位于肌肉的激痛点，疼痛可遍及整块肌肉，位于肌腱附着处者，常有局限性痛。用 0.5% 普鲁卡因做激痛点封闭后，疼痛可完全消失或明显缓解。

(2) 颈项局部肌肉痉挛、僵硬，颈后可触及皮下结节、条索肿块，压迫此点可引起患者疼痛症状的再现。

(3) 颈部活动常受限。长期发作性肌痉挛，晚期导致肌挛缩，可使关节处于失衡状态而影响关节功能。

(4) 一般无皮肤感觉障碍，腱反射正常。

【诊断要点】

(1) 慢性劳损或风湿寒冷病史。

(2) 项背及肩部疼痛，常可因劳累或着凉受寒而加重。

(3) 颈项部及肩背部可触及激痛点，甚则可激惹远处部位的传导性疼痛。痛点封闭后症状可减轻。颈肌痉挛，颈部活动往往受限。皮肤感觉及腱反射正常。

(4) X 线检查及化验检查无异常。

【鉴别诊断】

(1) 神经根型颈椎病尤其需要与颈肌筋膜综合征相鉴别。神经根型颈椎病由于颈椎退行性变、骨质增生，压迫刺激了颈神经根而引起颈肩部痛，伴有患侧上肢麻木、疼痛。体格检查可见受累神经根支配区有感觉障碍，肌肉痉挛，压痛点深在，患肢腱反射早期活跃，中晚期则减退或消失。颈椎挤压试验阳性，臂丛神经牵拉试验阳性。X 线检查可见颈椎生理曲度发生改变，钩椎关节增生，椎间孔变窄。需注意的是，颈椎病可与颈肌筋膜综合征同时存在，颈椎病治愈后，颈肌筋膜综合征仍可存留一段时间。

(2) 颈椎骨性关节病常见于老年患者。颈部活动可引起颈肩部大范围疼痛，疼痛性质多为酸痛、胀痛。颈后部肌肉可有痉挛，压痛点多在颈椎棘突上，局部封闭后无效，颈部活动时仍有疼痛。X 线检查可见颈椎广泛骨质增生性改变。

(3) 颈椎失稳主要表现为颈型颈椎病的症状，颈部不适、僵硬、颈后痛、颈肌痉挛，有的亦可有激痛点，部分颈椎失稳的患者因椎体移位继发神经根管狭窄时可产生根性神经痛的症状。也有部分患者因椎体位移刺激或压迫椎动脉而产生椎－基底动脉供血不足的症状，表现为头晕、头痛。颈椎失稳的主要病因在失稳，低头、劳累后加重。X 线检查可见颈椎节段间水平位移和相应节段的角度位移，改变体位和休息后症状减轻。

(4) 颈椎间盘突出症大多数病例有明显的头颈部外伤史。本病可分为侧方型、中央型和旁中央型三类。其中侧方型以根性痛为主，主要表现为颈痛，活动受限，疼痛可放射至肩部或枕部，头颈部常处于僵直位，感觉障碍可因椎间盘突出平面不同而表现各异。中央型以颈脊髓受压为主要表现，可出现四肢不完全或完全瘫痪，大小便异常，四肢腱反射亢进，病理反射阳性，感觉减退。X 线检查可见颈椎生理前凸减小或消失。年龄较大者，受累颈椎间隙可见不同程度退行性改变。CT 脊髓造影 (CTM) 可诊断颈椎间盘突出症。MRI 检查可直接显示颈椎间盘突出的部位、类型及颈脊髓和神经根受累的程度。常规颈椎 CT 片对颈间盘突出症往往不能明确诊断。

(5) 颈椎结核或肿瘤症状表现为颈部疼痛、活动受限、颈肌紧张，有的可有颈部畸形或颈神经根的刺激症状，病程发展多为进行性的。X 线检查、CT(CTM)、MRI 检查可发现颈椎处病灶，化验检查亦有改变，可起到辅助检查作用。

(6) 冈上肌腱炎、粘连性肩周炎多表现为颈部和肩臂部疼痛。但冈上肌腱炎可出现疼痛弧。肩周炎疼痛在夜间较重，肩周广泛性压痛，肩关节外展、外旋、后伸功能受限并可诱发疼痛。

(7) 颈部其他急性炎症在重感冒、风湿病及其他发热病治愈后，颈部肌肉症状亦随之消失。

【治疗】

(一) 中药内治

1. 风寒湿侵

表现为发病急，全身肌肉酸痛，项强不适，活动不灵，遇寒痛增，得温痛减。寒冷潮湿易诱发本病。风邪侵袭为主者痛无定处，湿邪侵袭为主者颈肩麻木不仁，身重如裹。舌质淡，苔白或腻，脉弦滑。

治法：祛风散寒，胜湿止痛。

方药：羌活胜湿汤加味 (《内外伤辨惑论》)。

组方：羌活 9 g，独活 9 g，藁本 6 g，防风 6 g，甘草 6 g，川芎 6 g，蔓荆子 3 g，寒盛者加桂枝、川乌；湿盛者加萆薢、珍艽。若寒邪偏重者可加制川乌、制草乌各 6 g，桂枝 10 g，以散寒通络。若温邪偏重者可加珍艽 10 g，桑寄生 12 g，薏苡仁 10 g。

2. 气血瘀滞

表现为颈肩背疼，痛有定处，痛如针刺，夜痛甚。舌质黯紫，苔白，脉弦涩。

治法：活血行气，祛病止痛。

方药：身痛逐瘀汤加减 (《医林改错》)。

组方：珍艽 3 g，川芎 6 g，桃仁 9 g，红花 9 g，羌活 3 g，甘草 6 g，没药 6 g，当归 9 g，五灵脂 6 g，香附 3 g，地龙 6 g，葛根 9 g。

3. 脾肾两虚

表现为面色淡白，形寒肢冷，纳呆，四肢乏力，下利清谷，腰酸膝软，头颈沉重。舌质淡胖或有齿痕，苔白或腻，脉沉细。

治法：温补脾肾，强筋壮骨。

方药：四神丸(《内科摘要》)合当归四逆汤(《伤寒论》)加减。

组方：肉豆蔻6g，补骨脂12g，当归12g，吴茱萸6g，桂枝9g，细辛5g，通草9g，甘草6g。若以脾虚表现为主者可加茯苓10g，白术10g。若以肾阳虚表现为主者可加熟附子6g，肉桂10g。若症状久治不愈，反复发作者可加地龙12g，全蝎5g，以加强通络之功。

4. 肝郁气滞

表现为肌肉麻木胀痛，或震颤抽搐，或有肌肉萎缩，有时因情志改变而发作。舌质淡，舌边有瘀斑，苔白，脉弦紧。

治法：疏肝理气，活血通络。

方药：柴胡疏肝散加减(《景岳全书》)。

组方：柴胡15g，芍药12g，枳壳12g，甘草5g，川芎9g，香附9g。情志不舒者加郁金9g，桔梗9g，栀子9g；久病不愈者加当归9g，鸡血藤15g，桂枝9g。

5. 痰浊阻脉

表现为颈背疼痛酸胀，局部寒凉畏冷，得暖痛减，但过时如旧，并时有呕眩。舌质淡苔白腻，脉弦滑。

治法：祛痰化浊，通脉止痛。

方药：指迷茯苓丸加味(《指迷方》)。

组方：半夏60g，茯苓30g，枳壳15g，玄明粉8g，桂枝15g，附子9g。

6. 肝肾亏虚

颈肩背隐痛不绝，痛处泛泛，喜温喜按，劳则痛加，筋骨痿软无力。舌质淡，苔少，脉细弱。

治法：补肝肾，益气血，壮筋骨。

方药：健步虎潜丸加减(《伤科补要》)。

组方：龟胶12g，鹿角胶12g，首乌12g，杜仲12g，锁阳12g，当归12g，熟地黄12g，威灵仙12g，黄檗12g，人参6g，白芍6g，白术6g，川附子6g，葛根12g，甘草6g。

(二) 中药外治

1. 贴法：本病的急、慢性期均可选用具有祛风散寒除湿，活血化瘀止痛功效的膏药外贴。

(1) 麝香壮骨膏、狗皮膏、风湿止痛膏(中成药)外用。

(2) 化坚膏(《中医伤科学讲义》经验方)

本方祛风化痰，用于损伤后期软组织硬化或粘连等。

(3) 损伤风湿膏(《中医伤科学讲义》)：生川乌4份，生草乌4份，生南星4份，生半夏4份，当归4份，黄荆子4份，紫荆皮4份，生地4份，苏木4份，桃仁4份，桂枝4份，僵蚕4份，青皮4份，甘松4份，木瓜4份，地龙4份，乳香4份，没药2份，羌活2份，独活2份，川芎2份，白芷2份，苍术2份，木鳖子2份，山甲片2份，续断2份，栀子2份，土鳖虫2份，骨碎补 2 份，赤石脂 2 份，红花 2 份，牡丹皮 2 份，白芥子 2 份，细辛 1 份，麻油 320 份，黄铅粉 60 份。

用麻油将上药浸泡 7 ～ 10 日后以文火煎熬至色枯，去渣，再将油熬约 2 小时，滴水成珠，离火，将黄铅粉徐徐筛入搅匀，成膏收贮 1 周，待去火气，外用摊于患处。

本方用于跌打损伤及寒湿痹。

(4) 万灵膏 (《医宗金鉴》)

本方散瘀消肿，舒筋止痛，祛寒通络，用于跌打损伤或寒湿为患，局部麻木疼痛。

2. 擦法：本病急慢性发病中，局部酸痛不适，活动受限，均可采用，具有活血化瘀，通络止痛之效。

(1) 正红花油、骨友灵等外擦患处。

(2) 活络油膏 (《中医伤科学讲义》经验方)：红花 60 g，没药 60 g，白芷 60 g，当归 240 g，白附子 30 g，钩藤 120 g，紫草 60 g，栀子 60 g，黄药子 30 g，甘草 60 g，刘寄奴 60 g，牡丹皮 60 g，冰片 60 g，生地 240 g，制乳香 60 g，露蜂房 60 g，大黄 120 g，白药子 30 g。

上药置铁锅内，放入麻油 4500 g，用文火将药炸透，过滤去渣，再入锅文火烧熬，放黄蜡 1500 g，冰片 60 g，用木棍调和装盒。用手指蘸药擦患处。

本方活血通络，主治损伤后期软组织硬化或粘连。

3. 热熨法多采用温经祛寒、行气活血止痛的药物，加热后热熨局部，对于颈肌筋膜综合征急性或慢性期均适用。

(1) 热敷散 (陕西中医学院附属医院经验方)

本方行气活血，温通经络，兼祛风湿。治慢性颈肩腰腿痛、软组织慢性炎症、肌腱及关节粘连。

(2) 熨风散 (《疡科选粹》)：羌活、白芷、当归、细辛、芫花、白芍、吴茱萸、肉桂各等量，连须赤皮葱适量。药共为末，每次取适量，与适量的连须赤皮葱捣烂混合，醋炒热，布包，热熨患处。

本方温经散寒，祛风止痛。主治流痰及风寒湿痹证所致的筋骨疼痛。

(3) 熨药方 (《伤科学》)：荆芥、防风各 15 g，羌活、独活各 6 g，透骨草、桂枝、海桐皮、川楝子、桑枝、防己各 9 g，上药为末，装在布袋中，扎紧口袋，煎热，热熨患处。注意不要烫伤皮肤。

本方活血舒筋止痛。

(三) 针灸疗法

本病的临床表现多与手足太阳经、少阳经密切相关，故选穴时应以太阳经上穴位为主，辅以少阳经穴位。治疗法则以温经散寒，调和气血为主。

1. 毫针

(1) 取穴

主穴：风池、大椎、天柱、肩中俞、后溪、昆仑。

配穴：阿是穴、秉风、肩井、阳陵泉、悬钟、天宗。

(2) 操作：急性疼痛用泻法，症状缓解后用中等量刺激。肩中俞直刺 0.3 ～ 0.6 寸，使局部酸胀，大椎穴针尖向上斜刺 0.5 ～ 1 寸，使局部及两肩酸胀。针刺时可留针 20 ～ 30 分钟，留针期间每隔 10 分钟捻转 1 次，隔日治疗 1 次。

2. 梅花针

(1) 取穴：阿是穴、大椎、颈夹脊、肩井、肩中俞、天宗等。

(2) 操作：阿是穴宜重叩，使局部皮肤发红或微出血。其他穴以中等强度叩击。叩后亦可在局部拔火罐。每日治疗 1 次。

3. 耳针

(1) 取穴：颈、颈椎、神门、肝、肾等相应部位。

(2) 操作：以强刺激捻针 2 ～ 3 分钟，留针 30 分钟，每日治疗 1 次。

4. 电针

(1) 取穴：同毫针。

(2) 操作：每日治疗。

5. 腕踝针

(1) 取穴：同毫针。

(2) 操作：以疏波或疏密波刺激，刺激电流输出量由小到大，或以患者能忍受为度，每次30 分钟。取患侧穴，针体与皮肤成 30°角快速刺入，针体应在皮下浅表层，针尖向上，针深一般为 1.4 寸，一般无针感，不提插，不捻转，留针 30 分钟，隔日 1 次，10 次为 1 疗程。

6. 头皮针

(1) 取穴：躯干感觉区、足运感觉区。

(2) 操作：患者坐位或卧位，快速进针，刺入一定深度后，快速捻转，不提插。持续捻转 2 ～ 3分钟，留针 5 ～ 10 分钟再重复捻转，反复捻转 2 ～ 3 次后即可出针。每日针刺 1 次，10 次为1 疗程。

7. 灸法

(1) 取穴：可同毫针法的取穴。

(2) 操作：常可用艾条灸、艾炷灸、温针灸、温灸器灸。每次选 3 ～ 5 个穴，灸 10 ～ 20 分钟，每日 1 次，10 日 1 个疗程。间隔 2 ～ 3 日可行第 2 个疗程。

(四) 推拿治疗

(1) 手法：揉法、按法、滚法、拿法、弹拨法、点穴法、击法、搬法。

(2) 取穴：风池、风府、大椎、后顶、肩井、肩中俞、阿是穴等穴位。

(3) 操作：患者取端坐位，医生立于其后方，先以轻柔的按揉手法在项背部、肩部操作。然后以滚法在颈肩部痉挛的肌肉处广泛松解 2 ～ 3 分钟，找到颈肩部硬性结节或痉挛的条索后(激痛点) 以轻重交替的揉捻法操作，并可在揉捻的过程中施用局部弹拨和戳按法，放松痉挛的软组织，疏通经络，松解粘连。再捏拿肩井，点按风池、风府、大椎、后顶、肩井、肩中俞、阿是穴等穴位。再用滚法、按揉等法施术于患部 5 分钟然后以虚掌在肩背部行拍法，最后以颈部的旋转搬法，听到"咯噔"声后结束手法。

(4) 注意事项：手法操作的力度宜先轻后重，结束时宜用轻手法。急性期时宜用轻手法，慢性期时手法可适当加重。治疗期间宜适当休息，注意体位调节及改变工作时的不良姿势。治疗期间可配合针灸、理疗、封闭等其他疗法，可收到较为满意的疗效。

（五）中药离子导入疗法

中药离子导入是治疗本病的有效方法之一。治疗时多采用具有行气止痛、活血化瘀、温经通络作用的药物，通过直流电离子导入，直接到达病损处，使局部血管扩张，血供增加，而起到治疗作用。

药液制备：草乌 15 g，威灵仙 30 g，当归 30 g，羌活 30 g，红花 30 g，桑枝 40 g，伸筋草 30 g，丹参 40 g，延胡索 40 g，五加皮 40 g，艾叶 30 g，刘寄奴 40 g。加水 2000 mL，煎至 1000 mL，过滤后浓缩至 500 mL 备用。

操作方法：治疗时，患者仰卧位，将浸有药液的绒布放在装有铅板的衬垫上，然后置于颈部患处，连接电疗机阳极、阴极置于背部一侧天宗穴处。电源接通后患者以自觉治疗部位皮肤有针刺样麻灼感但可忍受为度，时间为 30 分钟，每日 1 次，急性期时治疗 5 ～ 7 次为 1 个疗程，慢性期时治疗 10 ～ 14 次为 1 个疗程，间隔 5 日后可行下一个疗程治疗。

（六）小针刀疗法

对肌腱附着点或筋膜的激痛点，可用小针刀松解因筋膜处的皮神经受筋膜肥厚处卡压所致的疼痛。

（七）封闭治疗

可利用活血化瘀类中药制剂加普鲁卡因浸润激痛点，阻断疼痛刺激，缓解肌肉痉挛，扩张血管，冲洗和带走炎性代谢产物，以起到治疗作用。

(1) 药物：常用复方当归注射液或复方丹参注射液加 1% 普鲁卡因或 2% 利多卡因，按病变范围抽 3 ～ 5 mL，可再加入泼尼松龙或用曲安奈德 25 mg，以促进炎症消散。注射越早，效果越好。

(2) 方法：先选定激痛点。宜仔细检查，找到压痛点，严格消毒后，向激痛点进针，刺中时患者会有特殊感觉，即出现疼痛和放射痛，回吸无血，即可逐渐注入药液，在其周围浸润，最后边浸润边退出。术后再如术前般按压激痛点，以不出现疼痛为有效。

（八）其他治疗方法

(1) 物理治疗：可给予热疗，如红外线、蜡疗、热水袋、电疗垫等，在患处进行治疗，能起到增加局部血液循环、减少充血、解除肌肉痉挛的作用。如有条件者亦可行温泉浴。

(2) 西药治疗：主要是对症治疗，以缓解疼痛及肌肉痉挛，可内服抗炎、镇痛及抗风湿药物。止痛药中，如同时具有局部及中枢止痛作用的药物则更好，如布洛芬、氯唑沙宗片等。巴比妥类药物可在睡眠前服用，以缓解肌肉痉挛及神经紧张，如苯巴比妥，每日 3 次，每次 0.03 g，或戊巴比妥钠，每日 1 ～ 2 次，每次 0.1 ～ 0.2 g。病情严重者可使用激素，如地塞米松 1.5 mg，每日 3 次。也可用利尿剂或脱水剂，如呋塞米 20 mg 肌内注射，每日 1 次，或 20 ～ 40 mg 口服，每日 2 次。

(3) 氯乙烷喷雾疗法：喷雾方向顺肌纤维方向，与皮肤成 30°角。主要喷在激痛点区，如有效可喷用数次，若无效可再予封闭。此药易挥发，接触部位迅速散热，使局部冷却，此法机制为借助寒冷刺激抑制脊髓后角细胞的冲动，同时也抑制了激痛点的向心传入冲动，从而抑制了传出纤维产生的痉挛作用。但必须注意，一次不可喷射过多，以防局部发生冻伤。此法目前较少应用。

(4) 清除感染灶：病灶感染学说尚未被公认，但有报道说扁桃体炎、鼻窦炎患者同时伴有颈肌筋膜综合征者，经相应抗炎对症治疗后可以取得很好的疗效。似乎可以说明部分患者与感染有关。

【预后】

本病可经常发作，有一定自愈倾向，间歇期及疾病治愈后可无任何后遗症状。治疗主要采取综合性的保守疗法，且绝大多数病例能收到满意疗效。

【预防】

为了防止本病的复发可采用与项争力、哪吒探海等练功方法加以预防。日常生活中应避免导致本症发生与复发的因素，如意外损伤、过劳、单一而不正确有劳动姿势、不正确的睡眠姿势、枕头过高等。治疗口腔及上呼吸道感染，避免受寒及注意营养，提高肌体免疫力。急性期应注意休息，急性期过后应做些轻柔活动，慢性期宜经常变动体位。平时积极进行体育锻炼，如体疗、气功、太极拳等，可有针对性地进行颈部肌肉锻炼，可增强肌肉的抗损伤、抗炎能力。

【结语】

当注射无效或痛性结节明显，经保守治疗无效，可行激痛点结节或痛性筋束手术切除术。手术可在局部麻醉下进行，术前确定好痛性结节的位置，并做好记号，以免局部麻醉药浸润后找不到结节位置。术中宜仔细寻找痛性硬节，并将其游离切除。

第五节 颈源性头痛

头痛是临床疼痛诊疗时遇到的常见病，其病因很多。其中有一类伴有颈部压痛、与颈神经受刺激有关的头痛，发生率很高，临床表现较复杂，头痛持续时间长，治疗较困难，日益引起重视。此种头痛在以往曾被称为"神经性头痛""神经血管性头痛""枕大神经痛""耳神经痛"等。以往认为此种头痛是头部的神经和血管在致病因素的作用下产生头痛，因而治疗方法主要是口服非甾体抗炎药物，头部针灸、理疗、按摩，头部痛点注射，头部神经干阻滞，包括枕大神经或耳大神经阻滞。但有相当数量的患者的病情并不好转或疗效不持久。形成"患者头痛，医生也头痛"的局面。这一临床现状推动着对此类头痛发病机制的深入研究。

【病因病理】

因颈椎病骨质增生，颈椎的正常位置发生改变，内外平衡失调，肌肉、韧带、关节囊等软组织损伤，肌肉紧张或痉挛继发的无菌性炎症可导致下列情况。

(1) 刺激、压迫、牵拉头部敏感软组织。

(2) 刺激、压迫、损伤第Ⅰ、Ⅱ、Ⅲ对颈神经，甚至影响到Ⅴ、Ⅸ、Ⅹ对颅神经。

(3) 刺激、压迫椎动脉周围的交感神经丛或颅内外动脉痉挛，肌肉血液循环障碍，可游离出并积蓄 K^+、P^{5+}、5-HT 等致痛物质，而致头痛等症状出现。

【诊断要点】

颈源性头痛患者的年龄多在 20 ～ 60 岁，但年幼者也不少见，笔者在工作中遇到许多少年患者，最小的仅 7 岁。本病以女性多见。早期多为枕部、耳后部、耳下部不适感，以后转为闷胀或酸痛感，逐渐出现疼痛。疼痛部位可扩展到前额、颞部、顶部、颈部。有的可同时出现同侧肩背、上肢疼痛。疼痛可有缓解期。随病程进展，疼痛逐渐加重，持续性存在，缓解期缩短，发作性加重。寒冷、劳累、饮酒、情绪激动可诱发疼痛加重。

颈源性头痛常常不表现在它的病理改变部位，其疼痛部位常模糊不清，分布弥漫并向远方牵涉，可出现牵涉性疼痛类似鼻窦或眼部疾病的表现。部分患者疼痛时伴有耳鸣、耳胀、眼部闷胀、颈部僵硬感。多数患者在疼痛发作时喜欢用手持压疼痛处以求缓解。口服非甾体抗炎药可减轻头痛。颈源性头痛在伏案工作者中发病率较高。病程较长者工作效益下降、注意力和记忆力降低、情绪低落、烦躁、易怒、易疲劳、生活和工作质量明显降低。

检查可发现在耳下方颈椎旁及乳突下后方有明显压痛。病程较长者可有颈后部、颞部、顶部、枕部压痛点。有的患者局部触觉、针刺觉减弱，部分患者患侧嗅觉、味觉和舌颊部感觉减退。部分患者压顶试验和托头试验可阳性。但也有患者无明显体征。有的患侧白发明显多于对侧。X 线检查可见不同程度的颈椎退行性改变，有的可见颈椎间孔狭窄，椎体前后缘增生，或棘突增宽变厚，棘上韧带钙化。CT 检查多无特殊变化，少数患者可见颈椎间盘突出，但与疼痛部位及程度不一定密切相关。

【外治方法】

(一) 针灸治疗法

1. 穴位埋线法

(1) 取穴：选取双侧夹脊 C5 透 C3 和 C7 透 C5。

(2) 操作：先令患者俯伏坐位为定夹脊 C5，常规消毒后，带上消毒手套，用 2% 利多卡因做穴位局部浸润麻醉，然后剪取 0-1 号铬制羊肠线 3 cm，用小镊子将其穿入制作好的 9 号腰椎穿刺针管中，再做垂直快速进针，当针尖达皮下组织及斜方肌之间时，迅速调整针尖方向，以 15° 角向枕部透刺，当针尖达夹脊 C3 时，寻找强烈针感向头部或肩臂部放射后，缓慢退针，边退边推针芯，回至夹脊 C5 后拔针，用干棉球按压针孔片刻，再用创可贴固定。术毕行夹脊 C7 透 C5 及对侧两穴埋线，操作同上。埋线 1 次即为 1 个疗程，一般 15 天左右行第 2 疗程。

2. 注射针刀法

(1) 定位：患者骑坐在治疗椅上，双前臂交叉重叠放在椅背枕上，额部置于前臂上，在枕大神经出筋膜点即枕骨粗隆与乳突连线中点 (相当于风池穴) 和 (或) 颈 2 横突后结节为治疗点。

(2) 枕大神经针刀治疗：在上述进针点用 5 号牙科针垂直皮面进针，直达枕骨，注射镇痛液 (曲安奈德 20 mg，维生素 B_{12} 0.5 mg，2% 利多卡因 2.5 mL，注射用水 3 ～ 5 mL)；然后用左手拇指尖在上述进针点与神经平行并垂直皮面用力按压针刀，紧贴指甲刺透皮肤，缓慢进针，达上述进针深度后，纵行松解分离神经周围组织，解除其对神经的卡压；针刀松解后，协助患者使头尽量前屈，以使枕后组织进一步松解。

(3) 颈 2 横突针刀治疗：在颈 2 横突水平患侧，头半棘肌隆起的外侧缘，可触到颈 2 横突后结节，压痛明显并向枕背部放射处，用 5 号牙科针垂直皮面由进针点缓慢进针，遇到骨质即为颈2横突后结节，注射镇痛液5 mL，退针时稍浸润皮下；然后用左手拇指尖用力按压标记点，并用指腹向内推移深层肌肉，右手持4号针刀，沿指甲纵行刺透皮肤，探索前进，达原穿刺深度即可触到骨质，沿身体纵轴方向松解横突尖端。注意，实施注射和针刀松解时，针（刀）必须不离开横突骨面，避免向前、向内滑入过深，刺激或损伤椎动脉。术后根据患者情况做颈椎旋转复位手法进一步松解和矫正颈椎后关节的错位、错缝。

3. 小针刀疗法

(1) 定位：阿是穴。此类患者多在枕外隆突、项韧带、肩胛骨内上角等处有明显压痛点。

(2) 操作：患者坐位低头，先用2%普鲁卡因在进针部位做皮内麻醉（也可不麻醉）。痛点在枕外隆突下缘或项韧带上，则应摸准枕骨隆突或相应的棘突等骨性标志。刀口和身体纵轴平行，针体和局部皮肤垂直，深度直达枕骨平面、棘突尖或棘突两侧，沿骨面做纵横剥离。如痛点在肩胛骨内上角，则刀口和提肩胛肌平行，垂直刺入肩胛骨内上角，做纵向剥离，然后针体倾斜做横向铲剥。术毕对一些敏感痛点用1%普鲁卡因2 mL，地塞米松2 mg，糜蛋白酶2 000 U局部封闭，以减少粘连。施术时患者可有酸、胀感，并向上肢脊柱两侧或经头部两侧循太阳经向前额及两颞侧放散。操作完后针眼处以无菌纱布敷盖。每次选用2～3个部位，5～7天1次。

4. 颈枕八穴法

(1) 定位：颈1穴在枕外隆凸下，C2棘突上最凹陷处旁开1.5寸左右，压之最痛点处；颈2穴、颈3穴、颈4穴分别在C2、C3、C4棘突上缘旁开1.5～2.0寸，压之最痛点处。枕1穴在枕外隆凸下缘凹陷中，压之最痛点；枕4穴在乳突后缘凹陷中，压之最痛点；枕2穴在枕1穴与枕4穴连线内1/3与中1/3交界处，压之最痛点；枕3穴在枕1穴与枕4穴连线中1/3与外1/3交界处，压之最痛点。

(2) 选穴：根据疼痛部位，在颈部4穴及枕部4穴中各选2穴。其中前额痛选颈1、颈2、枕2、枕3；侧顶痛选颈3、颈4、枕3、枕4；眶上痛选颈1、颈2、枕3、枕4；颞部痛选颈2、颈3、枕2、枕3；正顶痛选颈2、颈4、枕2、枕4；枕部痛选颈1、颈2、枕1、枕2。

(3) 操作：患者伏卧位，胸及额下各垫一枕，头部无侧歪和扭转。颈部4穴以30号、2.0寸针垂直于皮肤刺入1.0～1.5寸，针尖抵达同椎体关节突端部位时停止进针，轻提插，不捻转；枕部4穴以30号、1.5寸针垂直于穴处枕骨面刺入0.5～1.0寸，抵达骨面后停止进针，轻提插，不捻转。各穴得气后通以适度连续波型脉冲电流，留针30分钟，每日1次，10次为1个疗程。

5. 调节针刺法

(1) 取穴：取病变对应部位颈椎夹脊穴1～2对、大椎、风池、太阳、后溪透合谷。

(2) 操作：令患者取坐位，穴位局部常规消毒，颈夹脊穴向脊柱方向斜刺1～1.5寸，大椎穴向上斜刺1～1.5寸，风池穴向鼻尖方向直刺1～2寸，太阳穴直刺1～1.5寸，后溪透合谷刺1.5～2.0寸，留针30分钟，每间隔10分钟行针1次。每日1次，10日为1个疗程。

6. 六穴针刺法

(1) 取穴：脑空、风池、列缺、合谷、太渊、解溪。前头痛加阳白、上星；后头痛加大抒、后顶；偏头痛加阳陵泉、率谷。

(2) 操作：先刺脑空、风池，用泻法，留针，稍停片刻，再刺列缺、合谷、太渊、解溪，均用平补平泻法。以上各穴均取双侧，并留针 30 分钟，每隔 10 分钟捻针 1 次，要求酸麻胀重感向头颈部放射。每日 1 次，10 次为 1 个疗程。

7. 天柱傍刺法

(1) 取穴：选天柱穴，头晕加风池、百会、行间，上肢麻木明显者加颈椎夹脊穴、曲池、合谷。

(2) 操作：天柱穴用傍针刺法，并使针感向枕部传导，余穴施提插捻转补泻法。每日 1 次，10 次为 1 个疗程。

8. 针罐并用法

(1) 取穴：选天柱、颈夹脊、风府、百会、攒竹、后溪、申脉、项肩穴 (大椎旁开 3 寸)。伴肩痛者加天宗、秉风、肩髃；伴手臂麻木者加曲池、支沟、外关、合谷。

(2) 操作：患者取坐位，全身放松，在所选穴位常规消毒，用 32 号 1 寸毫针行针刺，头顶部穴位宜轻刺，平补平泻，小幅度提插捻转，得气即止；四肢远端穴位在行针得气后，用提插泻法，如特殊敏感者，仍行平补平泻法。留针 20 分钟。针后于项背肩胛肌肉紧张处行拔罐治疗，先沿项背部肌肉及肩胛上部肌肉行闪罐法，待局部皮肤充血后，于颈肩穴部留罐 5 ～ 10 分钟。隔日 1 次，14 次为 1 个疗程。

9. 电针照射法

(1) 取穴：选风池、颈部夹脊为主穴，太阳、肩中俞、肩外俞、肩井、合谷为配穴。

(2) 操作：选用 28 号 2 寸不锈钢毫针，穴位常规消毒。风池穴进针后，先直刺 1 寸，紧提慢按数次，待针下得气，患者有针感扩散时将针微退出向病灶方向斜刺 2 分许，并令患者吸气数口，使针感向病灶放射；其余穴位进针得气后施平补平泻法。接 G6 805 电针仪，疏密波型，频率 3000 Hz，调节至患者能耐受而穴位局部皮肤肌肉抽动为度。TDP 神灯治疗仪垂直照射风池及颈部夹脊穴，距离约 30 cm，以患者有温热感为宜。每天 1 次，6 次为 1 个疗程。

10. 阻滞注射法

(1) 局部痛点阻滞：用 2% 利多卡因 3 mL，维生素 $_{12}$ 0.5 mg，地塞米松 5 mg 混合液，行颈部、耳后、枕部痛点注射，隔日 1 次，5 次为 1 个疗程。

(2) 颈后肌肉松解注射：用颈宁 A10 mL 加专用稀释液 10 mL 于病椎两侧夹脊穴处注射，每天 1 次，10 次为 1 个疗程。

11. 风池穴注法

(1) 定位：患者坐位，取患侧风池穴。

(2) 操作：常规消毒后，用一次性 5 mL 注射器抽取 2% 利多卡因 2 mL，地塞米松 5 mg，盐酸川芎嗪 40 mg，刺入并调整针头方向，待局部有酸沉且向上放射感后，缓慢推入，注射后患者休息 5 ～ 10 分钟，观察患者有无不良反应，每日 1 次。双侧风池穴压痛患者则两侧风池穴交替治疗，每日 1 侧。

12. 取神颅灸法

(1) 取穴：四神聪、百会。

(2) 操作：令患者坐位，头顶部严格消毒后，取直径 0.35 mm，长 50 mm 毫针，与头顶成 15° ～ 20° 斜刺入四神聪，针尖均向百会，针刺深度 20 mm。每穴捻转 2 ～ 3 分钟，频率 150 ～ 180 次 / 分，使局部产生沉胀感并保持 3 ～ 5 分钟。然后将针柄尾部折弯与刺入平面成

70°角，在距百会 2 cm 水平使四针尾端形成"※"形。在互为对角的两根针的针柄环内各穿插一根针，形成"+"字交叉状，然后将底径为 1.5 cm、高 1.5 cm 的圆锥形艾炷放置于交叉中心，以头顶部温热无痛感为度，每次连续灸 7 壮，留针 60 分钟。隔日 1 次，10 次为 1 个疗程。

（二）推拿治疗法

1. 牵引推拿法

(1) 颈椎牵引：采用自制的坐式颌枕带牵引，牵引力量为患者体重的 10% 左右为宜，可结合患者的病情适量增减，牵引角度一般以 15°～30°为佳，并根据 X 线提示而确定角度。每次 30 分钟，每日 1 次，10 次为 1 个疗程。

(2) 手法推拿

1) 患者取仰卧位，医生坐于其头侧，以一指禅法通印堂、攒竹、阳白、鱼腰，点揉迎香、睛明、攒竹、太阳、率谷、风池，并用大鱼际外侧端按住前额，随后分向两旁，边揉边抹，经阳白、太阳、头维放松于两侧面颊部。

2) 体位同上，医生以一指禅偏峰揉百会穴，并点揉头顶督脉诸穴，再以五指拿头顶督脉和两旁太阳经、少阳经，自前发际经头顶向后到枕部止于两侧风池穴，并点揉风池穴。

3) 患者取坐位，医生用拿法自上而下拿捏颈项部并对颈部压痛点行揉拨法，点揉风府、风池，拨天柱穴，待肌肉松解后，以坐位推正法纠正错位的关节突。以左侧为例，医生用左手拇指抵住侧凸的颈椎棘突左侧，右手掌指面扶按在头部右侧方前半部分，右手缓缓地使患者头部向前后左右晃动，待至一定角度，左手拇指下有明显阻力时，随即两手协同用力推动头颈及拇指下棘突，一般常有弹响声和拇指下棘突的滑动感，示手法成功。而后以滚揉法施于肩背部及上肢，并点揉肩井、天宗，拔揉合谷，再抖动上肢结束治疗。

2. 通络止痛法

(1) 解痉缓痛法：患者俯卧位，施以拔揉、按揉、推按、提拿、叩击等组合手法，重点放松肩背部和颈项部肌群，手法柔和、深沉，以局部热感和肌肉松弛富有弹性为宜。

(2) 活络定痛法：患者坐位，医生用拇指指端点按风池、风府、天柱、完骨穴，用拇指和中指指腹按揉天枢、天容、头维、太阳、率谷穴，用拇指其余四指相对之拿劲，以拇指远端指骨关节腹面按揉列缺穴。用同样手法以示指指端点按后溪穴，用拇指指腹沿患侧颔厌、悬颅、悬厘、曲鬓一线反复推按，再沿患侧天冲、浮白、头窍阴、完骨一线反复推按。手法由轻入重，得气适度。

(3) 颈牵解痛法：患者仰卧，头身正直，手臂置于体侧，目闭，唇合，心静，意专，息匀，体松。医生立于其头侧，一只手置其枕部，一只手扶其下颌，调整其头颈前屈角度约 20°。令患者深呼吸，当其呼气时，医生双手臂缓缓用力，沿纵轴线方向做颈椎牵引，以手感稍有阻力为度；当其吸气时，维持牵引力不变，当再次呼气时，又随之适度增加牵引力度缓缓牵引；待其呼气将尽时，医生缓缓松劲，让患者颈项肌肉、韧带等逐步松弛，并使头颈回缩成自然状态。此时，应询问患者有无不良反应，如无异常，再如法重复操作 1～2 遍。临床切忌操之过急或使用蛮力，以患者感觉轻松舒适为宜。

(4) 结束手法：用五指拿揉颈项部肌群，用三指拿揉和双手小鱼际对揉胸锁乳突肌，用多指抓梳和散扫法沿两颞至后枕部反复操作，用双手指腹沿胆经及膀胱经在头部循行路线交替叩击，最后按压、提拿、叩击肩井穴结束治疗。

3. 点穴整脊法

先点穴按摩，选头部百会、印堂、上星、风池、联风；上肢曲池、内外关、合谷、中渚、后溪；下肢足三里、阳陵泉、三阴交、太冲等。配合按压肩井、天宗穴。然后应用分筋理筋手法，对患椎附着的腱膜、关节囊及颈肩部软组织，尤其对枕下"三角"区的内外直肌、上下斜肌挛缩痛点，要进行理筋松解手法，以缓解其炎性症状。再用治脊手法整复其移位关节（以仰头摇正法矫正枕寰、寰枢关节错位；以低头旋转复位法矫正第 2 ~ 7 颈椎错位），使微错位关节得到纠正，痉挛的肌肉瞬间即松弛，双侧肌张力可得以平衡。

4. 提颈舒椎法

患者取端坐位，颈部放松，双眼平视，上肢自然下垂，手攀放于大腿内上侧。术者站在患者后方，双手四指指尖相对，围患者颈部呈近似圆柱形轻轻将头颈固定，用双拇指指尖端从枕骨隆突下起，沿 C1 棘突区和两侧横突区向下连续轻轻按压至 C7 下，寻找压痛点和异常感觉区的准确位置并做标记。特别是位于颈后中央的督脉和两侧的足太阳膀胱经、足少阳胆经感传线上的压痛点。当各个压痛点位置确定后，即可用双手攀和手指用力均匀地、缓慢地压下颌两侧将头颅向上托起，使颈部被牵引拉长。此时双手拇指从 C7 两侧沿足太阳膀胱经向上提压滑动，当滑动到压痛点时，可适当加力，不停顿地连续提压滑至 C1 两侧上的足太阳膀胱经的天柱穴或足少阳胆经的风池穴后，即行缓慢减压、放松。使头颈各关节的灵活性、平衡性与稳定性得到恢复，症状多能得到缓解。整个手法检查和治疗过程一般在 30 秒左右完成。尤其是"托颅、提颈、舒椎"等手法一气呵成，时间为 5 ~ 8 秒。

第六节　外伤性颈部综合征

外伤性颈部综合征亦称鞭击综合征、挥鞭样损伤，是由于外伤使颈部过伸又过屈，引起颈椎与脊髓及软组织损伤而出现的症状。本综合征国内报道较少。本病归属中医颈部伤筋范畴。

【临床表现】

1. 症状

主要表现为头颈部疼痛。疼痛往往不是在受伤后立即出现，而是在 24 ~ 48 小时后出现并逐渐恶化。初期几乎全部病例表现为扩散样头颈部疼痛、沉重感，颈部活动明显受限。这是由于颈肌的痉挛而引起的。部分病例并发后颈交感神经综合征，出现头痛、耳鸣、眩晕、眼痛、流泪、恶心等交感神经系统的症状和颈神经根症状。如有咽后壁血肿可导致吞咽困难。后期，除颈部肌肉痉挛的症状之外，还常持续有顽固性交感神经症状和颈神经根症状，同时可伴有健忘、焦虑、注意力下降等精神症状。

2. 体征

颈部深压痛，颈肌痉挛强直，疼痛可放射至一侧或两侧肩部、肩胛骨内侧，亦可循颈后至枕部。上肢或下肢感觉异常，腱反射异常，可已出现病理反射。皮肤温度可有异常，瞳孔大小不一。后期可出现肌萎缩。

【辅助检查】

X 线、CT、MRI 及脊髓造影等检查方法有一定的辅助诊断价值，可用以确诊属何型外伤性颈部综合征，并有鉴别其他疾病的作用。X 线可显示有无骨折、脱位。CT 可协助诊断骨骼损伤的程度，了解椎间盘损伤、髓核脱出的情况，判断椎管横断面有无狭窄。MRI 可显示软组织及脊髓受累的程度，较直观、清晰，检查有时可发现有硬脑膜外血肿或脊髓水肿等。动态 X 线或 MRI 检查时，可发现有韧带性不稳和椎间盘突出，但临床症状与 MRI 所见大多不符。神经电生理检查也可有异常。

【诊断要点】

根据外伤史、症状及体征诊断本病并不困难，具体属于哪一种类型，可根据各型的特征而定。

(1) 颈部软组织损伤型：基于损伤的是中胚叶组织，即肌肉、肌膜、韧带、肌腱及骨膜，故主要表现为头颈部持续性钝痛，伴有深部压痛点和肌肉强直。

(2) 颈神经根损伤型：出现与受累颈神经根支配区相一致的皮肤放射痛。疼痛呈持续性，或阵发性切割样痛。且伴有知觉过敏、迟钝及腱反射异常等表现。

(3) 椎 - 基底动脉型：可出现眩晕、耳鸣、一过性意识消失乃至视力、视野障碍，眼震、构音障碍或小脑性运动失调等主要症状和体征。

(4) 交感神经症状型：表现为恶心、流泪、多汗、唾液分泌异常、咽干、颜面潮红、皮肤温度异常或心悸等主要症状和体征。

(5) 脊髓损伤型：系由颈椎脱臼、颈椎骨折或颈髓水肿等引起，检查可见下肢运动障碍、知觉麻痹，出现病理反射，腱反射异常，肌肉萎缩，膀胱、直肠功能障碍等。

【治疗】

(一) 中药内治

(1) 气滞血瘀：颈部疼痛，多为刺痛或胀痛，痛有定处，拒按，夜间痛甚，舌质紫暗或有瘀斑，脉多细涩或弦涩。

治法：活血化瘀，通络止痛。

方药：复元活血汤 (《医学发明》) 加减。

组方：柴胡 12 g，天花粉 12 g，当归 10 g，红花 8 g，生甘草 5 g，炮山甲 10 g，大黄 (酒浸) 18 g，桃仁 (酒浸) 12 g，香附 12 g，青皮 8 g，郁金 9 g，川芎 9 g。若疼痛较甚者，可加入乳香 9 g，没药 10 g，延胡索 10 g，三七 6 g。上肢痛可加入姜黄 12 g，桂枝 10 g，下肢麻痹可加入牛膝 12 g，木瓜 10 g。

(2) 风寒湿阻：颈部酸胀痛，有沉重感，遇风寒则疼痛加重，得温则疼痛减轻，活动不利。舌质淡，苔薄白或腻，脉紧。

治法：温经散寒，通络祛痛。

方药：黄芪桂枝五物汤 (《金匮要略》) 加减。

组方：炙黄芪 30 g，桂枝、白芷、葛根、白芍各 12 g，党参 20 g，细辛、生姜各 6 g，全蝎 9 g，大枣 10 枚。

(二) 中药外治

(1) 敷贴法

1) 可外用伤湿止痛膏、麝香壮骨膏、狗皮膏、宝珍膏等。

2) 消肿膏 (陕西中医学院附属医院经验方)。

组方：大黄、白芥子、橘皮、生地、乌药、熟石灰、血竭、儿茶各 6 g，黄檗、木鳖子、半夏、白及、骨碎补、丹参、红花、天南星、自然铜、黄芩、赤芍、香附各 9 g，木香、乳香、桃仁各 12 g，刘寄奴、栀子、当归各 15 g。以上共研细末，以鸡蛋清调成糊状、摊于纱布上，敷于患处。

本方可消肿止痛，用于一切跌打损伤，肢体肿胀疼痛。

3) 三色敷药 (《中医伤科学讲义》经验方)：用蜜或饴糖调敷患处。

本方可消肿止痛，祛风除湿。治疗损伤初、中期局部肿痛。

4) 舒筋活络药膏 (《中医伤科学讲义》经验方)：赤芍、红花、天南星各 1 份，生蒲黄、旋覆花、苏木各 1.5 份，生草乌、生川乌、羌活、独活、生半夏、栀子、生大黄、生木瓜、路路通各 2 份。饴糖或蜂蜜适量。共为细末，饴糖蜂蜜调敷，凡士林调敷亦可，外敷患处。

本方具有活血止痛的功效，主治跌打损伤肿痛。

(2) 洗法舒筋止痛水 (《林如高正骨经验》)：三七粉 18 g，三棱 18 g，红花 30 g，生草乌 12 g，生川乌 12 g，归尾 18 g，樟脑 30 g，五加皮 12 g，木瓜 12 g，怀牛膝 12 g，70% 乙醇 1500 mL 或高粱酒 1000 mL。密封浸泡 1 个月后备用。将药水涂擦患处，每日 2～3 次。

本方可舒筋活血止痛，主治跌打损伤，局部肿痛。

(三) 针灸治疗

1. 毫针

(1) 取穴

主穴：落枕、外关、风池、天柱。

配穴：阿是、肩中俞、肩井、曲池、合谷、中渚等穴，有头面症状加百会、四神聪、阳白、攒竹、四白、迎香、听宫、太阳、角孙等穴。

(2) 操作：每次用穴 8～10 个，颈项及上肢穴位用泻法，头面部穴位平补平泻，留针 20 分钟，每日 1 次，10 次为 1 疗程。可用电针，用疏密波耐受量。

2. 梅花针

(1) 取穴：阿是、风池、大椎、肩中俞。

(2) 操作：于颈项肩部循经往返叩打，阿是穴为重点，皮肤透红为度，然后可于患部用火罐，留罐 5～10 分钟。每日 1 次，10 次为 1 疗程。

(四) 推拿治疗

慢性恢复期可应用推拿治疗，急性期及有脊髓症状者禁用。

操作方法：医生于患者颈肩施用滚法 3～5 分钟，对两侧颈肌及肩肌施拿捏、按揉等理筋手法，点按百会、风府、风池、天柱、肩中俞、肩井等穴，然后对颈部施以拔伸手法 3～5 次，最后摩擦局部皮肤，以透热为度。有头面症状者，可推印堂，分阳白，点按攒竹、鱼腰、丝竹空、四白、迎香等穴，按揉太阳、头维、角孙，再于头侧施以散法。有上臂症状者，点按缺盆，拿极泉，弹拨少海，点按曲池、外关、合谷、后溪等穴，搓揉肩、臂部，最后以抖法结束。

（五）神经阻滞疗法

神经阻滞疗法是治疗外伤性颈部综合征非常有效的一种治疗措施。治疗时常按照临床表现的不同症状，将各种阻滞方法配合使用，常比单一的一种阻滞术效果显著。各种神经阻滞术的适应证如下。

(1) 枕大神经阻滞：主要针对头后部感觉疼痛的治疗。多数患者在发病初期及后期均出现枕大神经支配区域的疼痛。其原因是当上部颈椎发生损伤时，头颈部软组织引起水肿和肌肉痉挛，使该神经受到刺激而致。对此类患者施枕大神经阻滞术，阻滞 1 ～ 2 次往往即能收到良好的效果。对急性期患者在注入的混合液中应加用激素制剂。疗程为每日或隔日 1 次，每次各点注药 1 ～ 2 mL，5 次为 1 疗程。

(2) 眶上神经阻滞：当上颈部脊神经受到刺激时，可产生枕大、三叉综合征 (GOTS)，从而引起三叉神经第一支的症状性神经痛。如经对症治疗，颈神经的疼痛稳定、缓解后，一般情况下前额部疼痛 (三叉神经第一支支配区域) 也即随之治愈。但当前额部疼痛特别剧烈时，应在枕大神经阻滞的同时并用眶上神经阻滞，患者有眼痛、畏光等症状时，施行眶上神经阻滞能收到显著的效果。

(3) 颞浅神经阻滞：三叉神经的第一支支配颞部 (太阳穴部位) 的知觉。当颈部遭受挥鞭样损伤后，颞部则发生自觉痛。颞部主要由颞浅神经支配，另有一部分是来自颞深神经的分支。当阻滞时很难分别选择性地将各支的末梢单独阻滞，因此在治疗颞部局限性疼痛时，只要将局部麻醉药直接浸润在其周围即可。

(4) 颈神经阻滞：当出现颈脊神经根性症状并沿颈脊神经分布区域疼痛时，适合施行颈部相应脊神经根阻滞。偶然表现有上肢根性症状时，也可阻滞 C5 以下的根神经。一般对常见之颈部痛，则施行 C2、C3、C4 神经根阻滞。从颈部前面直至耳郭的后方及后头部疼痛时，则阻滞 C2、C3 神经根；若仅仅局限于颈部的疼痛，则阻滞 C3 神经根；如果疼痛的范围是从颈至肩部，尤其是扩展至第二肋骨部位时，则应阻滞 C3、C4 神经根。

治疗时患者取卧位，注药前应充分回吸确认无脑脊液后方可注射，注射后应卧床休息，密切观察 10 分钟；急性期应隔日 1 次，慢性期可每周 2 次，5 次为 1 疗程。

另外，即使是患者未出现所谓的根性症状，为了改善受损颈神经支配区域肌肉的血液循环，缓解肌肉痉挛和缺血，消除酸痛和疼痛之目的，也可施行上述各部位之颈神经阻滞。

颈部神经阻滞术是将药物注射于相应颈椎的椎间孔处颈神经根的周围，因此，所注射的药液也可能通过蛛网膜绒毛向中枢扩散。

(5) 星状神经节阻滞：该阻滞术的适应范围极广，是治疗本病的重要措施。对由于颈部软组织受损而引起的颜面部的自主神经障碍、眼的异常症状、耳鸣、头重脚轻、斜角肌综合征、上肢麻木、血运障碍等症状均有治疗作用。该神经节阻滞不仅对迁延为慢性期的病证有相当的治疗效果，而且在急性期，当症状尚未完全显露之前进行阻滞，也会有积极的预防效果。其作用机制是阻断了交感神经反射性的恶性循环。

星状神经节阻滞术，每周可反复施行 2 ～ 3 次，间隔日数和连续次数不需特别限制，可根据患者的症状而定。

(6) 颈部硬膜外阻滞：因挥鞭样损伤等外伤而引起的颈神经根症状，极少是由于机械性损伤而造成，其中大多数因位于硬膜外隙和椎间孔附近的脊神经根受到可逆性的刺激而致。故此，直接将局部麻醉药和激素混合剂注射于病变局部是极有效的治疗方法。可以使因被刺激而产生的神经功能亢进恢复正常。加之局部麻醉药在硬膜外隙可以广泛地作用于诸多颈神经根，从而可使从颈部直至上胸部所有的软组织疼痛得到缓解，并消除该区域内肌肉的痉挛。

因此，当挥鞭样损伤出现神经根症状，特别是同时有数支神经受累时，施行颈部硬膜外隙阻滞常有很好的疗效。有时即使是相当陈旧的久治不愈者，也能明显地解除痛苦。

施行该阻滞术治疗，无论是重症、急性或慢性病例，均需要进行连续、多次治疗，每周 2～3 次，5 次为 1 疗程。为了减少患者每次穿刺的痛苦，以及安全、简便起见，常采用硬膜外隙留置导管，进行每日 1～2 次连续注射。此方法虽有很多优点，但须充分注意对感染等并发症的预防。

(7) 前斜角肌阻滞：本病临床表现有前斜角肌综合征者颇多，甚至由此而引起咽喉部的异感，以及颈、肩部、上肢疼痛和因上肢血液循环障碍而造成的各种不适。以上症状、体征主要是因为前斜角肌的持续性痉挛而造成。故施行前斜角肌肌腹局部麻醉药阻滞 (浸润) 是绝对适应证，而且能有效地缓解症状。阻滞多在一侧施行，如两侧均有症状时则应间断双侧交替阻滞。每日或隔日 1 次，连续次数不限。

(8) 局部浸润法：外伤性颈部综合征在最早期表现为神经根症状及广泛的软组织酸痛，逐渐局限为某一部位残留疼痛。急性期来诊的患者中，如在患者自觉的广泛疼痛区域中认真检查，则能找出特别敏感的压痛点和触发点。这些局限性痛点，大体上是呈规律性地出现在一定的部位，一般在斜方肌外侧缘，特别是多在该肌肉起点的附近和肌缘的上方。这些局限性痛点，有的就是受伤的局部。受伤部位软组织发生继发性 (二次的) 肌筋膜综合征，在临床上多见。

局部浸润治疗是直接在痛点局部用低浓度的利多卡因 / 普鲁卡因 1～2 mL 行浸润麻醉。此方法简便有效，但常需反复施行几次，多数病例须隔日施行，连续 3～4 次阻滞。对顽固性疼痛也有效。本法只是单纯的局部注射，操作简单容易掌握。注射时必须准确地刺中靶位，将局部麻醉药直接注于受伤组织处，方能提高效果。因此，也是区别于一般认为的所谓 "局部封闭"。该方法还有另一层积极的治疗意义，那就是可以切断 (预防) 因碾锉外伤所引起的反射性营养不良症。

(9) 其他神经阻滞：诸如臂丛神经阻滞、肩胛上神经阻滞等也常合并使用。当伴有上肢末梢麻木感时，施行上述神经丛或尺神经、桡神经等末梢支阻滞，也可奏效。

(10) 经皮电刺激疗法：包括 TENS、SSP 和 HANS 疗法，可以代替局部浸润疗法，且非常方便。尤其对广泛软组织酸痛及肌肉痉挛有良好的效果。HANS 经皮穴位刺激疗法，根据中医经络、脏腑学理论刺激相关穴位，可调整肌体的内环境失调，因此对本病引起的自主神经失调症尤为适用。

(六) 外固定治疗

急性期可给予颈部固定，一般可用 2～3 kg 颌枕带牵引固定，较重者可使用颈托使颈部完全固定制动。

(七) 其他非手术疗法

(1) 牵引疗法：出现颈神经根症状之病例，采取颈椎牵引效果较好。但应从受伤 2 个月后开始施行。

(2) 物理疗法：对消除肌肉痉挛、促进局部血液循环、缓解自觉症状有良好的效果。并可在治疗的全过程中随时应用。

(3) 西药治疗：作为配合治疗在患病的初期有积极的治疗价值，以口服消炎、镇痛和肌肉弛缓剂为主。如有交感神经症状或精神因素强烈者，可加精神安定剂。对慢性患者出现焦躁不安等精神症状时，应投用抗抑郁剂。有颈髓损伤者，可应用 20% 甘露醇加地塞米松以脱水消炎，神经营养药物可使用胞磷胆碱。

【预后】

本病一般性损伤愈合较快，如果损伤累及椎间盘，则愈合较慢，且不能完全愈合，易残留有慢性颈痛。脊髓损伤严重者，预后差。

【预防与调摄】

外伤性颈部综合征发病初期需卧床休息，待疼痛缓解后可带围领起床。慢性恢复期，可进行颈部功能康复训练。治疗过程中还需调节情志，心情开朗。因该病症状出现需要数日且逐渐加剧，故受伤时即使被认为是轻症，也必须嘱患者安静、卧床休息。对单纯因颈部肌肉痉挛而引起的颈痛和头痛，受伤时间在 24 小时左右的患者，可令其回家卧床休息。对症状较严重者应尽量收留住院观察治疗。在受伤后最初 2 周内可使用颈托，使颈部完全固定制动。

外伤性颈部综合征是一种复杂的临床综合征，除上述各种组织的器质性损害之外，常常夹杂着神经性、功能性的障碍乃至心因性的诸多因素。在治疗该病时除采用以上提到的各种治疗措施综合治疗之外，尚应重视对患者的心理治疗。

第七节 颈椎小关节紊乱症

颈椎的关节突较低，上关节面朝上，偏于后方，下关节突朝下，偏于前方，关节囊较松弛，可以滑动，横突之间往往缺乏横突韧带。由于颈椎的特殊解剖关系，故其稳定性较差。颈部肌肉扭伤或受到风寒侵袭发生痉挛，睡觉时枕头过高或在放松肌肉的情况下突然翻身，工作中姿势不良，颈部呈现慢性劳损，舞台表演或游泳时做头部快速转动等特技动作，均可使颈椎小关节超出正常的活动范围，导致颈椎小关节发生移位、错动，同时伴有椎体一定程度的旋转性移位，使上、下关节突所组成的椎间孔的横、纵径皆减小，导致颈椎平衡失调，颈椎失稳。

【病因病理】

清·吴谦《医宗金鉴·正骨心法要旨》说："旋台骨，又名玉柱骨，即头后颈骨二节也，一名天柱骨。……一曰打伤，头低不起，用端法治之；一曰坠伤，左右歪邪，用整法治之；一曰仆伤，面仰头不能垂，或筋长骨错，或筋聚，或筋强骨髓头低，用推、端、续、整四法治之。"可见外伤与劳损是颈椎小关节紊乱症主要病因。

【临床表现】

1. 症状

局部表现为颈部疼痛酸胀，颈项强直，肩背部有牵拉感，活动明显受限，多伴有双侧上肢麻木无力，其感觉与肌力均有减退，重者肌力仅 1 ～ 2 级，即肌肉可抽动而不能自举，或肢体仅能自举而不能持物。严重病例可出现斜颈样外观，头偏向健侧，向患侧活动受限。此外，因颈椎病变局部的自主神经末梢受到刺激以后可发生一系列反射性症状，患者可有头昏、视物模糊不清、复视、眼震、面部麻木等表现，即头 - 颈综合征。

2. 体征

(1) 病变颈椎棘突向一侧隆起或呈现明显偏歪，颈项呈僵硬状，头取前倾位，下颌朝向对侧之肩部呈斜颈外观：如于乳突向下引一垂直线，可移向肩前 6 ～ 10 cm。

(2) 颈部斜方肌及胸锁乳突肌有僵硬痉挛感。

(3) 颈椎棘突或棘突旁有压痛，风池穴或肩胛内缘也可有压痛，肩胛冈上缘有时可触及硬韧索状物。

(4) 有时可能触及棘突偏歪。压痛点常在第 4、5 颈椎棘突部位，若用双手拇指在棘突旁相对触摸检查时，多能在指下感到棘突有轻度侧偏，出现棘突偏离脊中线。

(5) 向上牵引头颈部，疼痛可趋缓解。

【影像学检查】

颈椎 X 线摄片检查一般无颈椎退行性改变，正位片可显示颈椎侧弯畸形，病变棘突偏歪；侧位片可发现患椎有旋转表现，即可出现病变颈椎椎间小关节双影改变 (双凸现象)，椎根切迹呈现双影改变 (双凹现象) 及椎体后缘双影 (双边现象)，即关节突、椎弓切迹及椎体后缘双影现象，而其上下颈椎却显影正常；斜位片显示椎间关节间隙有相对增宽或狭窄现象。

【诊断要点】

(1) 有长期低头工作的劳损史，或有颈部过度前屈，过度扭转的外伤史。

(2) 颈部有酸痛不适感，项韧带及两侧有压痛点。

(3) 触诊可有颈椎侧弯。

(4) 颈部活动受限僵硬、颈后部有固定压痛点，颈部活动时有小关节弹响声，颈部可触及条索状、结节状、粘连增厚点。

(5) X 线显示：生理屈度变直，颈椎前凸减少或消失或反屈线，或椎间隙后缘增宽，椎体可侧方移位。X 线侧位片显示双边影。

【鉴别诊断】

1. 颈椎骨折、脱位

颈椎间有较大范围的活动度，故容易损伤到脊髓和累及神经根，出现瘫痪和根性压迫症状。颈椎小关节紊乱只是颈椎间关节轻微错位，故很少出现损害脊髓和神经根。X 线检查示颈椎骨折与脱位。

2. 颈椎病

有慢性劳损或外伤史，颈肩背疼痛，头痛，头晕，颈部板硬，上肢麻木。颈部活动功能受限，可有上肢肌力减弱和肌肉萎缩，臂丛神经牵拉试验阳性，X 线检查示颈椎退行性病变。

3. 落枕

一般无外伤史，因睡眠姿势不良或感受风寒而致。表现为颈部疼痛、酸胀，活动不利，在肌肉紧张处可触及肿块和条索状物，X 线检查无异常改变。

【治疗】

本病治疗方法有颈部牵引、局部制动、痛点封闭、推拿治疗等保守治疗方法，一般均有很好的疗效，症状可迅速缓解或消失，其中以按摩推拿方法最为简便有效。

(一) 推拿治疗

推拿治疗具有缓解肌肉痉挛、疏通脉络、松解粘连、整复椎体移位、恢复颈椎的正常解剖位置和正常生理曲线的作用，尤其对颈椎小关节紊乱症的治疗效果为佳。

1. 操作方法

(1) 旋转复位法：患者取低坐位，术者立于患者身后 (以颈 3 左偏为例)，术者右手拇指指端顶住偏歪棘突的左侧固定，令患者颈部前屈 30°，左手扶持面部，再向左旋转 45° 在左手向上方旋转力达患椎的瞬间，右手拇指将棘突轻推向右侧，可听到响声及棘突复位的轻移感。复位后将头部转向中立位顺压棘突和项韧带，松动两侧颈肌，手法结束。

(2) 拔伸牵引复位法：患者正坐，颈部自然放松，向旋转活动受限侧主动旋至最大限度。术者一只手拇指顶顶高起之棘突，其余 4 指挟住颈部。另一前臂掌侧紧贴下颌骨，手掌抱住后枕部。然后术者抱患者头部之手向上提牵和向受限侧旋转头颅，同时另一只手拇指向颈前方轻轻顶推棘突高隆处，多可听到一响声，指下棘突有轻移感，嘱患者头颈部处中立位，用拇指触摸无异常，手法结束。

2. 注意在复位过程中，一般可以听到一声或数声"咔嗒"清脆响声，此时再检查棘突偏歪现象已消失，患者即感症状明显好转，表明棘突偏歪已得到矫正，但不能盲目强求听到响声。复位时也可以不出现响声，应以矫正棘突偏歪为原则。若棘突偏歪未能矫正，患者症状未获减轻，可重复操作一次。复位后适当限制颈部活动，睡眠时使用低枕，无须特殊处理。

(二) 牵引治疗

1. 布带牵引法

患者俯卧，戴好牵引带。术者站在患者头侧，将牵引带的牵引绳系于腰间，双手分别扳患者枕部及下颌处。助手双手扳按患者双肩，持续稳定用力做对抗牵引，待肌肉松弛，关节间隙拉开后行手法复位。前后脱位者，用双手拇指重叠按在后凸的棘突上，在维持牵引下突然向下按压，旋转脱位者，术者双手拇指相对放在偏歪棘突和下位棘突的侧方，然后在维持牵引下用力向颈中线对挤，幅度不超过颈中线。复位时均可听到复位声。

2. 牵引复位法

患者取俯卧位，头伸至床沿。术者立于患者头前，一只手托住其下颌角，另一只手握其枕部，做缓慢的对抗牵引，在牵引下使患者颈部伸直即可复位。对不能复位者，在对抗牵引下，术者用双手拇指分别放在偏歪棘突左右两侧，用力向中间顶压使其复位。

(三) 固定疗法

陈旧性颈椎小关节错缝复位后，应予以颈围固定防止颈部过屈，固定 3 周后拆除。去掉固定后应积极锻炼颈部肌肉，使颈部保持在伸直位，睡眠时颈下或肩下垫枕头，使颈处于轻度伸直位。

（四）药物疗法

(1) 中药治疗：伤气为主者治宜理气止痛，用柴胡疏肝散、金铃子散等加减。以伤血为主者治宜活血化瘀、理气止痛，用复元活血汤加减。气血两伤者宜活血化瘀、理气止痛并重，用顺气活血汤加减。

(2) 西药治疗：消炎镇痛类药物口服。

（五）针灸疗法

针灸对本病的治疗起辅助作用，往往与推拿治疗结合使用。

(1) 取穴：风池、风府、天宗、曲池、外关、合谷及阿是穴等。

(2) 方法：取用 28 号 1.5 寸毫针直刺，用捻转泻法，待得气后可加断续波电针刺激。

（六）局部封闭疗法

可于痛点处用曲安奈德 5 mL 加 2% 利多卡因 5 mL 局部封闭。

（七）理疗、药熨、中药熏洗配合使用

【预后】

由于颈椎小关节紊乱症患者的小关节错位，多可导致关节囊、韧带松弛及颈椎失稳，当移位整复后，可能再次复发。对复发者，可再次施用旋转复位推拿治疗。对复发频繁及疗效不够满意者，应加强颈部功能锻炼，并注意休息。颈椎小关节紊乱症经常复发，影响颈椎的稳定性，长期反复发作者可促使颈椎的退行性改变，加速颈椎病的发展。

【预防与调摄】

参照颈椎病的预防与调摄。

第八节　颈性血压异常

本病一般属中医学"血痹""筋痹""眩晕"等范畴。

【病因病理】

发病机制还不完全清楚，初步认为是颈椎外伤、劳损、受风寒湿邪、退变等原因，使颈椎间组织失稳或错位，使组织松弛、痉挛、炎症改变等因素直接或间接刺激颈交感神经、椎动脉而引起脑内缺血、血管舒缩中枢功能紊乱，最后导致中枢性血压异常。本病发生的重要原因是颈椎的解剖结构和功能特点。相关椎体中，C4-5 是主要发病部位，因 C4 椎体所受正应力、扭转力及剪力最大，颈部前倾和后仰时，C4 椎体前缘和 C5 钩椎关节压应变最大，加以 C4-5 解剖结构薄弱，在外力作用下容易移位，导致颈椎生理曲度改变，而颈椎的退变、增生、椎间盘膨出甚至突出，可使颈部的血管、神经等软组织受到牵张、刺激或压迫。此外，颈椎外伤、慢性劳损、受凉、长期的单一姿势或姿势不良都可以造成颈部肌肉等软组织痉挛、僵硬、炎症分泌，这些原因可单独作用，也可通过对颈椎生理曲度的改变作用，最终作用于交感神经及血管，导致血压异常。血管运动中枢的低级部位在延髓网状结构，较高级的中枢在下丘脑，更高级的中枢在大脑皮质的边缘叶，即新皮质。颈椎病损 (尤其是上颈段) 刺激颈交感神经 (尤其是颈上神经节与颈下神经节)，使颈内动脉神经与椎动脉神经兴奋性增高，导致下丘脑的后部缩血管中枢与延髓外侧的加压区受到影响，并不断发出异常冲动，引起交感神经兴奋性增高，血管平滑肌收缩增强，血管口径变小，血流阻力增大，而发生高血压。另外，颈交感神经节发出的心支可参与形成心深丛及心浅丛，分布于窦房结及房室结，并随冠状动脉分布至心肌，故颈交感神经兴奋性增高时，而出现心跳加快及冠状动脉舒张，最终导致血压升高。反之，当交感神经兴奋性降低，血流障碍，使脑缺血，影响到下丘脑的前部舒血管中枢与延髓内侧的减压区时，可导致血压下降。脑内舒血管中枢的供应血管口径比缩血管中枢的供应血管大，并且后者的刺激反应比前者敏感，故临床上高血压发生率更高。如果颈椎病损发生在下段，可引起上肢交感神经与血管功能障碍，而导致外周性血压异常，发生在一侧上肢，多为低血压。颈交感神经与躯体神经受大脑皮质的调节，当颈椎病理刺激颈交感神经传入纤维与躯体神经的感觉纤维到达大脑，从此，再发出节前纤维到颈交感节进行交替后，发出节后纤维到达效应器官而引起各种复杂症状。相关研究发现：来自颈交感干的交感神经在椎动脉横突段周围相吻合，并攀附于椎动脉表面。因此，颈椎椎曲紊乱，椎动脉受刺激，同样会刺激到交感神经，可以说颈型血压紊乱，既有椎动脉供血问题，也有交感神经紊乱的病变。此外，高龄高血压患者多伴有脑动脉硬化，而致血流受阻，高血压持续发展，可使心脏负担加重，导致心肌受损而致心脏肥大、心室肥厚，严重者可发生心力衰竭；也可导致肾血流量减小、肾小球滤过率降低，出现肾小动脉硬化、变窄，严重时出现肾硬化、肾衰竭。中医学将其归属为"头痛""眩晕""血痹""脑痹"等范畴，认为本病的发病机制是因劳损、外伤、风寒湿邪侵袭人体，搏结于颈项筋骨关节，加之气血不足，复感外邪而致颈项部筋络闭阻，气血瘀滞而为病。颈项为诸阳经通路，颈项部经络闭阻而致气血不能上荣清窍，经脉空虚、髓海不足、脑失濡养，故而眩晕发作。肝肾亏虚，痰瘀内阻，筋脉失养是本病的发病机制的关键。

【诊断要点】

1. 症状

颈部疼痛或仅有轻微酸胀感或冷热异常感，活动时常闻及局部摩擦音。患者常有眼蒙眼胀、眼易疲劳、不能长时间看书报、眼干涩、视力减退；或出现假性近视、复视、流泪、畏光等。或有发热感，皮肤发红，排汗异常，面部交替性苍白或发赤，有时出现长时期的低热，或肢体发凉怕冷、麻木。或有说话乏力、声音低下，或声音嘶哑，有时失语，常有咽部异物感。或有心慌、心悸、心律失常、心动过速或过缓，有时胸闷、胸前区胀痛、胃肠蠕动增加或嗳气等。中后期多伴有眩晕、头痛、耳鸣，甚者出现顽固性失眠、多梦、记忆力减退、抑郁或焦虑、霍纳征，严重者出现偏瘫等。

2. 体征

可有颈部活动障碍，压痛或疼痛不显，或肤温降低，或触及棘突或横突偏移等。早期血压多呈波动，发作期常与颈部劳累损伤等因素有关，血压波动一般经 2 ～ 3 周后缓解；中后期呈持续性高血压或低血压。高血压为舒张压 > 12.7 kPa，或收缩压 39 岁以下者 > 18.7 kPa，40 ～ 49 岁者 > 20 kPa，50 ～ 59 岁者 > 21.3 kPa，60 岁以上者 > 22.7 kPa；低血压为舒张压 < 8 kPa，收缩压 < 12 kPa。血压异常表现在双侧上肢血压与卧位、坐位血压差别较大，通常

＞1.33 kPa以上。血压异常早期的表现，有时是单独存在，无明显的其他全身症状表现，中后期多伴有交感神经功能紊乱的症状，严重时，由于交感神经的痉挛，致血管收缩，使椎动脉供血受阻，引起脑与脊髓缺血，可出现相应的体征。

3. 辅助检查

X线检查有颈椎的异常表现，其他检查可有脑动脉硬化、血脂偏高、心肌损害、蛋白尿等表现。

4. 鉴别

注意与原发性高血压病、肾性高血压、特发性低位性低血压等相鉴别，排除其他原因引起的血压异常。

【外治方法】

(一)推拿治疗法

1. 旋转复位法

(1)旋转复位手法：适用于颈椎有轻度移位者。

1)单人旋转复位法：多用于上颈段。以颈1横突偏左为例，患者取低坐位，颈部前屈35°，右偏35°，左侧旋转45°，术者站于患者后方，右手拇指触到偏移横突固定之，其余四指置于患者左侧头枕部，左手扶持右面部，在左手向左上方旋转的瞬间，右手拇指将横突轻推向患者右侧，常听到"咯"的一声，拇指下有轻微移动感，触之平复或改善，手法告毕。

2)角度复位法：多用于中颈段。以颈4棘突偏左为例，患者取低坐位，术者站于患者后方，右手拇指触到偏移的棘突固定之，左手拇指与余四指相对置于下颌部，使颈略前屈，以颈4为中心右侧屈30°，此时，左手拇指与余四指同时用力向上方旋转，同时右手拇指稍用力向右下推按，常听到"咯"的一声，拇指下有轻移动感，触之平复或改善，手法告毕。

3)侧旋提推法：多用于下颈段。以颈6棘突偏左为例，患者取低坐位，颈部稍前屈位，术者站于患者后方，左手拇指触及颈6棘突左侧并固定之，右手扶持患者下颌部，使头转向右侧45°，此时右手轻轻向上提牵，同时，左手拇指迅速用力向右轻推，常听到"咯"的一声，拇指下有轻移动感，触之平复或改善，手法告毕。

(2)理筋手法：适用于肌痉挛或软组织粘连者。一部分病例作为主要手法，多数病例作为辅助手法。

1)定位点按法：按解剖位置或阿是穴，局部点按，以局部稍充血为度；

2)分筋理筋法：用拇指在局部沿与肌纤维垂直或一致的方向拨按推压。

2. 牵引松解法

(1)颈椎牵引：门诊牵引时间为半小时，重量10～15 kg，家庭牵引时间为1小时。

(2)头面部手法：患者首先取仰卧位，头下放2～3 cm枕头，术者在其额部先用开天门、分阴阳手法操作5分钟，一指禅沿眼眶4周做"8"字手法2分钟，点揉血压点1分钟，对出现剧烈头痛、头晕、眩晕伴恶心、呕吐等症状的患者，在两侧额颞部胆经密集处施以扫散法数百下，配合点按太溪、三阴交、曲泉、足三里；对于出现心动过速、记忆力下降等症状的患者施以扫散法后配合点按内关、劳宫、三阴交；对出现耳鸣症状的患者施以扫散法后点揉听会、上关；对于出现发热、口干、皮肤潮红等症状患者，在两侧额颞部胆经密集处施以疏法配合轻揉百会、太溪、三阴交，最后以拿五经手法做结束手法，操作数下。治疗后，患者立感头部症状减轻或消失。

(3) 颈肩部手法：拿肩并放松颈背部肌群。令患者双手十指交叉托枕部，全身放松，术者双手分别托患者上肢肘上段，膝部顶其第 5 胸椎棘突处，由下往上至第 1 胸椎处，双手与膝部同时用力。操作后，患者感颈背部舒适、轻松，犹如释重负感。

3. 理筋拔伸法

(1) 患者正坐，术者站于患者背后，用滚法或捏揉法在颈部正中及两侧施术，反复数次以放松颈椎关节及周围软组织。然后用滚法放松肩背部及上肢部 8～10 分钟，手法由轻到重。

(2) 患者正坐，术者用拇指、示指拿捏风池，再用拇指按揉缺盆、肩井、肩中俞、天宗、曲池、合谷等穴，每穴约 1 分钟。

(3) 接上式，术者拿捏颈项部并配合推桥弓，操作时以单侧进行 2～3 分钟，两侧交替进行。

(4) 患者坐位，术者站于患侧，右肘关节屈曲并托住患者下颌，左手扶住枕部，向上缓缓用力拔伸，并做颈部左右旋转活动 1～2 分钟，然后用左手拇指按准颈部偏歪之棘突或横突，右手托住下颌，做颈部定位旋转扳法，当听到"咔嗒"复位响声或虽无响声，但左手指感有椎体错动，表示复位成功。

(5) 若患者颈部生理曲度变直或反弓，术者用左手托住颈后部，右手扶下颌，使患者颈部后仰 7～8 次。若生理曲度向前加大者，可使患者颈部前屈 7～8 次。

(6) 拿捏患者两侧肩井并搓患肩前臂反复几次，结束治疗。

4. 头颈部七法

(1) 一法：患者坐位，术者立于患者前侧，自上星穴开始，两拇指用推法沿患者前额经丝竹空、三焦经走行方向至翳风穴，用双拇指推顺法反复操作 10 余遍。

(2) 二法：患者坐位，术者立于患者侧面，按督脉走行方向以单拇指自患者上星穴开始，经前顶百会到达风府、哑门穴，反复操作十余遍。

(3) 三法：按膀胱经走行方向，自天柱穴至风府穴自上而下顺拿数遍。

(4) 四法：用一指禅手法在患者颈侧部按斜方肌走行方向，自上而下往返数遍以疏松肌肉，缓解挛缩。

(5) 五法：在患者头夹肌部位，自上而下施拇指分筋术，自上而下左右拔离以缓解止痛。

(6) 六法：施垂直牵引术，患者坐位，术者立于患者后侧，双拇指抵于枕部，其余四指位于下颌部将患者颈部缓缓拉起，有明显抵抗感时用一上提之巧劲，可听到"咯"响声，使紊乱的小关节恢复原位，以解除压迫神经之痛感。

(7) 七法：若上法不成功，可用整脊疗法。患者仰卧，术者立于患者头前部，一只手托住患者下颌，另一只手拇指抵住颈部横突处(有压痛点的椎体)，当颈部旋转到 90°时，双手同时配合施一巧劲即可听到"咯"响声，然后用同样办法术者双手交换位置向另一方向旋转，同样可听到"咯"响声。对于手法复位并不一定强求"咯"响声，患者症状减轻即为成功，若旋转时颈部抵抗力明显，即停用此法。反对粗暴，切忌用力左右扭转颈部。疑有骨折、骨结核者禁用此法。

(二) 针灸治疗法

1. 穴位埋线法

(1) 取穴：选取颈穴 3 和颈穴 4(均为经验穴)，均取双侧。

(2) 操作：先令患者俯伏坐位，标定颈穴 3，常规消毒后，带上消毒手套，用 2% 利多卡因做穴位局部浸润麻醉。剪取 0-1 号铬制羊肠线 3 cm，用小镊子将其穿入制作好的 9 号腰椎穿针管中。垂直快速进针，当针尖达皮下组织及斜方肌之间时，迅速调整针尖方向，以 15°角向枕部透刺，寻找强烈针感向头部或前额眼部放射后，缓慢退针，边退边推针芯，回至皮下后拔针，用干棉球按压针孔片刻，再用创可贴固定。颈穴 4 及对侧两穴埋线，操作同前。埋线 1 次即为 1 个疗程，一般 15 天后行第 2 疗程。

2. 三步针罐法

(1) 取穴：整脊穴 (印堂上 1 寸)、中渚穴 (双)、中平穴 (双，外踝高点与外膝眼连线中点)、颈夹脊穴 (双)、大椎。肝阳上亢型配太冲 (双)、内关 (双)；气血亏虚型配百会、足三里 (双)；痰湿中阻型配阴陵泉 (双)。

(2) 操作：第一步施以平衡针法。患者取端坐位，术野常规无菌消毒后，用 30 号 2 ～ 3 寸毫针，整脊穴针尖向下，提插进针，沿皮下骨膜外入针 1.5 寸，施提插泻法，令酸麻胀感放射至鼻根部；中渚穴及中平穴均双侧取穴，施提插捻转法，中渚穴向腕部斜刺 1.0 寸，令针感向前臂放射，中平穴针感下至足。嘱患者活动患处 2 分钟，不留针。各分型配穴采用常规手法，平补平泻。第二步电针颈夹脊穴。针刺颈夹脊穴，施平补平泻手法，得气后留针。在颈夹脊穴上通以 KWD808 型电针仪，输以疏密波，电流大小以患者能耐受为度，留针 20 分钟。第三步刺络拔罐。用三棱针在大椎穴及阿是穴 (局部压痛点) 上快速散刺 3 ～ 8 点，进针 0.1 ～ 0.2 寸，加拔火罐 5 ～ 10 分钟，拔出瘀血 2 ～ 5 mL。10 天为 1 个疗程。

3. 针刀拔罐法

(1) 定位：患者俯卧位，按临床症状反应的颈部病变压痛点并结合 X 线提示的病变椎体进行定点，选用 1% 甲紫做皮肤标记。

(2) 操作：常规消毒后，术者左手拇指按压病变压痛点，右手持针刀按常规入路方法进针切割、剥离、松解后出针。注意出针后不要对针眼进行压迫止血。松解出针后，集中对各针眼部位进行拔罐 (采用抽气式拔罐器)，留罐 10 分钟后取下罐子，用纱布擦去皮肤上从针眼拔出的瘀血，常规消毒后贴上创可贴。5 天治疗 1 次，3 次为 1 个疗程。

4. 钩针挑治法

(1) 定位：患者平俯卧手术台上，胸下垫一薄枕与肩部平，手向上垫于额部。根据病变部位在颈寰枢椎棘突中定一点，颈 4、颈 5 棘突中定一点，颈 5、颈 6 椎横突两侧约 1 cm 处各定一点，用甲紫药水做标记。

(2) 操作：取牙科 3 号洁石器 1 把，消毒后备用。皮肤常规无菌消毒，铺无菌巾，戴无菌手套。取 1% 利多卡因于标记点做一皮丘，行局部浸润麻醉，每点 2 ～ 3 mL，深 2 ～ 3 cm。按定点部位左手持敷料固定皮肤，右手持钩针自上而下刺入皮肤、肌肉，钩断部分项韧带、棘间韧带。在钩治两侧横突下缘时，钩针顺肌肉走行刺入皮肤、肌肉，然后钩针转向椎间孔的方向钩提，疏通钩断部分横突前上、前下缘肌纤维、韧带，钩断黄韧带的 1/3，使紧张的肌纤维裂断、回缩，钩针达到横突下缘时手法能触及钝感，钩提要彻底，钩提 4 ～ 6 次不等，有落空感即可。术毕用泼尼松龙 3 mL，维生素 B_{12} 1 mL 的混合液各针眼封闭注射 1 mL，加压包扎，观察 15 分钟。5 天后去除敷料。

5. 穴位注射法

(1) 取穴：选颈 2 ～ 7 夹脊穴，以颈 2 夹脊穴为主，结合颈部 X 线，取病变部位相应夹脊穴 1 对。

(2) 操作：患者端坐微低头位，常规消毒，用一次性 5 mL 注射器 7 号针头，抽取维生素 C、维生素 B_{12} 各 1 mL 混合后，将针快速刺入皮下，缓慢推向椎板骨膜处，使针感向头颈及胸背传导，回抽无血，推药液，出针后按压针孔以防出血。隔天治疗 1 次，5 次为 1 个疗程。

第九节　项韧带钙化

项韧带钙化系指颈后韧带 (主要指项韧带) 由于外伤、劳损使韧带撕裂，广泛出血，日久韧带变性、钙化，而出现颈项痛。表现出类似颈椎病的症状，它是颈肩疼痛的常见病因之一，多见于成年人。

脊椎各棘突后端以棘上韧带相连，自上而下纵行，上起于枕外韧带，下终止于骶中嵴。此韧带在颈项部特别发达，增粗增厚，由枕外隆突至 C_7 棘突，成为项韧带。项韧带除了参与维持脊柱稳定之外，头由屈变伸时也需要项韧带的牵拉。此病可在项韧带慢性损伤的基础上形成，但多是由于急性外伤以后未经积极治疗，而转为慢性，钙盐逐渐沉积而成。

【病因病理】

头过度前屈，长时间高枕，仰卧或持续低头工作，易使项韧带疲劳而产生积累性损伤。项韧带在被牵拉状态下，其附着点处是应力最集中的地方。因此，其附着点处容易被牵拉伤。韧带少量轻微撕裂、断裂、出血，在不断的损伤和修复过程中，韧带本身、韧带和其他组织之间发生粘连。人体颈项部在不断劳损的状况下，为了加强韧带以及韧带和附着点的力度、强度，在病理变化中，将大量的钙、磷输送到病变部位，钙盐不断沉积，形成项韧带钙化。因此，在下位颈椎附着点处、枕骨粗隆下缘附着点处或在项韧带两侧肌肉的附着点处，持续反复的牵拉性损伤，常使这几个地方出现韧带变性、变硬，甚至钙化，拇指触诊有弹响声。项韧带受到外伤所引起的急性损伤，导致项韧带撕裂或断裂损伤，引起广泛出血、血肿、韧带弹性纤维变性、粘连，最易发生钙化。

若患者有颈椎病，在颈椎间盘及颈椎关节退行性病变后，颈椎失稳，增加项韧带的负荷和受伤机会而发生钙化或骨化。

【临床表现】

患者有项韧带钙化时，可以毫无症状，往往在 X 线或体格检查时才被发现。一般患者都有颈部疼痛，疼痛可向肩背部放射，颈项屈伸时疼痛加剧，抬头或颈项后伸时减轻；酸胀不适，会有项韧带纤维结节形成。于项韧带分布区可触及项韧带有条索感或有弹响音。局部常有压痛存在，多局限于一个颈椎棘突尖。还有部分患者平时表现为颈项疼痛，程度不一。有的主要表现为颈椎病类似症状，并有椎体退行性变化，其变化节段常与项韧带钙化在同一水平。由于外伤所引起者，有明确外伤、肿胀、瘀血等病史，呈现颈项部慢性钝痛。出现骨化时，有时像棘突尖撕脱下来的骨折所致，其区别点在于项韧带钙化或骨化，多位于棘突游离缘之外，其排列方向与棘突所指方向相垂直。多数"挥鞭"性损伤为颈椎屈曲性，但也可出现在后伸加速损伤中。后伸时，枕部向后可撞击至后背，这种大幅度后伸已超出正常功能范围，故损伤程度与屈曲性挥鞭伤相似。两种挥鞭性损伤伤势都较重，但损伤部位则不同。后伸性损伤者，在急性期可发生颈前软组织严重损伤，如食管损伤、咽后壁血肿，晚期可能出现吞咽困难、声音嘶哑，累及交感神经时，出现瞳孔缩小、视物模糊、眩晕、耳鸣等症状。如果项韧带钙化又伴有上述现象时，可能在受伤时遭受两种暴力，不过这种现象比较少见。X线，侧位片明显可见有软组织密度增高之影像。

【治疗】

(一) 中药外治

项韧带钙化除用中药内服治疗外，中药外治法也很有疗效。外用药物如化坚膏、活络油膏外敷患处，熨风散、八仙逍遥散等热熨患处，以及伤湿止痛膏、麝香壮骨膏等皆有一定疗效。常用敷法、熨法、熏洗法，可根据病情、患者具体情况灵活运用。

1. 敷法

(1) 舒筋活络膏 (《林如高正骨经验》)：海风藤 60 g，木瓜 30 g，松节 60 g，豨莶草 60 g，钩藤 60 g，当归 60 g，五加皮 90 g，蚕沙 30 g，蓖麻仁 60 g，穿山甲 90 g。用以上 10 味粗药与净茶油 750 g，桐油 50 g 同入锅内熬炼，滤出药渣，再加上以下 6 味细料：铅丹 500 g，乳香 30 g，没药 30 g，麝香 3 g，地龙 30 g，蝉蜕 15 g，膏成后分摊布上，温贴患处。

本方祛风活络，行血止痛，主治颈伤后期筋肉酸痛，兼风湿者。

(2) 温经通络膏 (《中医伤科学讲义》)：乳香、没药、麻黄、马钱子各 250 g，共为细末，怡糖或蜂蜜调敷。

本方活血通络止痛。主治颈筋内关节筋络损伤，兼有风寒湿外邪者，或寒湿伤筋，或陈伤劳损者。

(3) 活血止痛膏 (陕西中医学院附属医院经验方)：连翘 60 g，当归 30 g，大黄 60 g，独活 30 g，赤芍 30 g，白薇 30 g，川芎 30 g，生地 60 g，甘草 15 g，乳香 90 g，麦芽 70 g，自然铜 120 g，木鳖子 150 g，木瓜 90 g，儿茶 150 g，三七 60 g，无名异 90 g，龙骨 90 g，麦冬 90 g，地龙 150 g，续断 90 g，延胡索 60 g。

上药置于大锅内，放入麻油 5 000 g，用文火将药炸透。过滤去渣，再放入锅内武火烧熬，放铅丹 2 180 g，冰片 60 g，煎至滴水成珠为宜。去火毒，摊药备用。

本方通经活络，祛瘀止痛。治一切跌打损伤，瘀血留滞及无名疼痛。

2. 擦法

活络油膏 (《中医伤科学讲义》)：红花 60 g，没药 60 g，白芷 60 g，当归 240 g，白附子 30 g，钩藤 120 g，紫草 60 g，栀子 60 g，黄药子 30 g，甘草 60 g，刘寄奴 60 g，丹皮 60 g，冰片 60 g，生地 240 g，制乳香 60 g，露蜂房 60 g，大黄 120 g，白药子 120 g。上药置于大锅内，放入麻油 4500 g，用文火将药炸透。过滤去渣，再放入锅内武火烧熬，放黄蜡 1500 g，冰片 60 g，制好装入瓶内备用，用手指蘸药擦患处。

本方温经通络，祛风寒湿。主要用于颈后软组织结块、钙化。

3. 热熨法

(1) 熨风散（《疡科选粹》）：羌活 3 g，防风 3 g，白芷 3 g，当归 3 g，细辛 3 g，芫花 3 g，白芍 3 g，吴茱萸 3 g，肉桂 6 g，生赤皮葱 240 g，醋适量。葱捣烂，其他各药共为细末，与葱和匀共为细末加醋炒热，用布包裹，热熨患处，稍冷即换。

本方有温经通络，祛风除湿，消肿止痛之功。主要用于治疗颈筋损伤血瘀气滞，风寒湿邪外侵。

(2) 八仙逍遥散（《医宗金鉴》）：防风、荆芥、川芎、甘草各 3 g，当归、黄檗各 6 g，苍术、丹皮、川柏各 9 g，苦参 15 g。将上述的药共合一处，装袋内，扎口，水熬热熨患处。

本方祛风胜湿，活络舒筋。主治颈后肿硬疼痛，外感风湿，筋骨血肉酸痛诸症。

4. 熏洗法

(1) 舒经活络洗剂（陕西中医学院附属医院经验方）：当归、红花、透骨草、伸筋草、丹参、牛膝、木瓜、桑枝各 15 g，川乌、草乌、刘寄奴各 12 g，艾叶、花椒、桂枝各 9 g。水煎，熏洗患处。

本方舒筋活血，消瘀止痛。主治创伤肿胀及无名疼痛。

(2) 五加皮汤（《医宗金鉴》）：当归、没药、五加皮、皮硝、青皮、川椒、香附各 9 g，丁香 3 g，麝香 0.3 g，地骨皮 3 g，牡丹皮 6 g，青葱适量。水煎浸熏洗患处，可去麝香，用白芷 6 g 代之。

本方舒筋活血，消瘀止痛。主治颈伤后期，瘀阻作痛，筋骨肌肉疼痛者。

(3) 舒筋活血洗方（《中医伤科学讲义》）：伸筋草 9 g，海桐皮 9 g，珍芁 9 g，独活 9 g，当归 9 g，钩藤 9 g，乳香 6 g，没药 6 g，红花 6 g。水煎后，温洗颈项。

本方舒筋活血止痛。主治损伤后筋络挛缩疼痛。

(二) 中药内治

(1) 肝肾亏虚：表现为颈痛隐隐，日久不愈，筋骨痿弱，四肢乏力，舌红苔薄白，脉细弱。

治则：滋补肝肾，强壮筋骨。

方药：补肾壮筋汤加味（《伤科补要》）。

组方：熟地黄 15 g，白芍 9 g，当归 12 g，吴茱萸 12 g，茯苓 9 g，续断 9 g，牛膝 9 g，五加皮 15 g，青皮 9 g，杜仲 15 g。久病不愈者，可加入虫类药，如全蝎 3 g (研末冲服)，地龙 12 g 等，以疏风通络止痛。

(2) 风寒湿邪侵袭：表现为颈项强痛，酸沉不适，活动不利，可有上肢痛麻，舌红苔薄白，脉浮紧或缓。

治则：养血舒筋，补肾壮骨，祛除风湿。

方药：壮筋补血汤（《林如高正骨经验》）。

组方：白参 30 g，何首乌 30 g，羌活 20 g，黄芪 45 g，续断 45 g，木瓜 60 g，熟地黄 60 g，杜仲 60 g，三七 60 g，五加皮 60 g，枸杞 90 g，当归 90 g，沉香 15 g，红花 9 g，高粱

酒 5 kg，独活 30 g。上药浸酒中泡，密封 2 周后备用。每次服 20 g，每日早晚各 1 次。

(3) 气血瘀滞：表现为颈项刺痛，痛处固定不移，拒按，夜痛甚，可向一侧上肢放散，局部可有肿块，舌质暗或有瘀斑，脉弦涩。

治则：活血止痛。

方药：四物止痛汤加味 (《中医伤科学》经验方)。

组方：当归 9 g，川芎 6 g，白芍 9 g，生地 12 g，乳香 6 g，没药 6 g，土鳖虫 9 g，延胡索 9 g。化热者加郁金 12 g，赤芍 12 g，以凉血化瘀。

(三) 针灸治疗

针灸治疗项韧带钙化，可缓解或消除疼痛症状，但难以痊愈，尤其伴有颈椎病者需配合推拿等方法治疗原发病。治疗时当以疏通经络、舒筋散瘀止痛为法。项韧带钙化所表现的症状，多与督脉、足太阳膀胱经有关，选穴时应以督脉和足太阳经穴位为主。

1. 毫针

(1) 取穴

主穴：天柱、颈 2 ~ 7 夹脊穴、大椎、后溪。

配穴：风池、肩中俞、昆仑、阿是穴。

(2) 方法：大椎穴用补法，其他穴位用中等刺激。颈夹脊穴，针尖向椎体方向斜刺 0.3 ~ 0.5 寸，注意针尖不宜向外或过深，以免伤及椎动脉；风池穴向对侧眼睛方向斜刺 0.5 ~ 1 寸，使局部酸胀并向头顶、颞部、前额眼眶扩散；大椎穴针头向上斜刺 0.5 ~ 1 寸。酸胀沿督脉向上或向下扩散；肩中俞穴，针尖朝上斜刺 0.3 ~ 0.6 寸。每次选 2 ~ 4 穴，每日或隔日 1 次。

2. 梅花针

(1) 取穴：颈 2 ~ 7 夹脊穴，颈部督脉线，阿是穴周围。

(2) 方法：自上而下，自内而外叩刺，以局部皮肤红晕而无出血为宜。

(3) 注意事项：操作前应注意检查针具，凡针尖有钩毛或缺损，针尖参差不齐者，应及时修理，严格消毒，以防感染。局部皮肤有破损或溃疡者，不宜用本法。

3. 耳针

(1) 取穴：颈椎、颈、神门、肾、内分泌、枕小神经点、膀胱。

(2) 方法：每次选 2 ~ 3 穴，以强刺激捻转数秒钟后，留针 20 ~ 30 分钟，留针期间，每隔 5 ~ 10 分钟捻转 1 次，每日或隔日治疗 1 次。

(3) 注意事项：耳针治疗即时止痛效果较好，远期疗效尚不肯定。因刺激强，应防止晕针现象出现。严格消毒，防止耳部皮肤感染和软骨炎的出现，耳部有皮肤病者不宜针刺。

4. 腕踝针

(1) 取穴：上 6，上 5。

(2) 方法：取双侧穴，针体与皮肤成 30° 度，快速进针，针体应在皮下浅表层。针尖朝上。针深一般为 1.4 寸，一般无针感，不提插，不捻转，留针 30 分钟，隔日 1 次，10 次为一疗程，嘱患者可以活动头颈部。

(3) 注意事项：腕踝针进针时应以不痛为度，若患者出现酸、麻、胀、沉、痛等感觉，说明针入筋膜下层，需退回皮下浅表层，调整针尖方向再进针。

5. 水针

(1) 取穴：颈 2 ～ 7 夹脊穴、阿是穴。

(2) 药物：当归、红花、丹参、川芎等中药制剂，5% ～ 10% 葡萄糖注射液，维生素 B_{12} 等西药注射液。

(3) 方法：按各药不同用量准确注入穴位。

(4) 注意事项：某些中药制剂可能有反应，不宜在神经根上注射，如针尖触及神经根，患者有触电感，要稍退针，然后注入药物，以免损伤神经。严格消毒，勿注入血管内及关节腔，掌握适当针刺深度。

6. 电针

(1) 取穴：同毫针。

(2) 方法：选取 1 ～ 3 对穴，一般用疏波、疏密波，调节电流应从小到大，颈部穴位电流输出量宜小，每日治疗 1 次，每次 10 ～ 15 分钟。

(3) 注意事项：每次治疗前应检查电针输出器是否正常，电针刺激度应从小到大，不可突然加强，电流强度亦不可太强，以免伤及脊髓。治疗后须将输出调节全部退至零位，随后关闭电源，撤出导线。

7. 灸法

(1) 取穴：同毫针。

(2) 方法：一般皆可应用。临床常用艾条灸、艾炷灸、温针灸、温灸器灸，每次选 3 ～ 5 穴，灸 10 ～ 20 分钟，每日 1 次，10 日为 1 疗程，间隔 2 ～ 3 日可行第 2 疗程。

(3) 禁忌：高血压患者禁灸。

(四) 推拿治疗

1. 推拿手法及操作

(1) 一指禅推颈项部：患者坐位，术者立于患者侧后方，一手扶持患者头顶部，另一手示、中、环、小指自然弯曲，拇指指端着力附于患者头颈部做一指禅推法。自头顶部交界处后侧、后外侧开始沿足少阳胆经、足太阳膀胱经从上到下，往返移动，重点在颈椎下段，时间为 5 ～ 10 分钟。

(2) 后颈项肩背部：患者正坐，医生站立于患者侧后方，一只手扶患者头顶部，另一只手用滚法在颈项肩背部操作 5 ～ 6 分钟，然后，在一只手做拔法的同时，另一只手配合做颈椎的被动屈伸、侧屈、旋转活动。

(3) 轻揉颈项部：患者正坐，医生站于患者侧后方，以一只手拇指指腹轻揉患者颈项部。重点在项韧带钙化区。

(4) 拿颈项部：患者正坐，医生站立于其侧后方，一只手扶患者头顶部，一只手虎口张开，五指伸直，指腹内收用力夹捏颈部皮肤和皮下组织，然后腕关节背伸，提起所夹捏组织，拇指和其余四指松开，让所夹捏组织逐渐从手指间滑出，由上而下，从风池穴开始而下，动作绵延不断，力量由轻到重，一直到颈肩交界处共 3 遍。

(5) 弹拨按揉颈韧带钙化区：患者端坐，医生站立于其背后，以一只手拇指指腹着力于颈椎一侧，虎口张开，像拨琴弦样自外向内弹拨按揉项韧带钙化区，重点在钙化点区，约 2 分钟。

手法要深沉缓和，力量透达深层，以患者有较强烈的酸、胀、痛感为佳。

(6) 擦法于项韧带钙化区：患者正坐，医生站立于其侧后方，在患者项韧带钙化区涂适量的润滑油或软膏，医生用一掌尺侧在钙化区进行直线来回摩擦，约2分钟，以患者感觉透热为度。

(7) 颈椎斜扳法：患者端坐，微屈颈，嘱患者放松，医生站立于其侧后方做颈椎斜扳法。扳动要轻巧、短促，随发随收，关节弹响虽常标志手法复位成功，但不可强行追求弹响。颈椎斜扳法适用于颈椎一旁有明显压痛，颈部向一侧转动受限者。

2. 推拿治疗注意事项

(1) 推拿手法一定要轻柔，符合手法基本要求，切忌暴力。

(2) 颈椎扳法要严格掌握适应证，操作时切忌生拉硬扳，务必稳、准、快，切忌强行追求关节复位时弹响，以免发生意外。

(3) 推拿治疗本病适用于病情轻，病理反射不明显者，可配合理疗、体疗及封闭等。

(4) 本病伴有其他疾病如颈椎病者，应以治疗其他病为主，可参考有关章节的推拿治疗。

(5) 颈项部注意保暖。

(6) 睡眠时枕头高度应适中，不宜高枕。

(7) 不宜做长期弯腰低头的工作，防止颈项部劳损。

（五）中药离子导入疗法

本法用于项韧带钙化伴有疼痛症状时具有明确的止痛效果，可以消除神经根炎性水肿，改善局部的血液循环和代谢状态。从而对颈部软组织劳损引起的一系列症状具有良好的效果。

方药与操作：川乌、草乌各1 000 g，丹参100 g，以50% 乙醇1000 mL 浸泡7 天后去渣存液备用。将棉垫浸药液稍拧干，放于颈部疼痛部位，连接电疗机阳极极板，将阴极极板衬垫置于一侧天宗穴处。开启电疗机，电流量10～15 mA，时间20分钟，每日1次，12次为1疗程。

高热、恶病质、心力衰竭、湿疹及对直流电不能耐受者禁忌使用中药离子导入疗法。

（六）封闭疗法

可于局部压痛点应用0.5%～1% 普鲁卡因做浸润封闭，1周2～3次，每次1～2 mL。

（七）小针刀疗法

项韧带钙化多是伤后失治，迁延不愈，以及项韧带长期疲劳性损伤所致，疼痛长期存在。用小针刀直接切碎钙化块，解除周围组织之粘连，通畅经脉气血，具有显著疗效。

(1) 操作方法：诊断明确后，在颈项部寻找敏感的压痛点，尤其是硬结、筋结、条索等处。患者多取颈部前屈位，可反坐于靠背椅上，双手搭于椅背，使肩、颈部放松，坐位低头。然后按朱汉章"四步规程"进针。小针刀刀口线与颈椎棘突顶部平行，小针刀与颈部平面成90°角垂直刺入，深度在颈棘突顶上 (上端)。也可不到棘突顶部 (上端)，而到项韧带，切开纵行剥离数刀，然后横行铲剥数下，在项韧带钙化点处，将钙化块切开、切碎、疏通。如项韧带病变点在上段，即在枕骨隆凸下缘，小针刀刀口方向不变，针体与枕骨隆凸下缘平面成90°角，要使针体垂直于骨面刺入，以免针刀刺入枕骨大孔，做切开剥离，然后再铲剥2次即可。出刀后用手法过度前屈颈部，按摩病变部位几分钟，效果更好。

施术时患者的正常针感为酸、胀或向上脊柱两侧或经头部两侧太阳经脉向前额及两颞侧放散。以上治疗一次未愈，可间隔1～2周后再做一次，一般做2～3次。

(2) 注意事项：该法可以作为项韧带钙化治疗的主要疗法和重要辅助疗法，但要求诊断明确，严格掌握适应证。对颈韧带钙化治疗次数不宜太多太频，两次间断时间至少 1～2 周。

【预后】

项韧带钙化并不会引起严重的症状，但往往可由此提示与项韧带钙化相对应的椎节部位有病变发生，这在 X 线上观察更为明显。另外，项韧带钙化在某种意义上预示，颈椎其余韧带也可能存在不同程度的硬化或钙化，而一旦这种变化发生在黄韧带、后纵韧带，其增生、钙化则极易造成对脊髓的刺激与压迫而产生较严重的后果。

【预防】

颈部急性外伤，需充分休息，积极治疗，以免血肿不吸收发生钙化。钙化无症状者可不予治疗，平时坚持颈部康复锻炼。

第三章 肩部及上肢疼痛疾患

第一节 肩关节周围炎

肩关节周围炎是指肩关节的关节囊及关节周围软组织发生的一种范围较广泛的慢性无菌炎性反应，主要引起肩关节疼痛和功能障碍，是老年骨科常见病。根据本病的活动障碍症状称作"冻肩""冻结肩""肩凝症"，根据发病年龄以50岁多见，又称作"五十肩""老年肩"，根据本病起病诱因又称作"漏肩风""血痹"，但以"肩周炎"为本病的通用病名。无论中医、西医，还是中西医结合的文献记载较多，并且有较多学者进行本病的专题研究。

【病因病理】

中医认为，本病多因年老体弱，肝肾不足，气血虚弱，筋骨失于濡养，加之劳损外伤或感受风寒湿邪，使筋脉不通，气血凝滞，不通则痛，造成活动受限，日久则关节囊、韧带、肌腱粘连，肌肉萎缩。

肩关节是人体活动频繁、活动幅度较大、范围较广的关节，由于反复受轻伤、慢性劳损或风寒湿邪侵袭，而至慢性筋伤。其最初为因上肌腱炎或肱二头肌长头腱鞘炎等，进而累及整个肩周软组织。所以，气血虚弱、血不荣筋、肩部软组织广泛的退行性变常为其内因，在此基础上由于外因作用而发病。

【临床表现】

肩周炎的临床特点是发病缓慢，逐渐出现肩关节疼痛与关节的活动限制。表现为一种特殊的临床过程，即病情进展到一定程度即不再发展，继而逐渐减轻乃至消失，关节活动也逐渐恢复。整个病程较长，常需数月或数年之久，但也有少数病例不经治疗则不能自愈。

（一）年龄性别与发病率

50～60岁发病率最高，40岁以下很少见。男女之比1：3，左侧较右侧多，也有不少双侧同时患病，但在同一侧肩关节很少重复两次发病。临床观察发现，患有全身代谢性疾病、营养不良、心脏病、肺结核、肺肿瘤和精神病者，较正常人易患肩周炎。

（二）症状

最初的症状是疼痛、肌肉无力、活动障碍。疼痛为最突出的症状，夜里加重，常因此影响睡眠或从梦中痛醒。此种疼痛可以引起持续性的肌肉痉挛。

疼痛和肌肉痉挛可以局限在肩部，也可以向上放射至枕部，向下达腕部及手指；也有的以肩关节为中心向后放射至肩胛区，向前到胸部；也有的放射到三角肌、肱二头肌、肱三头肌，直达前臂桡侧。

慢性肌痉挛引起的肌肉疼痛、压痛可以混淆诊断，如胸大肌痉挛可疑似心脏病；斜方肌、三角肌、前臂伸肌痉挛可被认为颈椎病；背阔肌疼痛又可误作胸部或腋部疾患。要注意区分根性神经痛和肌肉的慢性痉挛性疼痛，前者呈刺痛，符合根性分布区域；后者模糊，不明确，没有特定分布范围，深腱反射亢进而非抑制。

（三）分期

根据本病的临床表现及病理变化，其发展过程可分为急性期、粘连期和缓解期。

1. 急性期病期 1～3 个月。患者的主要临床表现是疼痛。其关节活动受限，是由于疼痛引起的肌肉痉挛，韧带、关节囊挛缩所致，故肩关节尚能有相当范围的活动度。

2. 粘连期病期 2～3 个月。本期患者疼痛已明显减轻。临床表现为肩关节活动严重受限。肩关节因肩周软组织广泛粘连，活动范围极小，做外展及前屈运动时，肩胛骨随之摆动而出现耸肩现象。

3. 缓解期为本症的恢复期或治愈过程。本期患者随疼痛消减，肩关节挛缩、粘连逐渐消除而恢复较多的活动，但也有个别患者肩肱关节完全强直。

（四）体征

1. 压痛点

患者肩关节可有多处压痛点为主要特征。压痛点被认为是有触发机制的肌筋膜症。该症的压痛点分布有一定的规律性，多集中在肩峰下、结节间沟、喙突及大圆肌、小圆肌、冈上肌、冈下肌、三角肌止点，在上述部位肌肤可触及硬结或条索状肌肉痉挛。

2. 肩部活动

严重受限尤其是患肢需要外展、外旋时，患者常以耸肩协助完成，触诊时可感觉到肩胛骨随之向上运动，说明粘连已存在。检查肩关节活动时，可用摸背以及其他动作判定。

【诊断要点】

本病主要表现为肩部疼痛和活动受限，发病特征是慢性病程，肩关节活动逐渐受限、疼痛和僵硬程度缓慢增加到某种程度后，在经过一段不能预期的时间后，肩痛逐渐缓解，肩功能可慢慢恢复。其中一部分患者可以自愈，时间需数月至一二年不等，但大部分患者留有不同程度的肩功能障碍。

其诊断依据是（《中医病证诊断疗效标准》）。

(1) 慢性劳损，外伤筋骨，气血不足复感受风寒湿邪所致。

(2) 好发年龄在 50 岁左右，女性发病率高于男性，右肩多于左肩，多见于体力劳动者，常为慢性发病。

(3) 肩周疼痛，以夜间为甚，常因天气变化及劳累而诱发，肩关节活动功能障碍。

(4) 肩部肌肉萎缩，肩前、后、外侧均有压痛，外展功能受限明显，出现典型的"扛肩"现象。

(5)X 线检查多为阴性，病程久者可见骨质疏松。

【鉴别诊断】

(1) 颈椎病：颈椎病虽有肩臂放射痛，但在肩部往往没有明显压痛点，仅有颈部疼痛和活动受限，肩部活动尚可。

(2) 风湿性关节炎：发作时关节红、肿、热、痛，疼痛累及肩、肘、膝、踝等大关节，呈游走性疼痛。血沉加快，抗链球菌溶血素"O"、类风湿因子检查阳性。

(3) 冈上肌腱炎、肩袖不完全破裂、二头肌长头肌腱炎、肩峰下滑囊炎、肩部扭挫伤等疾患，肩部疼痛不广泛，有局限性疼痛和压痛，肩关节活动可表现为在某个方向上的活动受限。

(4) 项背部筋膜炎是筋膜、肌肉、肌腱和韧带等软组织的病变，引起项背部疼痛、僵硬、运动受限和软弱无力等症状。常累及胸锁乳突肌、肩胛提肌等。与轻微外伤、劳累、受凉有关。多无明确的外伤史。

(5) 胸廓出口综合征：一般主诉单侧肩臂痛，手臂发麻，乏力感，患臂持重物或上举时症状加重。Adson 试验阳性。X 线摄片有时可发现存在颈肋。

【治疗】

(一) 中药内治

1. 辨证论治

(1) 气滞血瘀：患者肩部肿胀，疼痛拒按，以夜间尤甚。舌质暗或有瘀斑，苔白或薄黄，脉弦或细涩。

治法：活血化瘀，行气止痛。

方药：身痛逐瘀汤加减 (《医林改错》)。

组方：羌活、独活、地龙、当归、五灵脂、牛膝、珍艽各 20 g，桃仁、红花各 10 g，豨莶草、海桐皮各 30 g。关节红肿者，加黄檗、苍术各 20 g，生甘草 15 g；畏寒明显者，加熟附子 10 g；关节畸形、活动受限者，加补骨脂 10 g，伸筋草 20 g。

(2) 气血亏虚：患者肩部酸痛，劳累后疼痛加重，伴头晕目眩、气短懒言、心悸失眠、四肢乏力。舌质淡红或白、脉细弱或沉。

治法：益气养血，舒筋通络。

方药：黄芪桂枝五物汤 (《金匮要略》)。

组方：黄芪 30 g，白芍 18 g，桂枝 12 g，制川乌 9 g，制草乌 9 g，五加皮 15 g，续断 15 g，川牛膝 12 g，当归 15 g，甘草 6 g，生姜 3 片，大枣去核 4 枚。血虚重用当归；气虚重用黄芪，肾虚加淫羊藿、鹿衔草；疼痛剧烈，拘挛不得屈伸重用川乌、草乌、白芍，酌加全蝎、蜈蚣；麻木不仁加鸡血藤；重着沉困加防己、薏苡仁。

(3) 寒湿阻络：病程长久，疼痛渐剧，痛处固定，透筋彻骨，筋肌疼挛、萎缩，畏寒惧风，得温则舒，肩活动受限。舌淡，苔白或腻，脉濡细。

治法：燥湿化痰，理气通络。

方药：茯苓丸 (《百一选方》) 加味。

组方：茯苓 6 g，半夏 9 g，芒硝 3 g，桑枝 8 g，地龙 5 g，枳壳 3 g，姜汁 (糊丸)。

(4) 肝肾亏损：劳累过度，肩臂入夜疼痛尤甚，捶打或活动肩部后疼痛能缓解。舌质红、苔薄或光剥，脉细数。

治法：益精补肾，滋阴息风。

方药：左归丸 (《景岳全书》) 加味。

组方：熟地黄 24 g，山药、枸杞子、山茱萸、菟丝子、鹿角胶、龟板胶各 12 g，川牛膝 9 g。

2. 中成药

(1) 大活络丹 1 次 1 丸，1 日 2 次。有祛风除湿，活络止痛之功，适用于寒湿阻络、畏寒疼痛者。

(2) 小活络丸 1 次 1 丸，1 日 2 次。有温经散寒，活血通络之功，适用于风寒湿邪阻络作痛，肢体麻木、不能屈伸，日久不愈者。

(二)中药外治

1. 敷法

(1)活血止痛膏(陕西中医学院附属医院经验方)

本方通经活络,祛瘀止痛。治一切跌打损伤,瘀血留滞及无名疼痛。

(2)热敷散(陕西中医学院附属医院经验方):用食醋将药拌湿,用纱布包囊,蒸后热敷患处。亦可煎汤外洗患处。

本方行气活血,温通经络,兼祛风湿。治慢性颈肩腰腿痛、软组织慢性炎症,肌腱及关节粘连。

2. 熏洗法舒筋活络洗剂(陕西中医学院附属医院经验方):用大脸盆熬半盆药,再用毛巾,蘸药水热洗患处。1 日 2 次,每剂药洗 2 天。

本方舒筋活血,消瘀止痛。创伤肿胀及无名疼痛。

(三)推拿治疗

1. 滚肩法

在肩前缘、外缘、后缘各施滚法 5 分钟,并配合肩外展和上举等被动活动。施法时要由轻到重,缓慢进行,以缓解肩部软组织的痉挛,松解部分粘连。

2. 点穴舒筋法

按顺序以指代针点按肩井、天鼎、缺盆、云门、肩髃、秉风、天宗、肩贞,曲池、合谷等穴;然后在肩前(肱二头肌长短头)、肩外(三角肌)、肩后(冈上肌、冈下肌)各痛点处施以揉按拨络及捋顺手法以剥离肩部粘连,松解肩部肌肉。

3. 摇拔屈转法

(1)医生站在患者肩后外方,用一只手拿住患者患肩,拇指在肩后,其余 4 指在肩前,另一只手握住患者伤肢腕部,在轻轻牵引下环旋摇晃上肢 6 或 7 次,然后拿肩之手改放至患侧腋下,向健侧用力撑之,握腕之手与之相对拔伸,在保持拔伸力量的同时,使伤肢由外向前下,再屈肘向前上,内收逐渐触摸健侧肩部,同时术者应随手法的活动也由肩后外方移步到患者前方,最后将伤肢放回到施术前的位置。医生站在患者前方,拿肩之手改拿肘部,使肩关节左右摆动 5 ~ 7 次。

(2)医生站在患者肩后外方,用一只手拿住患者患肩,拇指在肩后,其余 4 指在肩前,另一只手握住患者伤肢腕部,轻轻牵引环旋摇晃上肢 6 或 7 次,然后拿肩之手改至患侧腋下,向健侧用力撑之,握腕之手与之相对拔伸,在保持拔伸力量的同时,使伤肢由外向前下,再屈肘向前上,内收逐渐触摸健侧肩部,然后在患者手部触肩时,医生放于腋下之手撤出,改按肩部,拇指在前,其余手指在后,医生另一只手之肘部托患者肘部,被动使患者之患手尽量从头顶绕至患肩,绕头活动可进行 6 或 7 次,然后将患臂向前上方拉直,同时医生在患者肩部之手拇指揉捻患肩前侧。

(3)使患者伤肢内旋、后伸,医生弓步塌腰,以医生之肩顶住患者之肩前方,使患者屈肘,患手尽量后背,并可上、下颤动 3 ~ 5 次,然后医生平身,使患肢由后背转为向前外方伸直。令一助手托扶患者患臂,医生用合掌散法,先从患者肩部起前后抖散到腕部,再从肩部起上下抖散到腕部。

4. 顿筋法

如患者肩部疼痛较重，在重复摇拔屈转法(2)的基础上，医生拿肩之手改握患者患肢腕部，拿腕之手改拿肩部，仍拇指在前，其余4指在后，然后拿腕之手使患者患肘屈曲，医生同时用肘托患肢之肘使之抬高，当抬高到一定的程度时，用力将患肢斜向前下方拔伸，同时拿肩之手戳按肩前痛点，此手法可行3或4次。

5. 抖筋法

如患者肩后部位疼痛较重，医生可站于患者伤侧，握住伤侧示指、中指、环指、小指，将患肢斜向前下方拉直，嘱患者放松肌肉，将患肢用手上、下抖5～7次。

(四)针灸治疗

针灸治疗是治疗肩周炎最有效的方法之一。在疾病的初期，可行拔罐或刺络拔罐，若病程发展到以疼痛为主要症状时，以针灸止痛的效果较佳。针刺时可先取远端穴位，让患者活动患关节10～20分钟，然后再取局部穴位。针灸对病程较短的肩周炎疗效显著，但对有明显肌肉萎缩和广泛肩关节周围软组织粘连的患者，须配合其他疗法，如推拿等。

1. 毫针

(1) 取穴

主穴：肩髃、天宗、肩髎、肩内陵、巨骨。

配穴：曲池、合谷、尺泽、太渊、四渎、阳池。

(2) 操作各穴均用平补平泻法，留针20～30分钟，留针时可加温针灸或艾条灸，隔日1次。其中肩髃穴可令患者抬臂，向极泉方向直刺进针，深2～3寸，使局部产生酸胀感。亦可斜刺，即向肩内陵、肩髎、三角肌等方向分别透刺，进针2～3寸，使患者产生酸胀感向肩关节方向扩散，或产生麻木感向前臂放散。针刺肩髃时可将患者臂外展，沿肩峰与肱骨大结节之间对准极泉透刺，深2寸左右，使之产生酸胀感并扩散至整个关节腔。肩内陵又名肩前，针刺时可向肩后方向直刺，深1～1.5寸，使患者局部产生酸胀感，或产生上肢麻电感并向指端放散。

2. 芒针

(1) 取穴：肩髃、极泉透肩贞、条口透承山、曲池、手三里等。

(2) 操作：让患者坐位肩平举，深刺肩髃穴。肩不能抬举者，可局部多向透刺，使肩能平举，然后刺极泉透肩贞及其他穴位。条口透承山又称条山穴，让患者坐位，两腿屈成直角，从条口进针，进针后频频捻转，边捻转边令患者抬起肩部，并活动患肢，动作由慢到快，用力不宜过猛，以防引起疼痛，然后留针20分钟。

3. 火针

(1) 取穴：条口、膏肓俞、阿是穴。

(2) 操作：将针尖及针身烧红，迅速刺入穴位内并即刻敏捷地将针拔出(一般进出针时间只需0.5～1秒)。针刺深浅根据肌肉厚薄来决定，背部肌肉较薄，一般只刺2～3分深，肩部可刺入5分，臂肘处约刺1寸左右。出针后用干棉球轻轻按揉针眼，可减轻不适感。患者疼痛剧烈的可以每天针1次，慢性疼痛不严重的可隔日火针1次，最多间隔1周1次。6次为1个疗程，休息1～2周后续治。

4. 水针

(1) 取穴：阿是穴。

(2) 操作：患者取坐位，术者立患侧，用拇指按压配合被动活动手臂，以寻找压痛明显部位。常见主要压痛明显部位有肱骨结节间沟、喙突下、三角肌下滑囊、冈下窝中央部等。找到该压痛点后 (以肱骨结节间沟压痛点为例)，常规消毒，然后将药物 (1% 普鲁卡因 10 mL 加泼尼松龙 25 mg；或 1% 普鲁卡因 20 mL 加泼尼松龙 50 mg) 注入肱二头肌长头腱鞘内，注射后敷盖消毒纱布即可，再以手法推拿。隔 5 日注射 1 次，3 次为 1 个疗程。如压痛点广泛，可选 2 ～ 3 处压痛点最明显处注射。

5. 刺络拔罐

(1) 取穴：肩髃、肩井、肩前、肩贞、臑髎口。

(2) 操作：每次治疗选 1 ～ 2 个穴位，用乙醇常规消毒，然后用梅花针以重叩法叩刺所选穴位及其四周，用火罐拔吸 10 分钟，必须拔出血液 2 mL 左右，方能见效。隔日治疗 1 次。

6. 针挑疗法

(1) 取穴：阿是穴。

(2) 操作：局部皮肤常规消毒，将医用缝针横刺刺入穴位的皮肤，待针尖进入皮肤后，术者用左手示指将皮肤向针尖方向推压，持针的右手同时用力，使针穿过皮肤，然后提高针尖，微微捻转几下，使皮下纤维组织缠住在针尾上，拔出针身如缝衣状。挑治完毕后，盖上消毒纱布，胶布固定。每 1 ～ 3 日挑 1 次，10 次为 1 个疗程。

(五) 针刀疗法

针刀疗法能够松解粘连、结疤等病变组织，部分切断挛缩纤维束，从而迅速恢复运动系统、器官组织活动的动态平衡，可大大缩短疗程，减轻患者痛苦。

(1) 操作方法：用小针刀在喙突处喙肱肌和肱二头肌短头附着点、冈上肌抵止端、肩峰下、冈下肌和小圆肌的抵止端，分别做切开剥离法或纵行疏通剥离法，在肩峰下滑囊做通透剥离法。如肩关节周围尚有其他明显痛点，可以在该痛点上做适当小针刀手术；炎性渗出严重者当即用泼尼松龙 25 mg 加普鲁卡因 120 mg 在关节周围封闭 1 次。术后热醋熏洗患肩，并服中药局方五积散加制乳香、制没药、炒薏苡仁等。5 天后如未愈，再做 1 次，一般 1 ～ 5 次治愈。如果配合手法则疗效更佳。

(2) 注意事项：小针刀治疗要严格遵守小针刀治疗的操作要求以及禁忌证、适应证。

(六) 功能锻炼

鼓励患者做外展、内收、前屈、后伸以及旋转等活动。由于锻炼时会出现患部疼痛，因此须消除患者顾虑，说明此疗法的重要性，坚持每日早晚多锻炼。锻炼的方法很多，如弯腰使垂下的上肢顺时针的旋肩运动，然后做"蝎子爬墙"活动，最后可使双手挟颈，双肘做后伸贴墙练习。其他如"手拉滑车"，也可辅助练习肩部运动。

(七) 其他疗法

(1) 中药外治：海桐皮汤外洗，外贴伤湿止痛膏、麝香止痛膏、宝珍膏等。

(2) 局部麻醉下液压扩张法：1% 利多卡因 3 mL 做局部麻醉，3 mL 注入肩关节囊，同时注入 40 mL 冷藏生理盐水以扩张关节囊。注射后做肩关节功能锻炼，每日 4 次，2 周后做第 2

次液压扩张，继续功能锻炼。

(3) 理疗：可根据病情选用超短波、电磁疗、中药离子导入等方法。

(4) 可酌情选用激素类、维生素类药物：痛点注射或口服消炎止痛类、激素类、维生素类药物，如泼尼松、吲哚美辛、布洛芬、维生素 B 族等，并嘱患者做力所能及的功能锻炼。

【预后】

肩周炎是自限性疾病，大多数患者可自愈，预后良好。但是，相当部分患者疼痛消失以后，会遗留部分功能障碍，长期不能恢复。

【预防与调摄】

注意双肩保护，防止外邪侵袭，50 岁左右的人应经常做肩部和足部肩关节反射区的保健按摩。持之以恒地在早晚做肩关节内收、外展、上举后伸、环转上臂等动作，如手拉滑车、蝎子爬墙等。平时生活注意劳逸结合，勿过劳，节制房事，劳动或劳心时尽量保持心情舒畅。夏天晚上要避免在潮湿的地方睡觉，夜间宜保暖，防止感受风寒而使疼痛加重。另外，积极防治各种慢性疾病，以保持良好的身体素质，增强抵抗力和耐受力。患病后，应在可耐受的情况下，每日进行 1 次肩关节各方向的运动，以期减轻粘连。

第二节　肩部扭挫伤

打击或碰撞、牵拉、扭曲等因素使人体肩部软组织遭受损伤。当伤及关节时称为肩髃筋扭伤。

【病因病理】

本病在任何年龄均可发生。部位多在肩部上方或外侧方，并以闭合伤为其特点。可分为新伤、陈伤两类。受伤后微细脉管破裂，血溢脉外，停于皮下，相继出现一系列经筋功能紊乱的症状。

1. 瘀血阻滞

《素问·五脏生成》云："诸筋者，皆属于节"，肩部功能活动灵活，全赖其周围筋脉之坚韧有力。如肩部因伤扭或撞击，上肢位于外展位时致伤，使肩部肌肉筋脉经络受损，气血运行不畅，气滞血瘀，脉络经气阻塞，不通则痛，甚者肿痛剧烈，肩部活动受限。

2. 风寒侵袭

伤后经络受损，营卫失调，腠理空虚，使风寒之邪侵入，留注经络，凝滞关节，致肌肉、筋骨重着酸楚疼痛、屈伸不利。久之则成为"肩凝症"。

【临床表现】

肩部肿胀、疼痛逐渐加重，局部片状钝性压痛。损伤范围较广者，有组织纤维断裂，局部瘀肿，皮下常出现青紫，关节功能暂时性受限。轻者 1 周内症状明显缓解，较重病例伴有组织部分纤维断裂或并发小的撕脱性骨折损伤者，症状可迁延数日或数周。扭伤的压痛点多在肌腱、韧带的起止点，而挫伤则多在损伤部位。一般性挫伤在当时多不在意，休息之后开始出现症状，逐渐加重，瘀肿或不瘀肿，但有压痛。多在 5 日左右减轻。

【辅助检查】

X 线检查对本病诊断无实际意义，可排除肱骨、肩胛骨、锁骨及肩关节、肩锁关节、胸锁关节等结构骨折或脱位征象。

【诊断要点】

有明显外伤史，肩部肿胀，疼痛逐渐加重，或皮下青紫，局部片状钝性压痛，肩关节活动受限。轻者 1 周内症状明显缓解，伴有部分纤维组织的断裂或并发小的撕脱性骨折损伤者，症状可迁延数周。X 线检查，肱骨、肩胛骨、锁骨及肩关节、肩锁关节、胸锁关节等结构无骨折或脱位征象。

【鉴别诊断】

(1) 肱二头肌长头肌腱炎和腱鞘炎：外伤史不明显，疼痛以肩前部明显，可向上臂和颈部放射，局限性深压痛，肱二头肌抗阻力试验阳性。

(2) 肱二头肌腱断裂：外伤性断裂时可闻及断裂的响声，疼痛剧烈，肩臂部可出现隆凸及凹陷畸形，断裂处瘀斑、肿胀，不能主动屈肘。

(3) 肩部骨折、脱位：常规 X 线检查排除肱骨外科颈骨折、肱骨大结节撕脱骨折、肩锁关节损伤、肩关节脱位等。

(4) 肩峰下滑囊炎：疼痛及压痛位于肩峰下滑囊处，急性期局部可有肿胀，上肢外展时疼痛，活动受限，疼痛有时可向上下放射。

(5) 冈上肌肌腱炎：肩部外侧疼痛及压痛，位于肱骨大结节的冈上肌腱止点处。疼痛弧征阳性。

【治疗】

(一) 中药外治

1. 贴法

(1) 麝香壮骨膏、关节止痛膏、伤湿止痛膏、精制风寒膏等外用。

(2) 活血止痛膏 (陕西中医学院附属医院经验方)。

本方通经活络，祛瘀止痛。治一切跌打损伤、瘀血留滞及无名疼痛。

(3) 消瘀止痛药膏 (《伤科学讲义》)：木瓜 60 g，栀子 30 g，大黄 150 g，蒲公英 60 g，地鳖虫 30 g，乳香 30 g，没药 30 g。共为细末，饴糖或凡士林调敷。

本方活血祛瘀，消肿止痛。肩部扭挫伤急性损伤早期，肿胀明显，疼痛剧烈者。

2. 擦法

正骨水、跌打万花油等外用。

3. 熏洗法

(1) 新伤用散瘀和伤汤马钱子 (油炸去毛)、红花、生半夏各 15 g，骨碎补、甘草各 9 g，葱须 30 g，醋 60 g。用水煎药，沸后，入醋再煎 5～10 分钟，熏洗患处，每日 3～4 次，每次熏洗都把药液煮沸后用。

(2) 陈伤用旧伤洗剂 (《林如高正骨经验》)：生草乌 9 g，生川乌 9 g，羌活 15 g，独活 25 g，三棱 9 g，莪术 9 g，泽兰 9 g，肉桂 9 g，当归尾 9 g，桃仁 9 g，红花 9 g，乌药 9 g，土牛膝 15 g。水煎后熏洗患处。

(二) 中药内治

1. 辨证论治

(1) 气滞血瘀

肩部肿胀疼痛明显,功能受限,或见瘀斑,常见于损伤初期。

治法:舒筋活血,行气止痛。

方药:舒筋活络汤 (《伤科补要》) 加减。

组方:生山楂 50 g,桑葚 50 g,桑枝 25 g,乌梅 25 g,白芍 20 g,伸筋草 20 g,延胡索 20 g,姜黄 15 g,桂枝 15 g,威灵仙 15 g,红花 15 g,香附 (醋制)15 g,甘草 10 g。痛重者合用云南白药或七厘散。

(2) 寒湿闭阻

肩部以酸胀痛为主,有沉重感,常见于损伤后期。

治法:祛风散寒,通络止痛。

方药:三痹汤加减 (《妇人良方》)。

组方:独活、珍艽、防风、芍药、茯苓、当归、牛膝各 9 g,干地黄、杜仲、黄芪、续断各 12 g,川芎、人参、甘草各 5 g,肉桂 15 g,细辛 3 g,生姜 5 片。

2. 中成药

云南白药内服,每次 0.5 g,隔 4 小时 1 次。有活血止痛,祛瘀定痛之功。

(三) 推拿治疗

(1) 放松手法:患者端坐位,医生沿患者颈项和背部使用揉法、滚法、点按、拿捏和搓法等,以缓急解痉、行气活血、通络止痛。在肩前部、肩胛内上角处 (胸大肌、斜方肌等) 和腋下筋痛处 (大、小圆肌等) 采用拔筋、弹筋手法 3 ~ 5 次,以解痉舒筋止痛。

(2) 旋肩法:患者取坐位,医生立于患者身后,右手虎口托于其右腕上,医生屈肘内收带动患者屈肘,由下向胸前上举,再旋外、外展、后伸放下。幅度由小变大,患者肘关节的活动随医生肘关节的屈伸而屈伸。重复 5 ~ 7 遍。

(3) 结束手法:以抖法、捋顺手法收功。

(四) 功能锻炼

以主动活动为主,被动活动为辅。其目的是恢复肌肉的力量及韧带、肌腱、关节周围组织的弹性,改善和恢复肩关节的基本功能。肩部运动包括外展、内收、前屈、后伸、旋外、旋内和环旋等。具体方法如下。

(1) 卧位操练法:患者仰卧位,双手手指交叉抱于颈后,然后使两肘触及床面,维持 20 分钟。

(2) 立位操练法:患者弯腰,患肢自然下垂,先做前后甩动,然后做环旋运动。活动范围逐步由小到大,每次 10 ~ 15 分钟。

(3) 被动运动:借助外力活动肩关节,多在患者不能做主动运动的情况下采用。动作要协调,循序渐进,逐渐加大活动量,以牵伸挛缩的肌肉和韧带。活动应保持在无痛范围内进行,且应略加牵引力量。

（五）固定方法

患侧上肢屈肘 90°，掌心向胸，为了防止急性损伤变成慢性伤筋，应注意处理好伤后固定与练功的关系。较重者早期宜制动，三角巾悬吊 5～7 天。以后逐渐加大肩部活动锻炼。

（六）其他疗法

(1) 针灸疗法：可取肩髎、肩井、风池、合谷、阿是穴等用平补平泻法针刺。

(2) 物理疗法：红外线理疗治肩部扭挫伤，能促进局部炎症吸收，增强组织再生能力。超声波具有镇痛、缓解肌肉痉挛和加强组织代谢的作用，疗效较好，可选择使用。电子脉冲理疗仪具有镇痛，缓解肌肉痉挛，改善局部微循环的作用，可选择使用。

(3) 局部封闭疗法：是常用的一种治疗方法，一般以泼尼松龙 12.5～25 mg 加 1% 普鲁卡因 6～8 mL，行痛点封闭。

【预后】

本病总体预后良好。但由于肩部急性筋伤易于迁延成慢性筋伤，部分患者可诱发肩周炎，病程迁延。

为防止急性损伤变成慢性损伤，应注意处理好伤后固定与锻炼的关系。较重者早期宜制动，三角巾悬吊患侧上肢 10～15 日。以后逐渐加大肩部活动范围，多做肩外展、外旋、后伸、高举与自动耸肩等活动，使肩关节功能尽早恢复。

【预防与调摄】

肩部扭挫伤的初期，出现瘀肿时忌热敷，可用冷水、冰块、冰袋或冰冻手巾贴敷，以减轻疼痛和抑制患部出血。在治疗过程自始至终要注意动静结合，制动时间不宜过长，要早期锻炼，争取及早恢复功能，尽量预防转变为慢性筋伤。发病早期宜休息静养，约 2 周后开始活动。注意肩部保暖，忌受寒凉。

第三节　肩袖损伤

肩部有内外两层肌肉：外层为三角肌；内层为冈上肌、冈下肌、小圆肌及肩胛下肌的肌腱所组成的肩袖，附着于肱骨大结节和解剖颈的边缘。肩袖可使肱骨头与肩胛盂紧密接触，稳定关节；当三角肌收缩时有拮抗三角肌不使肱骨头拉向肩峰，并起到杠杆的固定作用，协助肩关节外展及旋转功能。其中冈上肌能外展及轻度旋转肱骨头；冈下肌和小圆肌使肱骨头外旋；肩胛下肌则为内旋功能，故肩袖又称肩胛旋转袖。肩袖随着年龄的增长及肩部劳损，逐渐发生退行性变化，故肩袖损伤多见于 40 岁以上的中年人；有严重外伤引起者，多为青壮年人，但较少见。

肩袖损伤在肩部筋伤中并不少见，随年龄的增长肩袖肌腱退变或因累积性损伤所致的肌腱变性使其变脆，弹性和伸展性降低，以致在轻微外力的作用下即可造成肩袖挫伤乃至完全性肌腱断裂。新鲜外伤肩袖破裂容易漏诊、误治，而引起慢性肩部痛，导致肩部功能障碍，故应提高对本病的认识。肩袖损伤发病率占肩关节疾患的 17%～41%。1834 年，Smith 首先发现此病并命名肩袖撕裂，但未引起重视。1931 年，Codman 和 Akerson 指出本病是引起肩痛的一个重要原因。

【病因病理】

冈上肌腱断裂可部分或完全断裂：部分断裂可发生在肌腱的中央、下面或上面，关节腔与肩峰下滑囊不通；完全断裂者则其连续性中断，关节腔与滑膜囊相连通。冈上肌断裂后由于肌肉向四周牵拉移位，导致形成较大的裂口。几乎所有的旋转袖撕裂伤均可发生在旋转袖的前侧部分和其边缘中央撕裂成线形，发生在结节下和肌肉、肌腱的交界点，或沿着二头肌沟呈纵形撕裂，从程度上讲，可以是部分损伤，也可以是完全性损伤。不全撕裂时，滑膜侧旋转袖受累，而上层即滑膜侧未受损伤，很难察觉，也不易确定病损范围，须经关节造影才能证实。完全性撕裂指旋转袖全层撕裂，关节前腔与肩峰下滑囊相通。多见于 40 岁以上有旋转袖损伤退行性变者。全层撕裂的长度不一，小者仅 1 cm，大者肩袖与肱骨头有大片分离，轻微外力即引起撕裂者，提示原来有明显的变性，故病变较为严重。可分为横行、纵形、撕裂伴回缩、巨大撕裂以及涉及二头肌区的前份撕裂等五型。

1. 单纯横行撕裂不多见。一般发生于止点近侧，很少回缩，裂口可不规则或呈环状，有的从前缘起有不同长度的纵形延伸，缺损大者呈三角形或新月形，此型一般功能障碍不太严重，可以自愈。

2. 单纯纵形撕裂暴力较大，多见于年轻人，常伴有肱骨头骨折脱位。裂口常与喙肱韧带平行，其边缘可因旋转作用而分离，撕裂处可扩展。肩胛下肌常将肱骨头牵向前下。

3. 撕裂伴回缩缺损呈三角形或新月形，一般认为分离力作用于横行裂口，造成纵形扩展。

4. 巨大撕裂伤常累及大部分旋转袖(即冈上肌、冈下肌、小圆肌腱)，发生纵裂，最多见于冈上肌和肩胛下肌腱之间，也可在冈下肌腱中，有时在肩盂和肱骨头间。以老年人为主，常伴有肩关节前脱位。

5. 累及二头肌腱的前份旋转袖撕裂既有旋转袖断裂，又有二头肌受累。多为向后跌倒引起，暴力作用于关节囊前部，冈下肌收缩使肩袖裂口加大。

旋转袖破裂部位按发生频率次序排列先后为单纯冈上肌腱、冈上肌加冈下肌、冈上肌与肩胛下肌之间、冈上肌、冈下肌和小圆肌腱完全性撕裂。裂口以"L"形最常见，横向裂口通过冈上肌腱，垂直裂口前方在冈上肌与肩胛下肌腱之间，后方则在冈上肌、冈下肌间。

【临床表现】

1. 症状

当肩袖破裂时，肩关节疼痛和外展活动受限，患者自觉有撕裂响声，局部肿胀。伤后局部疼痛多限于肩盂时有向三角肌止点部放射痛；夜间疼痛加重，不能卧向患侧，严重者影响睡眠。休息后症状减轻。由于疼痛和肌肉紧张而影响肩关节活动，如有慢性肩峰下滑囊炎存在，则疼痛呈持续性和顽固性。疼痛分布在肩前方及三角肌区。搬运重物、肩部剧烈活动或创伤是本病常见诱发因素。特别是运动员、从事体力劳动者和中老年患者，以优势手侧发病率较高。

2. 体征

(1) 压痛：冈上肌损伤时，压痛在结节顶部。冈下肌损伤时，压痛在大结节顶部的外侧，将臂轻度伸直，损伤裂口前移，触痛在结节间沟处。肩胛下肌腱破裂时，压痛在大结节的前方。

（2）肩肱关节内摩擦音：肩肱关节在被动或主动运动中出现摩擦或砾轧音，常由肩袖断端瘢痕引起。少数病例在运动时可触及肩袖断端。

（3）关节继发性挛缩：病程超过 3 个月以上，肩关节活动范围有程度不同的受限。以外展、外旋、上举受限程度较明显。严重肩袖撕裂的患者，上举及外展功能明显受限。外展及前举活动范围小于 45°。病程日久者小圆肌和斜方肌可明显萎缩，三角肌因萎缩而变扁平。

（4）裂隙：完全断裂者，可以摸到断裂的裂隙。

（5）关节活动异常：肩袖破裂较大时，患臂不能外展，而由耸肩来替代。由于肩袖破损、三角肌的收缩，肱骨沿其垂直轴向上，迫使肩胛骨在胸壁上滑动并旋转，出现肩关节活动异常，同时抗阻力外展力量减弱。

（6）疼痛弧试验阳性：疼痛弧试验阳性仅对肩袖挫伤及部分撕裂的患者有一定诊断意义。患臂上举外展 60°～120° 时由于肩袖受到的应力最大而出现明显的肩前方疼痛。如果掌心由向下变为朝上，再抬举上肢时疼痛消失，这是由于上肢外旋后肱骨大结节和破损的冈上肌腱避开了与肩峰的撞击。肩峰下滑，提注射局部麻醉药后再行撞击试验，疼痛症状可暂时消失或明显减轻。

（7）臂坠落试验阳性：患者因不能主动上举上肢或上肢上举后因疼痛或无力而不能持住患肢，使患肢坠落体侧。

（8）撞击试验阳性：患肩被动外展 30°，前屈 15°～20°，向肩峰方向叩击尺骨鹰嘴，使大结节与喙肩弓之间发生撞击，肩峰下间隙出现明显疼痛为阳性。

【诊断要点】

本病多见于 40 岁以上的患者，如年轻人一般有外伤史。对有肩部外伤史、肩前方疼痛伴肱骨大结节近侧或肩峰下区域压痛的患者；若伴有下述四项中任何一项阳性体征者，都应考虑有肩袖撕裂的可能性。

（1）臂坠落试验阳性。

（2）撞击试验阳性。

（3）肩肱关节内摩擦音。

（4）举臂困难或疼痛弧试验阳性。如同时伴有肩部肌肉萎缩或关节挛缩，则表示病变已进入后期阶段。

【治疗】

（一）中药外治

（1）早期可外敷消瘀止痛膏（《中医外科学讲义》）。

（2）后期舒筋活络洗剂（陕西中医学院附属医院经验方）外洗。

伸筋草 30 g，透骨草 30 g，桑枝 15 g，桂枝 15 g，艾叶 15 g，红花 15 g，生川乌 15 g，生草乌 15 g，刘寄奴 15 g，川牛膝 20 g，木瓜 20 g。四肢部位，水煎外洗，对于不便于外洗之肩背部，可以用药液浸湿大小合适的布料敷于患处。

（二）中药内服

（1）损伤初期肩部刺痛，痛处固定不移，日轻夜重，局部肿胀，屈伸不利，筋脉拘挛。舌质暗红，边有瘀斑，苔白或薄黄，脉弦或细涩。

治法：活血化瘀，消肿止痛。

方药：活血止痛汤（《伤科大成》）。

组方：当归 12 g，川芎 6 g，苏木 5 g，红花 5 g，土鳖虫 3 g，赤芍 9 g，橘皮 5 g，落得打 6 g，紫荆藤 9 g，自然铜（煅）120 g，没药 6 g，三七 3 g(冲服)。

(2) 肿胀消退后

治法：舒筋活络。

方药：舒筋汤（《外伤科学》）。

组方：当归、白芍、羌活、防风、续断各 10 g，姜黄、松节、甘草各 6 g，宽筋藤 15 g，海桐皮 12 g。

(3) 损伤后期

治法：活血理气止痛。

方药：橘术四物汤（《证治准绳》）加钩藤、五加皮。

(三) 推拿治疗

肩袖裂口不大的新鲜损伤，采用上举位皮肤牵引治疗为宜。即仰卧位，患臂外展和上举各 15°牵引，这样有利于损伤的肌腱在低张力下修复和愈合。2 周后解除固定，顺肩袖肌腱走向以手法弹拨，或行揉摩手法。

(四) 功能锻炼

开始时被动上举，随后练习侧方外展、上举，外展、上举无痛且达到最大上举范围后，开始做增强肌力训练。3 个月内应避免提举重物和攀援等动作。

(五) 局部封闭疗法

肩袖损伤局部疼痛较剧烈的患者，在肩峰下间隙行局部封闭。

【预后】

肩袖损伤的预后与肩袖的损伤情况有关，撕裂越小，恢复越好。对于较大的肩袖撕裂者，即使手术治疗，也存在肩袖不愈合或愈合后遗留肩部疼痛的可能。

第四节　牵拉肩

肱二头肌短头起于肩胛骨的喙突尖，长头起于肩胛骨的盂上结节，此二头下行形成肱二头肌腱止于桡骨粗隆的后部。

本病多见于小儿或运动员，又称为肱二头肌短头肌腱扭伤。肱二头肌短头肌腱起自喙突，向远端移行为肌腹，当上臂做旋转活动时，肱骨的大小结节与肌腱摩擦发生损伤。

【病因病理】

小儿在受到突然牵拉时，使肱二头肌短头肌腱产生轻微错缝，从而产生损伤。成年人多由于动作不协调，在上臂上举并旋外的情况下，如投掷手榴弹，肱二头肌短头肌腱在受到突然的牵拉、扭转外力的作用下，发生肌腱的扭转损伤，甚至发生部分肌纤维的撕裂。

【临床表现与诊断】

损伤后出现肩部的疼痛，肩关节功能障碍。儿童往往不敢用患肢取物，不敢上举，不让任何人触摸患肢。患肢因疼痛而拒绝使用，肩部外形正常，喙突处压痛明显。成人主要表现为疼痛和功能障碍，自觉肩部、上背部疼痛，严重者肩部肌肉抽痛，或持续性钝痛，夜不能寐。压痛明显，压痛部位主要在喙突处。同时，肩关节处于内收、旋内位时，外展及后伸明显受限。慢性损伤患者肩部僵硬，肩部多方位活动功能障碍。X线检查一般无异常表现，应排除有撕脱骨折。

【鉴别诊断】

(1) 肱二头肌长头肌腱炎：通常累及肌腱上部，接近结节间沟区域，屈肘抗阻力试验阳性。而肱二头肌短头肌腱损伤表现在喙突处疼痛，喙突外下方压痛最明显。肘关节伸直时，抗阻力内收下臂引起喙突部剧痛。

(2) 肱二头肌长头肌腱急性断裂：其因受暴力牵拉而引起，肱二头肌长头肌腱断裂部位并不在结节间沟中。肩部活动不受影响，但局部有明显压痛，用力收缩时肌腹向远端膨隆。

(3) 肱二头肌长头肌腱滑脱：将患者上臂在水平位被动旋外，此时可在结节间沟区域触及肌腱从沟中滑脱，同时患者觉肩关节前方剧痛。

【治疗】

(一) 中药外治

1. 敷法

(1) 消瘀止痛膏 (《中医伤科学讲义》) 外用：用饴糖或凡士林调敷。每日 1 次。有活血祛瘀，消肿止痛之功。用于跌打筋伤初期，瘀血肿胀疼痛者。

(2) 热敷散外用。

2. 洗法舒筋活络洗剂外洗。

(二) 中药内治

(1) 损伤早期局部疼痛较剧烈或肿胀，瘀血明显。

治法：活血消肿止痛。

方药：活血止痛汤 (《伤科大成》)。

组方：当归 12 g，川芎 6 g，乳香 6 g，苏木 5 g，红花 5 g，没药 6 g，地鳖虫 3 g，三七 3 g，赤芍 9 g，橘皮 5 g，落得打 6 g，紫荆藤 9 g。

(2) 损伤中后期瘀肿已退，痉挛疼痛。

治法：舒筋活络。

方药：舒筋活血汤 (《伤科补要》)。

组方：羌活 6 g，防风 9 g，荆棘 6 g，独活 9 g，当归 12 g，续断 12 g，青皮 5 g，牛膝 9 g，五加皮 9 g，杜仲 9 g，红花 6 g，枳壳 6 g。

(三) 推拿治疗

(1) 小儿复位法：患儿坐位或由家长抱住患儿，使患臂对向医生。医生将患儿肘关节屈曲，一只手握住前臂使其上臂后伸曲、外展。另一只手拇指按于喙突处，顺外下方向用分筋法，即分拨。然后以理筋手法下压，将高隆肌腱复平于原位。再环转肩关节，做各个方向的运动，有时可听到响声，疼痛立即消失。

(2) 肱二头肌短头肌腱损伤复位法：患者坐位，医生一只手拇指按于患侧肩关节喙突上，其余四指按压于肩胛冈上，在上臂前屈时触摸喙突。上臂后伸、外展位再旋外、旋内时触及肱二头肌短头肌腱和喙肱肌腱抵止端，判定短头位置，然后再使上臂处于后伸、外层位，采用分筋、理筋手法，使其恢复正常解剖位置。

（四）固定方法

损伤早期疼痛较重者可用三角巾将伤臂悬吊在胸前，做短期制动。疼痛缓解后应行肩部功能锻炼，以增强肌张力，恢复肩关节的功能。

（五）功能锻炼

同肩部扭挫伤，应在无痛范围内锻炼。

（六）其他疗法

可配合中药理疗治疗，应用局部封闭疗法亦有效。

【预后】

本病转归良好，少数成年患者可转为肩周炎，病程较长。

【预防与调摄】

对小儿要尽量制动，成年人应尽量保暖，动静结合。

第五节　肩胛上神经嵌压综合征

肩胛上神经从 C5 和 C6 神经根组成的臂丛神经干上发出，包括感觉和运动神经纤维，平行穿过臂丛背侧的肩胛舌骨肌，之后穿过斜方肌到达肩胛冈上缘，然后穿过肩胛上切迹，运动支支配冈上肌、冈下肌，并发出感觉支到肩关节囊及盂肱、喙锁关节，但并不支配肩部皮肤。由于肩胛上切迹可表现为多种形态，而肩胛上神经在通过肩胛上切迹时神经相对固定，使其易于在重复运动时受损。肩胛上神经在肩胛上切迹部的卡压，称为肩胛上神经卡压综合征。该综合征在临床上并不多见，但易与肩部其他疾病包括冻结肩、肩袖损伤及颈椎病相混淆，应仔细鉴别。

【病因病理】

1.慢性创伤

肩胛骨和盂肱关节的重复运动(如排球、篮球、网球，肩部劳作等)使肩胛上神经在肩胛上切迹处摩擦出现神经炎性反应、水肿，可导致卡压性损害；肩关节外旋时，冈下肌支被拉向内侧而紧张，上肢外展、前伸和双臂交叉时，肩胛骨外旋、肩胛下孔外移、冈下肌支在下孔处折转角变小，神经在逐渐紧张过程中与骨面发生摩擦，使神经发生卡压。

2.急性创伤

肩胛骨骨折可发生肩胛上神经急性损伤，在骨折愈合过程中，神经周围组织瘢痕形成，切迹容积减少压迫神经也可出现卡压症状；另外肩关节脱位、肩袖牵拉损伤也可损伤肩胛上神经，摔倒时手撑地导致肩外展扭伤也会出现肩胛上神经损伤；肩关节前屈使肩胛上神经活动度下降，此时更易发生神经损伤。

3. 异物压迫

脂肪瘤、囊肿以及肩胛上切迹纤维化等可压迫肩胛上神经的主干或分支，引起卡压。肩关节上方盂唇损伤可导致上方关节盂后方产生囊肿，压迫肩胛上神经出现症状。年龄大者可有骨质增生，使肩胛上孔骨纤维孔道狭窄，卡压肩胛上神经主干。

【临床表现】

(1) 患者常有肩后区疼痛，其疼痛有时呈阵发性、痉挛性剧痛，每于劳动后疼痛加重，夜间疼痛尤甚，可向颈后及上臂后侧放射，通过局部按摩而缓解。

(2) 压痛是本病的常见体征。如肩胛上神经在肩胛切迹处嵌压，冈上肌的压痛点在肩胛切迹处，由于斜方肌的覆盖，一般为深压痛。冈下肌的压痛点比较恒定，局限于肩胛冈内中 1/3 交点下约 1 cm 处。同时伴有肩外展、外旋无力，冈上肌、冈下肌同时萎缩；如肩胛上神经在肩胛冈盂切迹处嵌压，其压痛点以冈盂切迹处明显，冈下肌萎缩，冈上肌可以正常。

(3) 嘱患者做对抗阻力肩外展和上臂外旋时，不能触及岗上、下肌收缩。肩关节外形正常。

(4) 检查者将患者患侧上肢被动过度内收，使患肢横过其胸前，此时因其肩胛骨被大幅度牵拉向外、向前，肩胛上神经受此牵拉，引起明显加重的疼痛，此为阳性。此外，任何带动肩胛骨向外向前的运动，如上肢尽力前伸等，均可加重症状。

【体格检查】

可发现肩胛上切迹部压痛，锁骨与肩胛冈三角间区的压痛最常见。斜方肌区也可有压痛。由于肩胛神经上关节支支配肩锁关节，也可出现肩锁关节压痛。病程长者可出现冈上、冈下肌萎缩。肩外旋肌力可明显减弱。肩外展无力，特别是在开始 30° 左右的肩外展肌力减弱最为明显。上臂交叉试验阳性：双臂前屈 90°，在胸前交叉，可诱发或加重肩部疼痛。肩胛骨牵拉试验阳性：令患者将患侧手放置于对侧肩部，并使肘部处于水平位，使患侧肘部向健侧牵拉，可刺激卡压的肩胛上神经，诱发肩部疼痛。

1. 辅助检查

肌电检查和神经传导速度检查有助于肩胛上神经卡压综合征的诊断。肩胛上神经运动传导速度明显减慢，冈上肌及冈下肌均有纤颤电位，腋神经及三角肌无异常。这可与 C5 神经根压迫相鉴别，后者腋神经也出现异常改变。X 线检查：使肩胛骨在后前位 X 线上向尾部倾斜 15°～30°，以检查肩胛上切迹的形态，有助于诊断。

2.MRI

其可发现局部软组织肿块，能显示囊肿的大小与形态。MRI 检查也能反映出冈上与冈下肌失神经支配后的继发性改变，这些改变包括肌肉萎缩、脂肪浸润性改变；另外还能明确关节盂唇、肩袖组织有无撕裂。

3. 诊断性试验

利多卡因注射局部封闭：于肩胛上切迹压痛点处注射 1% 利多卡因，如果症状迅速缓解，有助于肩胛上神经卡压综合征的诊断。

【治疗】

（一）中药内治

中药内治法可配合推拿、针灸等外治法，起到活血通络、祛除外邪、扶正固本的作用，以达到使损伤的软组织尽快修复的目的。

1. 气虚血瘀

治则：活血化瘀，益气通络。

方药：补阳还五汤加味（《医林改错》）。

组方：黄芪 30 g，当归 6 g，赤芍 6 g，地龙 3 g，川芎 3 g，红花 3 g，桃仁 3 g，白芍 9 g，熟地黄 9 g。若疼痛较重者可加入全蝎 9 g（研末冲服），制草乌 6 g，桂枝 9 g。

2. 风寒侵袭

治则：祛风散寒，益气扶正。

方药：桂枝汤加味（《伤寒论》）。

组方：桂枝 9 g，白芍 9 g，甘草 6 g，防风 6 g，白芷 9 g，黄芪 30 g，生姜 3 片，大枣 4 枚。若寒邪偏胜者可加入制附子 9 g，肉桂 9 g，干姜 9 g；疼痛较甚者可加地龙 12 g，三七粉 3 g（研末冲服）。

（二）中药外治

中药熏洗疗法对本病较适宜，常用洗剂如下。

1. 化瘀通络洗剂（《林如高正骨经验》）

当归尾 12 g，桑枝 9 g，续断 12 g，桃仁 12 g，红花 9 g，川芎 12 g，骨碎补 12 g，桑寄生 9 g，威灵仙 15 g，苏木 12 g，伸筋草 15 g。上述诸药水煎 30 分钟，待温度适宜，熏洗患肩部。注意防止发生烫伤。每日 2～4 次，每日 1 剂。

2. 骨科外洗 2 方（《外伤科学》）

桂枝 15 g，威灵仙 15 g，五加皮 15 g，防风 15 g，细辛 10 g，荆芥 10 g，没药 10 g。煎水熏洗，或将上药装入布袋水煎，以药袋热敷患肩，每日 2～4 次，每次 30 分钟，每日 1 剂。

（三）推拿治疗

推拿治疗是治疗本病的主要方法。治疗本病以舒筋通络、理筋整复为原则。通过推拿手法的施术，可解除肩胛上神经的嵌压，改善局部的微循环使损伤的神经得以修复。

1. 推拿手法及操作

(1) 患者取坐位，医生施滚法、按揉、一指禅推法于患侧颈肩部 3～5 分钟。

(2) 揉患侧天鼎、缺盆、肩井、秉风、天宗穴 3 分钟，以酸胀为度。

(3) 拿颈椎两侧及患肩，重点在冈上肌和冈下肌。之后用重的按压、弹拨手法施于患侧颈肩部，重点在患侧肩胛冈上方相当于肩井穴的部位。

(4) 擦颈肩部以热为度，可涂润滑油或配制药膏于患部，通过药物的渗透加强疗效。

2. 注意事项

推拿治疗本病有较好的疗效，但需注意以下几点。

(1) 治疗期间患者须休息，避免局部受凉，不肩负、手提重物。

(2) 可选用推拿、理疗、针灸、封闭等疗法综合使用或交替使用。

（四）针灸治疗

针灸治疗肩胛上神经嵌压伤，是中医药治疗中的常用方法之一。如配合推拿治疗，则可收到满意疗效。针灸治疗本病，当以养血活血，疏通经络为法。

1. 毫针

(1) 取穴：天宗、秉风、肩髃、臑俞、后溪、肩井、曲垣、合谷、外关、阿是穴等。

(2) 方法：用补法。其中天宗与臑俞穴，均直刺 0.5～1 寸，曲垣和秉风均直刺 0.3～0.5 寸。每次选 2～4 穴，每日针治 1 次。

2. 梅花针

(1) 取穴：天宗、秉风、肩髃、臑俞、肩井、曲垣。

(2) 方法：沿穴间连线自上而下叩刺，以局部皮肤微红为宜。

3. 水针

(1) 取穴：天宗、秉风、臑俞、肩井。

(2) 药物：当归、丹参、红花、川芎等中药制剂、5%～10% 葡萄糖注射液、维生素 B_2、维生素 B_{12} 等西药注射剂。

(3) 方法：每次选 2～3 穴，按各药不同用量注入穴位。注意严格消毒，勿注入血管内，掌握针刺深度。

4. 电针

(1) 取穴：同毫针。

(2) 方法：取 1～2 对穴，一般用疏波，如伴疼痛，用疏密波。调节电流应从小到大，每日治疗 1 次，每次 10～15 分钟。

（五）中药离子导入疗法

主要采用补益气血，舒筋活血的药物，与直流电配合可促进损伤的神经及其所支配的肌肉功能的恢复。

①方药：配制黄芪 30 g，当归 30 g，赤芍 20 g，熟地黄 30 g，红花 20 g，伸筋草 20 g，乌梢蛇 20 g，加水 1 500 mL，浸泡 2 小时后煮沸，文火煎 30 分钟，过滤浓缩药液至 500 mL 备用。

②操作方法：治疗时阳极药物衬垫置于肩胛部损伤处，辅助电极衬垫置同侧肩关节后部，固定好后开启电疗机，电流量 5～10 mA，每日 1 次，每次 20 分钟，一般连续治疗 10 日为 1 疗程，疗程间隔 3～5 日，一般治疗 3～5 疗程。

（六）封闭治疗

长效激素的局部封闭，消炎镇痛效果持久，全身吸收少，是治疗早期神经嵌压综合征的有效方法。如地塞米松 4～8 mg 加利多卡因 3～5 mL 于痛点或肩胛上切迹处注射，每周 1 次，一般 2～3 次疼痛可迅速减轻或消失。

【预后】

大多数患者，经中医药治疗是有效的。如果病情迁延日久，出现冈上、冈下肌肉的严重萎缩，且经上述治疗确实无效，亦可考虑软组织松解术，但应用极少。

【预防与调摄】

注意工作、生活中的劳动保护和肩部保暖，避免肩关节及其肩胛骨急剧超范围活动。

第六节　肩峰下滑囊炎

肩峰下滑囊炎又名三角肌下滑囊炎，是以肩外侧面疼痛、上臂外展外旋时痛甚为主症的一种滑囊水肿增厚的无菌性炎性反应。急性发作时，肩部出现广泛疼痛及运动受限，活动时局部疼痛加重，严重者可影响睡眠。慢性发病时，自觉疼痛多不明显，疼痛部位往往不在肩关节而放射到三角肌止点，对肩活动有一定影响，检查时可发现肩峰外局部压痛明显，但当肩外展时，肱骨大结节隐入肩峰下，压痛不能查出。肩峰下滑囊炎在局限性肩痛疾患中发生频率最高，也是引起肩关节周围炎的重要原因之一。

【病因病理】

本病常因老年性变性、骨结构异常突出和违反劳动操作规程而发生。主要继发于囊底结构的病理变化，即冈上肌腱的病变，亦有因风湿病灶致者。肩峰下囊位于活动频繁、运动范围大的肩关节肩峰与肱骨之间，长期反复摩擦致伤，表现为急性炎症性渗出肿胀、疼痛，持久慢性炎症残存，不断刺激组织肥厚，相互粘连，以囊内为主，使之失去正常的缓冲功能，如此降低了肱骨大结节与肩峰软组织之间的活动性，影响了肩关节的外展、上举及旋转活动，出现活动痛及压痛，并常与邻近软组织慢性炎症并存，且互为因果，渗透转变。其基本病理变化为滑膜水肿、充血、增厚呈绒毛状；滑液增多、充盈滑囊；囊壁增厚或纤维化。

【临床表现】

从事肩部经常负重职业的人容易罹患本病，而且右侧比左侧发病高2倍，多见于30～40岁的男性。主要症状为肩部疼痛、肌肉僵直和肩关节活动受限。根据发病和病程之急缓，临床可分为三期（型）。

（一）急性期

以突然疼痛起病，疼痛的特点往往是不可忍受的剧痛。因疼痛而不能入睡，为了解除疼痛，患者有时必须服用麻醉性药物。疼痛部位以肩峰部最剧烈，并向上臂及拇指侧或颈部和肩胛方向放射。肩关节前后活动尚可，但外展和旋转时可明显受限，并引发剧痛。激烈疼痛一般持续10～14天。

（二）亚急性期

发病较缓慢，症状也稍轻是其特点，在此期的滑囊炎，其归宿有可能经几个月而自然治愈，或移行为冻结肩。

（三）慢性期

症状较轻，偶有疼痛。几乎无肌肉僵硬和运动受限，常经过数年症状自然消失。在该期间如患者由于肩部过度活动或外伤等原因可突然使症状转为急性期。

【鉴别诊断】

(1) 结核性滑囊炎：可由滑膜原发，也可继发于骨结核。起病缓慢，患部轻微出现肿块，抽出脓液为脓性或干酪样物质，失去黏性，结核培养和动物接种试验阳性，X线摄片可有或无骨质破坏。

(2) 类风湿滑囊炎：类风湿滑囊炎常见于跟部滑囊，大多伴有其他关节的类风湿关节炎。

【治疗】

(一) 中药内治

1. 瘀血阻络

多见于早期，损伤或其他原因导致气机瘀滞不畅，进而发展为血瘀，瘀于肩部而发为本病。表现为局部肿痛、压痛，皮肤暗红，触及有波动感，质较硬，舌红苔薄黄，脉弦略数。

治法：活血化瘀，通络止痛。

方药：舒筋活血汤 (《伤科补要》) 加减。

组方：羌活 6 g，防风 9 g，荆芥 6 g，独活 9 g，当归 12 g，青皮 9 g，牛膝 9 g，五加皮 9 g，红花 6 g，枳壳 6 g，黄芪 10 g。

2. 寒湿侵袭

多见于后期，久病伤及人体正气，肩部气血不足，卫表失固，寒湿内浸，滞于肩部而发为本病。表现为局部酸胀，困累、畏寒喜暖，神疲体倦，舌淡、苔薄白，脉沉细。

治法：补益气血，温经通络。

方药：桂枝汤 (《伤寒论》) 加味。

组方：桂枝 9 g，白芍 10 g，甘草 6 g，防风 6 g，羌活 9 g，枳壳 6 g，党参 6 g，黄芪 15 g。

(二) 推拿治疗

取穴：阿是穴为主，其他基本同针灸处方。

手法：滚、按、揉、提拿、弹拨、擦和摇法等。

操作：急性期治疗，患者取坐位。医生在患肩之肩峰下和三角肌部施于按揉法，手法宜柔和缓慢，同时配合患肩部周围轻快地提拿法治疗，以加强局部血液循环。然后在三角肌及其周围施于擦法治疗，以透热为度。

慢性期治疗，患者取坐位。医生在患肩之肩峰下和三角肌部施于滚法治疗，手法宜轻柔，同时配合上臂的内收、外展和旋转活动。其次在患肩施于拿、按揉法治疗，手法宜深沉而缓和。再在上臂外展30°状态下，肩峰下和三角肌部施于弹拨法治疗，手法宜轻柔。最后患肩及上肢的摇、搓、抖推拿治疗。可加用中药热敷。

(三) 针灸

1. 电针

(1) 取穴：阿是穴、手三里、曲池、肩髃、臂臑、天府。

(2) 操作：选肩部压痛点最明显处进针，并配合所选诸穴，接电针治疗仪，选择疏密波，电流强度以患者能耐受为度，治疗 20 ～ 30 分钟，每日治疗 1 次，10 次为 1 疗程。

2. 耳针

(1) 取穴：肩、肩关节、肾上腺、神门、内分泌。

(2) 操作：0.5 寸毫针刺入所选穴位，中等强度刺激，隔日治疗 1 次。也可用王不留行籽贴压耳穴，每日自行按压 3 ～ 5 次，每 2 ～ 4 日更换 1 次，7 次为 1 疗程。

3. 腕踝针

(1) 取穴：上 4、上 5、上 6。

(2) 操作：用 1.5 寸毫针针体与皮肤成 30° 角，快速进针，然后沿皮下平行进针 1.4 寸左右，留针 30 分钟，每日治疗 1 次，10 次为 1 疗程。

（四）小针刀治疗

选择压痛最明显处进针。患者端坐，患侧上肢自然下垂，前臂放于同侧大腿上，在痛点处进针，刀口线和三角肌纤维走向平行刺入，深度约 2 cm，不能达到骨面，在冈上肌、冈下肌腱膜缘纵行切开 2～3 点，出针。盖上无菌纱布块，指压针孔。术后大多立即感到上肢活动灵活，肩部舒适。一般 1 次即愈。

（五）其他疗法

电子脉冲理疗仪、红外线治疗仪、中药离子导入均可选择使用。局部封闭疗法是有效的治疗方法之一，可选择使用，先行滑液囊穿刺，抽出滑液，再注入醋酸氢化可的松，疗效满意，术后加压包扎。外用药可选用追风膏或奇正消痛贴、南星止痛膏和中药热敷等方法。对长期顽固性疼痛而非手术治疗无效时，可行肩峰切除术或单纯切除肥厚的滑膜囊，多能取得良好的效果。

（六）功能锻炼

1. 马桩式站立法

下身不动，全臂用力，两手自胸前由内下 - 前上 - 外后 - 下内翻转，先是前臂旋后手心向内，继是前臂旋前手心向外，方向相反，左起左落。

2. 坐靠背椅仰卧练习法

利用肢体重量加上地心引力；或两指相嵌，手心翻转向上，左右摆动，按向上向后的要求，逐渐增加练习高度来增进疗效。

【预后】

本病自然病程较长，且易复发，一般历时数月，逐渐愈复。患者宜在正规治疗基础上配合理疗，一般用超短波或场效应仅直接作用于肩部。平时注重制动，尤其在治疗期间适当制动，获效后渐做功能锻炼。

【预防与调摄】

避免损伤是预防的最关键措施，适当的休息可以防止复发。另外，肩峰下滑囊炎很少是原发的，绝大多数是继发于肩关节邻近组织的病变。因此，对原发病的治疗很重要。

第七节 肱二头肌腱断裂

通常肱二头肌腱很少发生断裂，年轻人多在缺少准备而强力收缩时使肱二头肌腱断裂。中年人则因退行性改变、大小结节，及结节间沟有骨赘存在，或肱二头肌腱在结节间沟处粘连，在强烈收缩时发生撕裂。此外，某些特殊职业因需要上臂维持外展内旋位，肌腱与骨的摩擦增加，加速组织变性，更容易断裂。

【病因病理】

青壮年患者肩周组织的病理学检查显示肱骨头剧烈收缩时导致肱二头肌腱断裂，多发生在缺少准备而使肌肉突然、猛烈地收缩时。中老年人则因原有不同程度的退行性改变，突然受外力作用或微屈肘提物时发生肌腱的部分或完全断裂。

断裂多发生在肱二头肌长头肌腱刚穿出关节囊处的下方，少数断裂发生于盂上结节的肱二头肌长头肌腱起点处，或肌腱与肌腹交界处，甚至肌腹本身断裂。有时，肱二头肌长头肌腱止点也可发生断裂。肱二头肌长头肌腱断裂通常为完全性的，偶见部分断裂。完全断裂时肌腱常卷曲在结节间沟以下，部分断裂者撕裂的纤维可以附着于结节间沟。

【临床表现与诊断】

患病前可有肩部疼痛及轻度强硬等症状，或宿伤持续数月，甚至数年。当上臂偶用力时，突然感到肩部尖锐疼痛，随之发生肿胀，有时三角肌下方有皮下瘀斑。肿胀消退后，当用力屈肘时，可见肱二头肌肌腹外上方凹陷，且肱二头肌肌腹的位置较腱侧下移，凸起明显，肌腹压痛，肌力减弱。慢性或陈旧性断裂者，只有轻度酸痛，屈肘功能逐渐减弱，屈肘抗阻力旋后时疼痛，并放射至肩前内方。X 线检查一般无明显异常，但要求摄常规肩部平片，排除撕脱性骨折。

【治疗】

（一）中药内治

1. 损伤早期

治法：活血祛瘀，舒筋活络。

方药：活血舒筋汤（《中医伤科学讲义》）。

组成：当归尾 15 g，赤芍 15 g，姜黄 12 g，伸筋草 15 g，海桐皮 15 g，松节 6 g，落得打 10 g，路路通 10 g，独活 12 g，羌活 12 g，防风 9 g，续断 12 g，甘草 6 g。

主治：伤筋、关节肿痛、活动功能障碍者。

2. 恢复期

治法：祛风舒筋活络。

方药：舒筋汤（南京中医学院经验方）。

组方：当归 12 g，橘皮、羌活、骨碎补、五加皮、木瓜各 9 g，伸筋草、桑寄生各 15 g。

主治：骨折及关节脱位后期或软组织病变所致的筋络挛痛。

（二）推拿治疗

1. 急性发作期

肩前部疼痛明显者，先点曲池、合谷穴，再在肩前部至上臂至上臂前侧施以一指禅或四指推，以喙突部为重点，手法宜轻揉，手法的同时配合肩部的被动运动。最后在肩部沿肌腱方向用擦法，以透热为度。

2. 慢性期

对于慢性损伤的老年患者或陈旧性肌腱断裂，但无明显的功能障碍者，可在局部采用理筋手法理顺肌纤维，使功能得到改善或恢复。先在肩前部及上臂用四指推或滚法，重点在喙突部，同时配合被动运动，以外展及后伸动作为主。然后以轻缓的拿法沿肱二头肌上下移行，在喙突部施以掌根按揉，搓肩部。最后用摇法摇肩关节，抖上肢，施法结束。

（三）外用药

可配合中药熏洗、热敷，常用海桐皮汤或肢伤一方等。

（四）固定治疗

损伤早期疼痛较重者可以用三角巾将伤臂悬吊在胸前，做短期制动，疼痛缓解后，应行肩部功能活动锻炼，以增强肌张力，恢复肩关节的功能。

（五）功能锻炼

同肩部扭挫伤，但应在无痛范围内锻炼。

【预后】

一般不完全断裂且程度轻者多保守治疗，完全断裂或断裂程度重者宜尽早手术。要防止瘢痕粘连，尽早进行功能锻炼。

【结语】

年轻患者急性损伤、肌腱断裂后功能严重受限者，应考虑手术修复，可采用端对端缝合，若术中发现肌腱已经萎缩、退化而不能缝补，可以设法在肱骨颈附近骨组织内钻一孔道，将肱二头肌腱穿过骨孔后与断端缝合。

第八节　肱骨外上髁炎

肱骨外上髁炎是肘部最常见的慢性损伤性疾患之一，是肱骨外上髁部伸肌总腱处的慢性损伤性肌筋膜炎。起于肱骨外上髁部的有桡侧腕长伸肌、桡侧腕短伸肌，指总伸肌、小指固有伸肌、肱桡肌、旋后肌和尺侧腕伸肌也均在此处附着。这些肌肉主要具有伸腕、伸指功能，其次使前臂旋后运动和协助屈肘。在伸肌总腱深处有一无名的细小血管神经束从肌肉、肌腱发出，先穿过肌筋膜或肌膜，然后穿过深筋膜进入皮下。本病是由于急慢性损伤造成肱骨外上髁周围软组织疼痛、乏力为主的一组综合征，多见于前臂用力的劳动者及网球运动员，故又称网球肘。肱骨外踝骨膜炎是劳动者、体育运动员，特别是老年人的常见病、多发病。

本病一般属中医学"筋痹""伤筋"等范畴。

【病因病理】

多种原因均可引起本病，长期、反复用力做手和腕部运动和工作者，如网球、羽毛球运动员，以及搅拌操作工、木工、砖瓦工及家庭妇女等常见。肱骨外上髁为前臂伸肌附着处。桡骨小头上端的凹陷关节面与肱骨小头相连接，形成肱桡关节，以肱桡韧带相连。桡侧伸腕短肌位于伸肌的最深层，与肱桡关节环状韧带等组织有密切关系。由于指伸肌、腕伸肌经常收缩及牵拉，在其肌腱起点部发生应力，反复应力造成急性或慢性损伤。还有由于跌仆闪伤，或运动时强力扭转，或劳动时前臂及腕部用力过度，或长时间提携重物等，均可引起本病，也可找不到损伤原因。但无论何种原因，受伤时前臂多处于旋前位，伸肌群突然或长期收缩而引起本病。

1.急性损伤

当前臂处于旋前位时，腕关节突然猛力背伸，致使前臂桡侧腕伸肌强力收缩，导致肌肉起点附着处因受强力牵拉而部分撕裂，骨膜下出血、血肿，继之渗出、粘连，局部纤维组织机化、钙化，从而导致骨质增生，形成筋束或筋结，对肌腱造成反复经常性刺激引发此病。

2. 慢性劳损

多见于长期从事某些特殊工作的中年人，如木工、瓦工、网球及乒乓球运动员。由于长期从事屈腕、旋转、伸腕、伸指等活动，肌肉长期劳累且经常处于紧张状态，使伸腕、伸指肌腱起点受到反复牵拉刺激，引起肱骨外上髁处骨膜、滑膜和肌腱的无菌性慢性炎性变、渗出、粘连，产生疼痛。

【诊断要点】

1. 症状

初起时偶感肘外侧酸痛无力，延时则加重。在屈肘手部拿物、握拳旋转时，如提热水瓶、扭毛巾，甚至拖地等动作时均疼痛加重。肘部受凉时亦加重，严重者握物无力，甚至握在手里的东西也会自行掉落在地，疼痛可向上臂、前臂及腕部放射，但在伸直肘关节提重物时疼痛不明显，休息时多无症状。部分患者夜间疼痛显著。

2. 体征

有局限性敏感性压痛，压痛点位于肱骨外上髁、环状韧带或肱桡关节间隙处，常为锐痛。检查肱骨外上髁部多无红肿，肘关节屈伸范围不受限，较重时局部可有微热，病程长者偶有肌萎缩，严重者，局部可出现高突，微肿胀。MILL 试验（即前臂稍弯曲，手半握拳，腕关节尽量屈曲，然后将前臂完全旋前，再将肘伸直）及前臂屈伸肌紧张试验（患者握拳、屈腕，检查者以手按压患者手背，患者抗阻力伸腕，肘外侧疼痛）均为阳性。

3. 辅助检查

X 线检查多属阴性，有时可见肱骨外上髁处骨质密度增高，或在其附近可见浅淡的钙化斑。

4. 鉴别

注意与肱骨内上髁炎、肘关节骨化性肌炎、尺骨鹰嘴滑囊炎、肱桡关节滑囊炎、前臂伸肌腱周围炎等相鉴别。

【外治方法】

（一）中药外治方

1. 温经散

(1) 处方：官桂、附片、羌活、防风、当归尾各 500 g，海风藤 1000 g，莪术、三棱各 300 g，生南星、生川乌、生草乌各 150 g，蛇床子、花椒各 100 g，细辛 60 g，冰片、樟脑各 5 g，马钱子 3 g，蟾蜍 0.5 g。

(2) 方法：以上方药共研细末，过 100 目筛后分装于小纱布袋中，每袋约 20 g。使用时用食醋浸湿药袋，戴敷患处，上置热水杯加热 10 分钟至自觉有蒸汽灼烫皮肤感，每日 2 次。3 日换药 1 次。

2. 归马散

(1) 处方：当归、姜黄、伸筋草、透骨草、威灵仙、木瓜、三七、血竭各 15 g，制马钱子、细辛、制川乌、制草乌、桂枝、川芎、红花、土鳖虫各 10 g，枳实 12 g，蜈蚣 1 条。

(2) 方法：以上中药共为细面备用。用时取 50～100 g，以蜂蜜及蛋清调成糊状，敷于患处，以适当药棉缠绕。屈肘 90°，颈腕带悬吊，每 5 天换药 1 次，1 个月为 1 个疗程。

3. 止痛膏

(1) 处方：生草乌、生川乌、生南星各 37.5 g，马钱子 30 g，细辛 60 g，干姜 300 g，元胡、汉防己各 200 g。

(2) 方法：上方中元胡、汉防己煎汤浓缩，余药共研细末，将浓缩液拌入，烘干，再研细，过 100 目筛备用。上药用怡糖调成糊状，按比例加入月桂氮唑酮调匀。使用时将膏药刮于牛皮纸，药膏上覆盖桑皮纸，贴敷患处，外用纱布或绷带包扎，3 天更换 1 次，5 次为 1 个疗程。

4. 药油膏

(1) 处方：生草乌、雪上一枝蒿各 100 g，麻黄、白芥子、花椒、细辛、乳香、没药、五灵脂各 150 g，冰片 60 g，水杨酸甲酯适量。

(2) 方法：将上药共碾细末，用水杨酸甲酯适量调成厚糊状，装瓶密封，隔日搅拌 1 次，使药力充分均匀，2 周后可用。治疗时将药糊适量摊于藿香止痛膏中心或胶布中心，贴于肱骨外上髁疼痛最敏感处，以胶布四周不外溢为度，每日换药 1 次。

5. 消散膏

(1) 处方：生麻黄、生半夏、甘遂、生南星各 180 g，白芥子、大戟、僵蚕各 240 g，鲜泽漆草 2500 g(须在清明节前收割应用)，生菜油 7500 g。

(2) 方法：先将鲜泽漆草入油，熬枯去渣，后入上 7 味，再熬枯去渣，呈滴水成珠状，然后加入藤黄 90 g，火硝 30 g，熬枯将油滤清后，入炒黄铅粉 1500 g，收膏，制成后贮放阴凉处备用。用时按量多少，使其烊化至糊状，视其患处部位大小，摊在布或牛皮纸上敷贴患处。一般每隔 3 ~ 5 天更换 1 次，3 次为 1 个疗程。

6. 斑丁粉

(1) 处方：斑蝥粉、丁香粉各等份。

(2) 方法：取上药粉少许，混匀，以 75% 乙醇调成稠厚糊状备用。用时将稠厚糊状物置于明显压痛点上，然后用胶布固定，待 3 ~ 4 小时局部有灼热疼痛感时，撤去胶布，洗去敷药。一般 2 ~ 3 天后疼痛消失。敷药后，若见局部起泡，可用三棱针刺破，消毒纱布包扎，以防感染。

7. 桃红乳没糊

(1) 处方：米卷皮、泽兰、伸筋草、当归、官桂、怀牛膝、红花、桃仁、樟脑、广木香、炙乳香、炙没药、白芷、独活、川断各 30 g。

(2) 方法：以上方药焙干，共研细末，分成 10 份。每取 1 份，用烧酒调成糊，均匀地涂在纱布上，敷于局部疼点，纱布加厚包扎。每日换 1 次，10 天为 1 个疗程。

8. 二乌熏洗液

(1) 处方：生川乌、生草乌、生半夏各 15 g，川椒、苏木、生南星、细辛、川桂枝各 12 g。

(2) 方法：以上方药水煎蒸洗。蒸洗先用手法在患处进行分筋、理筋等，使局部肌膜得以松解后，将中药煎至有蒸气时，即可使患处位于药罐上方，且用布类罩围，使蒸气集中在患处。早晚各蒸洗 1 次，每次蒸熏 15 分钟，浸洗 15 分钟。每剂中药用 4 次。每次煎药后将水加至 1000 mL。

9. 舒筋止痛方

(1) 处方：木瓜、赤芍、鸡血藤各 50 g，细辛、牛膝、乳香、川乌各 30 g，白芍 40 g，当归 25 g，川芎、黄芪各 20 g，甘草 10 g，防风 100 g。

(2) 方法：以上方药加水适量，浸泡 2 小时，煮沸后温火煎 30 分钟，兑入白酒 200 mL，然后将药渣滤出备用，药汁倒入治疗盆内，患肘浸泡药汁内，上用薄膜罩罩住盆口，以保护盆内温度在 40℃～55℃。一般浸泡 20～30 分钟，拭干皮肤，卧床休息。将药渣兑食用醋 50 g，加热后放入大小适当的小布袋内，袋口扎紧，双层毛巾包好置于患处，切勿烫伤皮肤，每次 10～15 分钟，每天治疗 1～2 次，10 天为 1 个疗程。

10. 红花乌头酒

(1) 处方：红花、桃仁、当归、血竭、乳香、没药、川乌、草乌、徐长卿、甘草各 50 g，生姜 10 g。

(2) 配制：用白酒 500 g 密闭浸泡上药 1 周后滤汁，然后再用白酒 500 g 将上药浸泡后滤汁，两份药酒合在一起，加入樟脑 10 g，麝香 1 g，加水 100 g，装瓶密闭备用。

(3) 方法：使用时将药酒摇匀，用 10 cm×10 cm 大小的 6～8 层纱布浸沾药酒后敷于患处，外层用油纸或塑料薄膜覆盖包扎，以防药物向外挥发，然后将热水袋置于外层热敷。每晚 1 次，5 次为 1 个疗程，停药 2 天后再进行下一疗程。

(二) 针灸治疗法

1. 毫针针刺法

(1) 取穴：压痛点、合谷、手三里、曲池、外关。

(2) 操作：压痛点可用一针多透刺 (如合谷刺、恢刺等)，或一穴多针刺 (如齐刺、扬刺等)，用泻法，手三里可直刺 1～2 寸，使局部产生酸胀感，有时可扩散至前臂；合谷可直刺 0.5～1 寸，使局部产生酸胀感；曲池可直刺，透少海，深 2～2.5 寸，使局部酸胀，有时可有触电感上至肩部，下至手指，亦可直刺，进针后微斜向远端，深 1.5～2.5 寸，找到得气感后，大幅度捻针数下，可向前臂放散，有时可扩散至肩部；外关穴可直刺 1～1.5 寸，或透内关，使局部酸胀。每天或隔天治疗 1 次，10 次为 1 个疗程。

2. 温针灸治法

(1) 取穴：曲池、手三里、肘髎、阿是穴、合谷。

(2) 操作：局部皮肤常规消毒后，用 28 号 1.5 寸毫针刺入穴位，得气后将剪下的一小段 (约 1.5 cm) 艾条插入曲池、阿是穴的针尾，点燃。留针 30 分钟，起针时再捻转提插 1 分钟。隔日治疗 1 次，针灸 5 次后隔 2 日治疗 1 次。10 次为 1 个疗程，疗程间隔 5 天，一般治疗 2 个疗程。

3. 青龙摆尾法

(1) 取穴：在患者动态下于其肘关节外上方寻得最明显压痛点或最敏感点。

(2) 操作：取 28 号 50 mm 毫针针刺，施青龙摆尾手法，即将针刺入后针尖指向病灶不进不退，仅持针柄一左一右摇动之，勿作转动，有如驾舟持舵状，使针感仅向病灶传导，施术 5 分钟。再取温溜穴，亦施同样手法 5 分钟。然后均留针 20 分钟。6 次为 1 个疗程，休息 1 天，续行下一疗程。

4. 电针治疗法

(1) 取穴：在肘部痛处寻找最明显的压痛点为主穴（此压痛点往往只有针尖大小）。令患者肘臂放松，然后循放射痛方向仔细触摸，往往可以触到紧张的肌筋膜，此时寻找次要的压痛点为辅穴。

(2) 操作：根据病变部位深浅选取毫针。主穴和辅穴均直刺至腱膜处，针刺得气后连接 G6 805 型治疗仪，用疏密波，中等强度，以患者能耐受且感到舒适为度，通电留针 30 分钟。每日 1 次，5 次为 1 个疗程，疗程间隔 3 天。

5. 浮针治疗法

(1) 定位：患者取坐位，先在肱骨外上髁附近找准压痛点，并在压痛点处做一记号，在痛点周围 6 ～ 8 cm 处找一进针点。

(2) 操作：进针点及医生手指常规消毒，用一次性浮针，与皮肤成 15°～ 35°快速刺入皮肤，然后将针尖提至皮下，沿皮下疏松结缔组织向痛点方向平刺，以进针点为支点，手握针柄左右摆动，使针体做扇形运动。当痛点消失或明显减轻后抽出针心，用胶布固定皮下的软套管，留置 24 小时后拔出。隔日 1 次。

6. 火针治疗法

(1) 定位：在肱骨外上髁处，于最痛点周围 1 ～ 1.5 cm 内，以甲紫做标记。

(2) 操作：常规消毒，选用 20 ～ 22 号粗针，在酒精灯上烧红后，在标记做垂直于皮肤，迅速刺入直达骨质，进针深度为 1 ～ 1.5 cm，立即出针，共刺 3 ～ 4 针，针间距 0.3 ～ 0.5 cm，针眼无菌包扎。症状重者，7 ～ 10 天重复治疗 1 次。

7. 三棱针拨术

(1) 定位：患者仰卧位，肘关节屈曲放于胸前。在其肱骨外上髁压痛最明显处做一标记。

(2) 操作：取三棱针 1 具、无菌洞巾 1 块、胶皮手套 1 双、5 mL 注射器 1 具，高压消毒备用。局部常规消毒铺巾，局部麻醉下术者一只手绷住患部皮肤，另一只手持针经皮肤、浅筋膜顺势刺达骨膜。然后上下内外拨划，直至针尖部无阻碍感为度。拨划范围一般为 0.5 cm×0.5 cm。术毕用无菌纱布挤压伤口，使血液流出，乙醇纱布及敷料加压包扎。

8. 小针刀疗法

(1) 定位：患者取坐位，患侧肘关节呈半屈曲状放在桌上，在外上髁最痛处用手指压一压迹。

(2) 操作：局部碘酒、乙醇消毒后，用 2% 奴夫卡因局部麻醉。术者左手固定肘下部，右手持针刀在指压压迹处刺入，刀尖达骨质，先纵形疏通剥离，后横形剥离，剥离范围不要过大，退出针刀，针眼处用无菌纱布敷盖。

9. 钩针治疗法

(1) 定位：以肱骨外上髁最痛点及其相关的敏感点为进针部位。

(2) 操作：局部做常规消毒，左手切指，右手持消毒后的钩针快速进针，进入皮下组织。根据局部病变的程度，侧重用钩针的某一特种手法。如局部有组织粘连时，侧重用推刮法、弹拨法；深部结缔组织增生，疼痛剧烈，侧重用钩拉结合震颤法等。在应用这些特殊操作时，患者常会出现酸胀、温热等舒适感觉，有时也常会出现循经感传的现象，如可沿手阳明经上下放散。操作术毕，钩针按原进针方向退出，局部用消毒敷料或创可贴覆盖针眼，再按揉片刻。施术后嘱患者3天内患臂避免用力，每隔3天治疗1次，6次为1个疗程。

10. 穴位埋线法

(1) 取穴：肱骨外上髁与曲池连线中点之压痛点、手三里。

(2) 操作：采用一次性8号注射针头做套管，用30号毫针剪去针尖部做针芯，经高压消毒后使用。取000号长约1 cm灭菌羊肠线置入针管前端。穴位常规消毒后，右手夹持针帽，快速过皮，进针深度以0.5～1寸为宜，待患者有酸胀感后，左手推针芯，边推针芯，边退针管，当针芯推到头后，快速拔出针管，则羊肠线即垂直植于穴位内。出针后涂以碘附，并用TDP灯照射10分钟。每10天治疗1次。

11. 新九针疗法

(1) 定位：以肱骨外上髁处及肱桡关节处压痛点和伸腕肌走行方向的广泛压痛点为主。

(2) 选用新九针中的磁圆针、锡针、细火针。先用磁圆针沿患肢手阳明经及局部轻叩3～5遍，至局部轻度发红为度。再用常规消毒用细火针寻找压痛点，常规消毒后，用细火针痛点点刺3～5针，散刺进针。1周治疗2次，病程较长者，可配以艾条悬灸。嘱患者患肢休息，保暖。

12. 新铍针疗法

(1) 新铍针：采用新型治疗软组织损伤病证的新铍针，它包括针尖、针柄和针尾，针尖设在针柄的一端，针柄的另一端设有针尾，针尾上设有缺口，针尖呈剑头状，包括剑脊、剑锋和剑刃。新铍针通过对软组织损伤部位进行"解结"。即用关刺、恢刺、短刺法以切割、松解、分离，以松治痛，可以治疗并根除下列病证，如腰背四肢的肌肉、筋膜、腱鞘、韧带、滑囊等软组织损伤形成的后遗症和压痛点以及颈、肩、腰、骶、髋、膝、踝关节的炎性疼痛和骨质增生。

(2) 操作：患者坐位，患肘平置于治疗台上，屈肘90°，术者循手阳明经筋分布范围，在肱骨外上髁、前臂、上臂触摸查清结筋病灶点（常在肱骨外上髁、前臂旋后肌腱弓等处查到痛性条索，即结筋病灶点肱骨外踝、手三里)，用甲紫做出标记。然后以结筋病灶点为中心缧旋向外，用碘附消毒。消毒后覆盖消毒孔巾，然后用无菌注射器抽取利多卡因2 mL，在结筋病灶点体表投影处注射一皮丘，然后再垂直逐渐刺至结筋病灶点（此时患者可有酸、麻、重、胀或疼痛感)，再注入1～2 mL局部麻醉药液使其浸润。取Ⅲ型新铍针沿局部麻醉针头探查的安全入路方向，垂直进针至结筋病灶点，以解结法，即改进的关刺、恢刺、短刺法进行操作（关刺法：直刺至结筋病灶点表层，左右刮拨，以解除表层粘连；恢刺法：直刺肌腱旁侧结筋病灶点粘连组织中，直至深面，再用针尖向上举计，挑拨结筋病灶点周边粘连，以松解减压；短刺法：对有骨膜下出血和渗出的患者，直刺结筋病灶点深层，做摩骨样切割，使近骨膜横络松解减压)，松解横络，解除经脉卡压。术后用无菌干棉球在手术部位按压2分钟，并用无菌纱布覆盖保护2天。未愈者间隔6天可重复治疗。

13. 皮内埋针法

(1) 定位：患者取坐位，患侧肘关节呈半屈曲状放在桌上，在肱骨外上髁压痛最明显处做一标记。

(2) 操作：局部常规消毒，术者右手持无菌血管钳夹住皮内针圆形针身，左手拇、示指将埋针部位皮肤绷紧，顺皮肤分布方向快速进针，小角度刺入后，与皮面平行推进，直至针体全部进入皮内，随后用胶布固定，令患者活动肢体，以无任何不适为宜。一般 3 ～ 5 天更换 1 次，夏季 2 ～ 3 天，冬季 4 ～ 5 天。

14. 穴位刮痧法

(1) 取穴：患侧肘髎至曲池、尺泽、消泺至天井、外关、小海、后溪。

(2) 器具：刮痧板首选有凉血定惊、清热解毒作用，边缘光滑的犀角板；也可选用嫩竹板、瓷器片、硬币和木梳背等。均蘸红花油、香油或刮痧专用油，可加速病邪外排，保护皮肤，减轻疼痛，预防感染。

(3) 操作：术者手持刮板，用刮板 1/3 的边缘接触皮肤，向刮拭方向倾斜 30°～ 60°，沿上述穴位由轻到重 (以患者可耐受为度)，自上而下顺肌肉纹理，朝一个方向缓慢刮拭皮肤表面，使其逐渐充血，直到出现红色斑点或斑块。每次刮拭开始至结束力量要均匀一致，每条经络或穴位依病情轻重刮拭 20 ～ 30 次。第 1 次刮痧完毕，出痧部位应待痧消退后方可进行第 2 次治疗。4 次为 1 个疗程。

15. 发泡灸治法

用鲜生姜切成直径为 3 ～ 4 cm，厚为 0.2 ～ 0.3 cm 的薄片，中间以针刺数孔，然后将姜片置于肘部疼痛部位，将艾柱 (如花生米大) 放在姜片上点燃施灸，当艾炷燃尽，再易炷施灸，以使痛点皮肤略起泡为度。水泡小者让其自然吸收，水泡大者刺破使其内液体流出，无须其他处理，但患处不能沾水。5 ～ 7 天瘢痕可愈合，只留表浅小瘢痕，不影响外观。治疗 1 次不愈者，1 个月后可重复治疗。

(三) 推拿治疗法

1. 牵抖法

患者坐位或仰卧位，术者立患侧，左手握患者上臂桡侧，拇指在上，余指在下，右手握腕部。两手配合，上下抖动，左右翻转，扭拨臂筋，左手边拨边向下移，至肘部时稍加力量，达腕部时按揉几下。可重复 1 ～ 2 次。

2. 弹拨法

患者正坐，医生坐于患者病侧，右手持腕使患者右前臂旋后位，左手用屈曲的拇指端压于肱骨外上髁前方，其他四指放于肘关节内侧，医生以右手逐渐屈曲患者肘关节至最大限度。右手拇指用力按压患者肱骨外上髁的前方，然后再伸直其肘关节，同时医生左手拇指推至患肢桡骨头之前上面，沿桡骨头前外缘向后弹拨伸腕肌起点，施术后患者有桡侧三指麻木感及疼痛减轻的现象。弹拨方法很多，亦可将患肢前臂旋后，曲肘，安置桌上，在肘下垫以软物，医生以双手示、中指拿住肱桡肌与伸腕肌紧向外扳，然后嘱患者患肢前臂旋前，医生用拇指向外方紧推邻近桡侧伸腕长短肌，反复数次，弹拨范围可向上、下移动。

3. 扳拨法

术者立于患肘外侧，一只手握肘背侧固定，一只手握腕，屈腕屈肘时，前臂旋前，做肘屈伸摇动数次，腕部手顺势向伸肘方向拨，到闻及响声为止。

4. 指压法

选取阿是穴、下廉、肘髎、天井等。以穴位的点揉按摩为主。

以一只手托其肘部，另一只手用大拇指自上臂中段推至前臂下廉穴处，连推 3 ～ 5 次后揉 1 ～ 2 分钟；分别以拇指、示指、中食、无名指压肘髎、天井和尺骨鹰嘴下 2 寸处，每次按压 20 秒钟后，揉 2 分钟，使肘关节被动伸展、屈曲、外展，以松解粘连。

5. 叩击法

部位选肱骨外上髁桡侧腕长伸肌起点、旋后肌 (深层肌) 痛点处、手三里、曲池、外关。先用按摩理筋手法轻揉患处 2 ～ 5 分钟，待局部有微热感，再用木棒叩击患处 5 ～ 10 分钟，视患者病情及耐受能力而定。开始由轻到重，由慢到快，每分钟 120 ～ 180 次。结束时由重到轻，由快到慢，然后用按摩手法抚摸 2 ～ 5 分钟即可，隔日 1 次。

第四章 腰部疼痛疾患

第一节 腰骶椎先天性发育异常

腰骶部常见的骨发育异常症有腰椎骶椎化、骶椎腰椎化、后关节不对称、骶椎隐性脊柱裂和游离棘突等。这些骨发育的异常，虽然不是腰痛的必然因素，但它是产生下腰部疼痛的一种潜在病因。推拿疗法虽不能从根本上消除这些骨发育的异常，可是能通过手法的作用增强局部肌肉张力，加强腰骶段的稳定性能，还能增加血液和淋巴液的循环，提高局部组织代谢，从而间接地缓解其腰骶部的疼痛症状。

正常脊柱包括 7 个颈椎、12 个胸椎、5 个腰椎、5 个骶椎及 4 个尾椎，总数为 33 个。但各段脊柱可互相移行，在不同脊椎骨交界处，脊椎骨可以部分或全部具有其邻近脊椎骨的形态，称为移行脊椎或过渡脊椎。移行整个脊椎骨的总数不变，仅其某段脊椎骨数目增加或减少，而由另一段脊椎骨数目的减少或增加来补偿。移行脊椎虽可见于颈、胸各段；但绝大多数病例发生在腰骶部。

关节突畸形以腰椎间后关节异常排列较多见，它是引起腰骶部疼痛的重要原因之一。正常的腰椎间后关节面呈半弧状，下关节突的关节面向前外，呈圆凸状，上关节突的关节面向后内，呈弧凹形。腰椎关节突的方向呈矢状位，但稍倾斜，到腰骶关节，关节突的方向又逐渐自矢状位转为斜位，即向后内。但在腰骶部关节突排列的位置常有变异，表现为一侧的关节面是矢状位，而对侧是冠状位，这种畸形会影响腰椎的正常运动，无论是旋转、前屈、后伸及侧弯活动都可能有影响，且易导致后关节紊乱的发生，亦易引起骨性关节炎改变。

【病因病理】

1. 肾精不足，后天劳损

肾中精气有"先天之精"与"后天之精"的区别。先天之精禀受父母之精而化生，是构成生命的原始物质和原动力。由于先天精气不足，或胎儿形成期外界因素损及先天之精或胎儿，使器官化生障碍或错误发生，则形成各种变异，若再加后天劳损，就会产生各种各样的症状。肾精不足，肝血受损，筋骨柔弱，若稍有劳力过度，则可诱发局部气血运行障碍，产生腰痛，活动不灵活等。

2. 肝肾不足，风寒乘之

肾虚，卫外之气不固，风寒乘而袭之，则发病。肝肾不足，风寒着于局部络脉，气血阻滞，则发本病。

【临床表现】

(一) 隐性脊柱裂

隐性脊柱裂大多无任何症状，也无体征，偶尔腰骶部皮肤有血管瘤或色素沉着，或有毛发生长或局部有小的皮肤陷窝。据 Ingnokam 报道，脊柱裂约有 1/14 的患者局部皮肤下覆盖有脂肪瘤。这些特征可作为诊断的线索。隐性脊柱裂常在其他原因投照腰骶部 X 线而被发现，对儿童的脊柱裂的诊断则应慎重，因其椎板的融合缺陷可能是骨化延迟引起的，而非真正的隐性脊柱裂。

隐性脊柱裂可伴有慢性腰痛，而且多在成年后出现。其原因是腰骶部结构发育不良，局部组织缺损，使连接脊椎骨之间的韧带张力和耐力减弱，再因腰骶部活动多、负重大，故容易造成腰肌劳损，导致腰痛。有时腰 5 棘突发育呈长钩状，其末端正与骶 1 的隐性脊柱裂纤维膜孔相抵触，腰椎过度前屈或后伸时引起牵拉或压迫性刺激，使其黄韧带增厚，与硬膜囊粘连，因而导致腰痛或下肢神经放射性疼痛。若同时伴有腰 5 椎体滑脱，则症状更加明显。

少数隐性脊柱裂可伴有足部畸形、遗尿、马尾神经麻痹。因为正常脊椎生长发育速度比脊髓生长快，脊髓应随脊椎生长而向上移动，最后尾髓移至腰 1 下缘。由于少数患者的硬脊膜和神经根与周围组织粘连，限制脊髓上移，引起牵拉性神经麻痹而出现马蹄内翻足、爪形足畸形、遗尿等症状。

X 线检查可见有一节或数节脊椎椎板闭合不全，部分病例可伴有其他畸形。

(二) 移行椎

腰骶部移行椎如两侧对称，通常并无任何临床症状。如两侧不对称，一侧融合或形成假关节，另一侧游离，则由于负重及运动不平衡，可出现腰痛。在腰部活动时，两侧如果不对称，两侧运动常常发生矛盾。屈伸时，健侧运动多，患侧运动较少；向患侧侧屈时，增大的横突可成为支点，健侧肌肉、韧带容易受损或撕裂，造成两侧运动及劳损程度不一致。此外，一侧假关节由于解剖生理上的缺陷，缺少正常关节的功能，在日常脊柱负重活动中，不够协调易遭受慢性损害，发生创伤性关节炎。

腰骶部移行椎常可引起椎间盘突出，出现腰痛和坐骨神经痛，其原因是在假关节创伤性关节炎及周围肌肉韧带劳损情况下，移行椎椎体间的椎间盘发育不全，活动受限，因此在健侧或患侧，移行椎的上一个或下一个椎间盘负担加重，易引起椎间盘退行性病变及椎间盘突出，可压迫腰骶神经根。周围软组织充血、水肿及增厚使神经根及其分支受压迫或刺激更加严重。

X 线检查第 5 腰椎钙化者，可见第 5 腰椎与骶骨完全合并，但多数患者为一侧或两侧的横突增大成翼状，并且和骶骨或髂骨形成假关节。骶椎腰化者，X 线可见第 1 骶椎和第 2 骶椎未融合，与骶骨分开，成为第 6 腰椎。

(三) 关节突畸形

多数患者无明显症状，严重者可在成年之后，因积累性劳损引起慢性腰痛，表现为患者在久坐或劳累后腰部发僵、隐痛，甚至有向臀部、大腿或骶尾部的牵扯痛。腰痛常在卧床休息后减轻，以晨起时疼痛明显，稍轻微活动后症状则减轻，但劳累后又复加重。

检查时，局部可有明显之压痛，但无放射性坐骨神经痛，腰部向某个方向活动时受限制或引起疼痛，有的伴有腰椎生理弓减弱，脊柱轻度侧弯。

X 线检查可显示两侧关节突不对称，关节突有不同程度的密度增高。

【鉴别诊断】

腰骶部移行椎应注意与腰椎间盘突出症相鉴别。两者的鉴别诊断主要有两点：一是本病的腰痛主要在腰骶部，出现肌肉强直，一般疼痛不放射到小腿；二是靠 X 线平片，除椎体融合外，本病的腰椎一般不出现侧凸。在临床上如果出现典型的腰椎间盘突出症的体征，首先应考虑腰椎间盘突出症而不是本病。即使出现坐骨神经痛，痛点封闭可予以鉴别，本病疼痛消失，而腰椎间盘突出症则不消失。

【治疗】

（一）中药外治

中药外治法应根据本病的具体情况灵活应用。除显性脊柱裂外，其他腰骶椎先天性变异所致腰骶部疼痛者，大致可按照腰部软组织劳损的中药外治方法施治。

1. 贴法

(1) 狗皮膏（中成药）：适用于腰骶部疼痛为风寒湿邪侵袭、痹阻经脉而致者。

(2) 麝香跌打膏（中成药）：适用于因慢性劳损、急性扭伤、瘀血、内滞所致者。

2. 热熨法

(1) 热敷散（陕西中医学院附属医院方）：用食醋将药拌湿，用纱布包裹，蒸热后热熨患处，亦可煎汤外洗患处，以不烫伤皮肤为度，敷于患处，每日 2 次，每次 20 分钟。

本方祛风散寒除湿、活血止痛。用于寒湿较重之腰痛者。

(2) 青囊散（《实用颈背腰痛中医治疗学》）。

本方对风湿久滞、气血瘀滞之腰痛有良效。

3. 搓擦法急、慢性损伤所致腰骶部疼痛者可外擦正红花油（中成药）、伤科药水（中成药）。

（二）中药内治

腰骶椎先天性变异当发生症状时，中医学认为总与先天不足、肾元亏虚有关。因此中药内治法当以补益肾元以强筋健骨为大法，有邪者兼以祛邪。但本法的运用当配合其他疗法，单纯中药内治法在缓解和消除症状方面的作用，不如其他疗法。

(1) 肾精不足，后天劳损：先天发育不良，头颅囟门迟闭，行迟脚软，下肢废用，形体消瘦，大小便失禁，面色无华，出牙迟缓，腰骶部隐痛，遗尿或遗精，舌质淡苔少，脉沉迟无力。

治法：填精补髓，强筋壮骨。

方药：河车大造丸（中成药方）加味。

组方：牛膝、杜仲各 15 g，黄檗 10 g，砂仁 12 g，茯苓 12 g，紫河车、龟甲各 10 g，熟地黄 30 g，人参 6 g，天冬、麦冬各 10 g，狗脊 15 g，续断 15 g，五加皮 10 g。

(2) 肝肾不足，风寒乘之：腰部酸软无力，会阴部或下肢皮肤感觉异常，遇阴雨天气易发作。同时伴有腰膝酸软，肢体屈伸不利，畏寒喜温，心悸气短，舌淡苔白，脉象细弱。

治法：补肝肾，益气血，止痹痛，祛风湿。

方药：独活寄生汤加味（《备急千金要方》）。

组方：独活、防风、珍芃、当归、白芍（血虚者用赤芍）、杜仲各 9 g，桑寄生 15 g，熟地黄 18 g，细辛 6 g，桂心 3 g，川芎、牛膝、炙甘草 3 g。

（三）针灸治疗

腰骶椎先天性变异出现临床症状时，针灸治疗是一种重要的治疗方法，可缓解或消除疼痛等症状，促进功能的改善。

本病出现的主要症状是腰部疼痛，也可见神经症状。一般来说，腰部疼痛等症状多表现在足太阳膀胱经和督脉循行部位，会阴部不适感和功能异常多与足少阴肾经、足厥阴肝经关系密切，出现下肢瘫痪时，多与足三阳经关系密切。因此，选穴时，应根据不同部位的症状表现，选取有关经脉的腧穴。针灸治疗本病，当以补肾强腰、调和气血为法。

1. 毫针

(1) 取穴

主穴：肾俞、命门、大肠俞、膀胱俞、中膂俞、次髎、委中。

配穴：腰阳关、腰眼、气海俞、小肠俞、白环俞、上髎、秩边、昆仑、太溪。如出现下肢瘫痪时，可配环跳、承扶、殷门、足三里、阳陵泉、解溪、申脉。

(2) 方法：肾俞、命门、足三里、太溪均用补法，其余穴位用中等刺激。每次选 3～5 穴，每日治疗 1 次。

2. 梅花针

(1) 取穴：阿是穴周围，腰骶部膀胱经线。

(2) 方法：自上而下叩刺，以局部皮肤红晕而无出血为宜。阿是穴叩后可拔火罐。

3. 耳针

(1) 取穴：腰椎、骶椎、肾、相应部位。

(2) 方法：每次选 2～3 穴，用中强刺激捻转数秒钟后，留针 20～30 分钟。留针期间，每隔 10 分钟捻转 1 次，隔日治疗 1 次。

4. 头皮针

(1) 取穴：对侧下肢感觉区，足运感区。

(2) 方法：患者取坐位或卧位，快速进针，刺入一定深度后快速捻转，不提插。持续捻转 2～3 分钟，留针 5～10 分钟后再重复捻转，反复捻针 2～3 次即可起针。每日或隔日治疗 1 次，10 次为 1 疗程。

5. 腕踝针

(1) 取穴：下 6、下 5。

(2) 方法：取患侧穴，针体与皮肤成 30° 角，快速进针，针体应在皮下浅表层，针尖朝上，针深一般为 1.4 寸。一般无针感，不提插，不捻转，留针 20 分钟，隔日 1 次，10 次为 1 疗程。

6. 水针

(1) 取穴：阿是穴、肾俞、膀胱俞。

(2) 药物：当归、红花、丹参、川芎等中药制剂，5%～10% 葡萄糖注射液，维生素 B_{12} 等西药注射液。

(3) 方法：按各药不同用量准确注入穴位。注意严格消毒，勿注入血管内及关节腔，掌握针刺深度。

7. 电针

(1) 取穴：同毫针。

(2) 方法：选取患侧肢体 1～2 对穴，一般用疏密波，如下肢瘫痪可用疏波。调节电流应从小到大，腰部穴位电流输出量宜小，每日治疗 1 次，每次 10～15 分钟。

8. 灸法

(1) 取穴：同毫针。

(2) 方法：常用艾条灸、温针灸、艾炷灸、温灸器灸。每次选 3 ～ 5 穴，灸 10 ～ 20 分钟或 5 ～ 7 壮，每日 1 次，10 日为 1 疗程，间隔 2 ～ 3 日可行第 2 疗程。孕妇腰骶部不宜施灸。

(四) 推拿疗法

治疗本病以舒筋活络，温通经脉为原则。推拿可使局部气血通畅，缓解肌肉痉挛，从而改善因解剖位置异常引起的软组织刺激症状。操作手法如下。

(1) 用轻柔的按揉，一指禅推法、滚法在腰骶部治疗，使紧张的肌肉放松。

(2) 点按腰夹脊、肾俞、大肠俞、八髎、腰眼等穴，以酸胀为度。

(3) 用较重的按压、弹拨、一指禅推法在腰骶部治疗，施术时沿骶棘肌纤维行走的垂直方向，作连续性按压、弹拨。

(4) 用轻柔的滚、按揉等手法施于腰骶部，再按肌纤维行走方向理顺。

(5) 最后用擦法，以透热为度，可涂适量的润滑油或配制药膏，通过药物的渗透加强疗效，或可用热敷。

【预防与调摄】

注意休息，避免劳累和损伤，必要时可使用腰围。

【结语】

中医对本病的治疗主要是缓解或消除症状，对各种先天性疾病皆无根治作用。因此，在非手术治疗的范围内，中医治疗方法主要选择如针灸、中药外治法或推拿疗法等。这些疗法对缓解症状，消除疼痛皆有一定的疗效，中药内治法可配合上述疗法，有调理阴阳、气血的作用。另外，腰骶椎先天性发育异常病种较多，症状各异，其治疗也应有针对性，上述各种疗法皆从治疗大法和原则上予以论述，以供临证参考。

第二节 慢性腰肌劳损

慢性腰肌劳损或称"腰背肌筋膜炎""功能性腰痛"等。主要指腰骶部肌肉、筋膜、韧带等软组织的慢性损伤，导致局部无菌性炎症，从而引起腰骶部一侧或两侧的弥漫性疼痛，是慢性腰腿痛中常见的疾病之一，常与职业和工作环境有一定关系。患者日常生活也要注意，尽可能不要穿带跟的鞋，避免症状加重，注意康复锻炼，平时注意最好睡硬板床。

【病因病理】

《素问》说："腰者，肾之府，转摇不能，肾将惫矣。"说明本病病位在肾，发病机制乃肾虚。张景岳说："凡病腰痛者，多由真阴之不足……其有实邪而为腰痛者，亦不过十中之二三矣。"指出腰痛以肾虚为多。《类证治裁》认为本病由于肾虚而外邪易侵，指出："其所由致病者，以肾气本虚，而风寒湿热之邪皆可乘虚而入。"《张氏医通》亦以肾虚为本，风寒湿热闪挫瘀血滞气痰积皆为标病。纵观前贤，慢性腰肌劳损的病因病理总结如下。

(1) 感受外邪，寒湿留着：肾气本虚，复因劳动后汗出过多或冒雨涉水、湿衣裹身；或汗出当风受寒，或久居寒冷湿地，均可导致寒湿入侵，痹阻经络，以致筋脉不和、气滞瘀阻而发病。

(2) 过度劳累，反复损伤：长时间弯腰工作或经常持续负重，或腰部单一动作活动过度或腰部反复损伤，必伤肾气。肾精不能充养筋骨、经络，局部气机不畅、瘀血留滞，致筋脉不舒、痉挛疼痛。

(3) 肾虚精亏，经脉失养：年高肾气已衰，精血亏耗；或先天禀赋不足，或劳欲过度，或多种慢性疾病，迁延日久，导致肾虚精亏，不能濡养经脉而发病。

【临床表现】

1. 症状

(1) 主要症状为腰或腰骶部疼痛，劳累后加重，休息后疼痛减轻，反复发作，时轻时重，缠绵不愈。部分患者可有下肢牵拉性疼痛，但无串痛和肌肤麻木感。疼痛的性质多为钝痛，可局限于一个部位，也可散布整个背部。严重者弯腰后一时不能挺腰直起，而需要慢慢活动腰部后才能直立。夜晚睡觉时不能平卧，有时还需用小枕头垫在腰部方能入睡。

(2) 长期反复发作的腰部酸痛或者胀痛，适当活动和经常改变体位时减轻，活动过度又加重，弯腰过久则疼痛加重，直腰困难。阴雨天和潮湿、寒冷气候时可使症状加重。

2. 体征

(1) 腰部可有广泛压痛，脊椎活动多无异常。急性发作时，各种症状均明显加重，并可有肌肉痉挛，脊椎侧弯和功能活动受限。

(2) 腰部外观及活动多无异常，部分患者腰肌呈挛缩现象，走路时呈侧弯姿势，叩击痛的范围比较广泛，叩击两侧腰骶时多有舒适感。

(3) 直腿抬高试验阴性，神经系统检查无异常。

【辅助检查】

X 线检查多无异常发现。少数病例可见骨质普遍疏松，椎体可出现鱼尾样双凹形，椎间隙增宽，受累椎体多发、散在。可有脊柱腰段的生理性弯曲改变或有轻度侧弯。有时可发现先天性异常，如第 5 腰椎骶化、第 1 骶椎腰化、隐性骶椎裂，或有骨质增生现象等。

【诊断要点】

(1) 病程长，无明显受伤史，多发生于长期弯腰慢性积累的创伤，或因急性扭伤治疗有反复，不彻底而引起。

(2) 工作姿势不良，经常弯腰活动，或平日体育锻炼少，病后体弱、过早劳动等。

(3) 疼痛部位为易劳损的肌腱、韧带附着点，有劳累重，休息轻的特点。

(4) 实验室检查无特征变化，X 线排除骨疾病，或仅有结构缺陷，容易劳损。

【治疗】

(一) 中药外治

(1) 敷法活血止痛膏 (陕西中医学院附属医院经验方)。

本方通经活络，祛瘀止痛。治一切跌打损伤，瘀血留滞及无名疼痛。

(2) 熏洗法舒筋活络洗剂 (陕西中医学院附属医院经验方)。

本方舒筋活血，消瘀止痛。可用于创伤肿胀及无名疼痛。

(二) 中药内治

1. 辨证治疗

(1) 寒湿证：腰部冷痛重着，转侧不利，静卧不减，阴雨天加重。舌苔白腻，脉沉。

治法：祛风散寒，宣痹除湿，温经通络。

方药：羌活胜湿汤 (《内外伤辨惑论》) 加减。

组方：独活 12 g，羌活 9 g，蒿本 15 g，防风 9 g，川芎 6 g，蔓荆子 15 g，若寒重痛剧者，加制川乌 10 g，麻黄 10 g；若湿邪重者，加苍术 10 g，薏苡仁 15 g，防己 12 g。

(2) 湿热证：痛而有热感，炎热或阴雨天气疼痛加重，活动后减轻，尿赤。舌苔黄腻，脉濡数。

治法：清热化湿。

方药：二妙汤 (《医学正传》) 加牛膝、木瓜、薏苡仁、豨莶草。

组方：苍术 15 g，黄檗 10 g，牛膝 10 g，木瓜 10 g，薏苡仁 12 g，稀莶草 8 g。

(3) 瘀滞证：腰痛如刺，痛有定处，日轻夜重，轻则俯仰不便，重则因痛剧不能转侧，拒按。舌质紫暗，脉弦。

治法：活血化病，行气止痛。

方药：身痛逐瘀汤 (《医林改错》) 加减。

组方：珍芃 11 g，川芎 12 g，红花 12 g，当归 10 g，桃仁 10 g，香附 12 g，甘草 6 g，五灵脂 6 g，羌活 8 g，没药 8 g，牛膝 10 g，地龙 6 g。

(4) 肾虚证：腰痛，绵绵不绝，腿膝乏力，喜按喜揉，遇劳更甚，卧则减轻，常反复发作。偏阳虚者面色发白，手足不温、少气懒言，腰腿发凉，舌质淡，脉沉细。偏阴虚者心烦失眠，咽干口渴，面色潮红，倦怠乏力，舌红少苔，脉弦细数。

肾阳虚者。

治法：温补肾阳。

方药：补肾治血汤 (《伤科大成》) 加减。

组方：熟地 10 g，补骨脂 10 g，菟丝子 10 g，杜仲、枸杞子、当归尾、红花、山茱萸、肉苁蓉、没药、独活各 3 g。

肾阴虚者。

治法：滋补肾阴。

方药：大补阴丸 (《丹溪心法》)。

组方：熟地黄 (酒蒸)15 g，电板 (酥炙)15 g，黄檗 (炒褐色)10 g，知母 10 g，猪脊髓 (蒸熟) 适量。

2. 中成药

可选人参健脾丸、补中益气丸、强肾片等配合独活寄生丸、活血止痛胶囊或通痹片、壮骨关节丸等治疗。

(三) 针灸治疗

1. 毫针

(1) 取穴

主穴：肾俞、大肠俞、腰阳关、上髎、委中、阳陵泉、昆仑。

配穴：腰臀筋膜劳损，配环跳、居髎、压痛点；棘间韧带劳损，配相应节段的夹脊。

(2) 方法：每次酌情选用 4 ～ 5 穴，压痛点和肌肉痉挛点为重点针刺部位，可采用合谷刺、齐刺、扬刺法，中强刺激，每日 1 次，10 次为 1 疗程。亦可同时加用电针疗法，以加强疗效。

2. 耳针

(1) 取穴：坐骨、肾、腰椎、神门、皮质下、敏感点。

(2) 方法：穴位常规消毒后，短毫针快速刺入所取的耳穴内中等刺激，留针 30 ～ 60 分钟。每日或隔日 1 次，10 次为 1 疗程。或埋针，或耳压王不留行籽，2 ～ 3 日更换 1 次，7 次为疗程。

3. 梅花针

(1) 取穴：关元俞、委中。

(2) 方法：以梅花针叩打穴位局部皮肤至微出血，再拔火罐 10 ～ 15 分钟，吸出紫红色瘀血。隔日 1 次，5 次为 1 疗程。

4. 灸法

(1) 取穴：肾俞、秩边、大肠俞、腰阳关、阿是穴。

(2) 方法：以上穴位行艾炷灸，每次选用 2 ～ 4 穴，隔姜灸。亦可用艾条行温和灸，温度以患者感觉舒适为度。或行温针灸。此法对慢性腰扭伤尤其是对肾虚腰痛、寒湿腰痛的患者尤为适宜。除了使用直接灸及间接灸以外，还可用中药制成袋状，隔水蒸热后，置于疼痛部位，此法不必拘于一定的穴位，每日 1 次，睡前为宜。

(四) 推拿治疗

慢性腰肌劳损的手法治疗的目的在于舒筋活血，温经通络。

1. 舒筋活络法

(1) 取穴：肾俞、大肠俞、八髎、秩边。

(2) 操作：患者俯卧位，医生站于一侧，沿患者腰部两侧膀胱经用较重刺激的滚法上下往返治疗 5 ～ 6 遍，然后用较重刺激按揉大肠俞、八髎穴、秩边等穴，再直擦腰背部两侧膀胱经，横擦腰骶部，均以透热为度，最后拍击腰背部两侧骶棘肌，以皮肤微红为度。酸痛较重者可再在患部加热敷。

2. 止痛法

(1) 鱼际深揉法：患者俯卧，术者居一侧，用两手大鱼际交替深揉腰部肌群，约 5 分钟，使肌群放松，此法为止痛术准备性手段。

(2) 肘尖点按法：体位同上。术者用右肘尖自上而下点压腰椎棘突旁开五分 (约 2 cm) 处的所有部位，点压由浅入深，缓缓下沉，用力深透，共约 5 分钟。此法对缓解疼痛、改善腰部组织的不平衡状态，效果较好。

(3) 穴位搓摩法：体位同上。术者用两手大鱼际或掌根以每秒 4 次的频率深而有力地交替搓摩位于第二腰椎棘突下旁开 4.5 cm 处的肾俞穴，位于第 4 腰椎棘突下旁开 4.5 cm 处的大肠俞穴和八髎穴，各 1 分钟左右，以温热为度。之后重点搓摩疼痛明显的部位 1 ～ 2 分钟。此法可温通经气，散寒止痛。

(4) 肘尖拔揉法：体位同上。术者用两侧肘尖交替在腰部的痛点部位及放射区域，进行大幅度深而有力的拔揉活动。肘尖拔揉要持续进行，不可时动时止，更不可滑动表皮以损伤皮肤。

此法对缓解劳损性腰痛具有手到痛止的良好疗效。

(5) 重复上述摆臀活腰法和转髋活腰法。

(6) 下肢屈伸法：患者仰卧，术者站在双脚一侧，两手同时抓住患者左右髁部，再将髋膝关节最大限度地弯曲，然后最大限度地拉开，如此反复十数次，患者缓缓坐起，术者站在患者背后，改用叩击松腰法，即术者将右手握成空拳状，以每秒 2 次频率持续叩击腰部所有部位，使其充分放松。

（五）小针刀疗法

(1) 在腰椎横穿尖部的深在性痛点处进针刀，深度达横突尖部骨平面，刀口线和脊柱纵轴平行，刀锋达骨面后，转动刀口线和横突纵轴近端成 135°角。将刀锋移至横突尖部下角，沿刀口方向使针体倾斜，并与腰平面的髂嵴方向中成 30°角，先纵行再横行剥离，然后出针刀。

(2) 在髂骨处的压痛点上进针刀，深度达髂骨面，刀口线方向与脊柱纵轴成 45°角，针体与髂骨面垂直。先纵行再横行剥离，然后出针刀。

（六）练功疗法

功能锻炼，加强腰背伸肌锻炼，是治疗慢性腰肌劳损的重要辅助手段。如仰卧位拱桥式锻炼，俯卧位的飞燕式锻炼，早晚各 1 次，每次各做 20 ～ 30 下。有利于腰背肌力的恢复。

（七）封闭疗法

对有局限性压痛点者，可用醋酸泼尼松龙或醋酸氢化可的松 1 mL，加 1% 普鲁卡因 5 ～ 10 mL 做痛点注射，5 ～ 7 天 1 次，3 ～ 4 次为一疗程。或用当归注射液、丹参注射液或维生素 B_{12} 做穴位注射，参考穴位有阿是穴、大肠俞、关元俞、腰眼等，每次选用 1 ～ 2 穴，每穴 1 ～ 2 mL，每日或隔日 1 次。10 次为 1 疗程。

【预后】

慢性腰肌劳损经中医药治疗一般能明显改善症状，特别是早期疗效显著，但本病往往易复发，应注意平时的工作姿势。如能配合功能锻炼，并持之以恒，则有利于提高疗效。

【预防与调摄】

慢性腰肌劳损治疗困难，重在预防。

(1) 加强锻炼，提高身体素质：特别是长年坐着的人背肌肉比较薄弱，容易损伤。因此，应有目的地加强腰背肌肉的锻炼，如做前屈、后伸、左右腰部侧弯、回旋以及仰卧、起坐的动作，使腰部肌肉发达有力，韧带坚强，关节灵活，减少患病的机会。肥胖者应减肥，以减轻腰部的负担。其次要注意自我调节，劳逸结合，避免长期固定在一个动作上和强制的弯腰动作，如站久了可以蹲一蹲，蹲下不仅使腰腿肌肉得到放松休息，而且也减少了体能的消耗。

(2) 保持良好的姿势并矫正各种畸形：正确的姿势应是抬头平视、收腹、挺胸、维持脊柱正常的生理弧度，避免颈椎和腰椎过分前凸。在儿童和青年发育期，尤其是学龄儿童保持良好姿势最重要。对于姿势不良者应及时纠正。当下肢或骨盆出现畸形或活动障碍时应纠正。

(3) 工作中注意体位：避免在不良的体位下劳动时间过长，改善体力劳动条件，对单一劳动姿势者应坚持工间锻炼，或采用围腰保护腰部。

(4) 注意劳逸结合：慢性病、营养不良、肥胖者，要注意休息，加强治疗，病后初愈、妊娠期、分娩后、月经期应注意休息，避免过劳。急性腰扭伤患者应彻底治疗。

【结语】

慢性腰肌劳损是一种顽固性的劳损性疾病，鉴别诊断较为重要。推拿治疗有一定的效果，但很难痊愈，关键应排除劳损的原因，加强预防措施。

第三节 腰椎间盘突出症

腰椎间盘突出症是指由各种原因造成纤维环破裂，髓核突出，压迫或刺激神经根或硬膜囊产生的以腰痛及下肢放射痛为主要表现的病证。通常为腰椎间盘发生退行性变以后，在身体内外因素的共同作用下，脊柱的动力性和静力性平衡遭到破坏，致使纤维环破裂，髓核突出刺激或压迫神经根、血管或脊髓等组织所引起的腰痛，以及伴随下肢放射痛为主症的腰腿痛疾患。本病是门诊最常见的腰腿痛疾患之一，多见于 20 ～ 50 岁的青壮年。近年来中老年人的发病率呈逐步上升趋势，男性多于女性，突出部位多发生在 L4-5、L5 ～ S1 间隙。

【病因病理】

椎间盘是连接各椎体的主要结构，又是脊柱活动的枢纽，位于相邻两椎体之间，两纤维环、髓核和软骨板两部分组成椎间盘退变是本病发生的基本要素，在此基础上受到其他诱因，如外伤、慢性劳损以及感受寒湿等因素的作用，使纤维环在薄弱的部位发生破裂，髓核由破裂处突(脱)出，突(脱)出的髓核和碎裂的纤维环组织进入椎管，压迫脊髓圆锥、脊神经根或马尾神经，引起坐骨神经痛或股神经痛。据统计，约 1/3 患者有腰部扭伤史，1/3 有受凉史，其他与脊柱畸形、长期震动、妊娠、腰椎穿刺等因素有关。

对腰椎间盘突出后产生症状的机制主要有三种观点：机械压迫学说、化学性神经根炎学说、自身免疫学说。

中医学将腰椎间盘突出症归属于腰痛或痹证的范畴。病证具有本虚标实的临床特点。引起腰痛的原因有风、寒、湿、热、闪挫、瘀血、气滞、痰饮等，而其根本在于肾虚。痹是气血闭塞不通所致的肢体痛，骨节错落、风寒湿邪外袭、气血虚弱、运化乏力是其原因。因此，本病的病因病理在于肝肾不足，筋骨不健，复受扭挫，或感风寒湿邪，经络痹阻，气滞血瘀，不通则痛。病延日久，则气血益虚，瘀滞凝结而缠绵难已。

【临床表现】

多数患者先有腰痛或腰酸。2 ～ 3 个月后出现坐骨神经痛，随后两者可同时出现或交替出现，少数患者始终只有腰痛或腿痛，一般在腿痛出现后腰痛明显减轻。坐骨神经痛放射的部位有一定规律，具体由椎间盘突出的节段所决定，L5 ～ S1 椎间盘突出多压迫 S1 神经根，放射痛经股前侧、腘窝、小腿外侧至足背及小趾。L4-5 椎间盘突出多压迫 L5 神经根，放射痛经臀部、股后侧、小腿外侧至外踝。L3-4 椎间盘突出多压迫 L4 神经根，放射痛经股前，下行小腿内前方到足背内侧。腰腿痛可因咳嗽、打喷嚏、伸懒腰、用力排便、行走或站立过久加重，卧床休息或采取屈膝屈髋体位可减轻。受累神经根所支配区域的皮肤可出现感觉异常，早期多为皮肤过敏，继而出现麻木或感觉减退。

患者的腰椎姿势异常，主要是生理前凸变浅或消失，甚至后凸。80%～90%的患者有脊柱侧弯。侧弯的方向取决于椎间盘突出物与受累神经根的相对位置，当突出物位于神经根的内下方，腰椎偏向患侧；突出物在神经根外上方，则腰椎偏向健侧。急性期患者因保护性腰肌痉挛，而致腰椎活动受限，尤以腰部后伸困难较为明显。慢性期和复发时，前屈和向患侧弯腰受限较多，强制弯曲时，将加重放射痛。

临床体检时，80%～90%直腿抬高试验阳性，部分患者还可出现屈颈试验阳性。突出间隙棘上韧带、棘间韧带及棘突旁常有压痛，并伴有放射性神经痛。棘突旁压痛多在突出椎间隙偏外2～3 cm处。压痛点也可出现在受累神经干或其分支上，如患侧臀部、坐骨切迹、腘窝正中、小腿后侧等。一般情况下，L3-4椎间盘突出，引起小腿前内侧皮肤感觉异常；L4-5椎间盘突出，引起小腿前外侧、足背前内侧和足底皮肤感觉异常；L5～S1椎间盘突出，引起小腿后外侧、足背外侧皮肤感觉异常。中央型突出则表现为马鞍区麻木，并可出现膀胱、肛门括约肌功能障碍，大小便失禁等临床表现。另外，部分患者尚可出现下肢发凉、间歇性跛行等症状。

椎间盘突出后受压神经根所支配的肌肉可出现肌力减退、肌萎缩。L4神经根受压，引起股四头肌肌力减退、肌肉萎缩；L5神经根受压，引起伸踇长肌肌力减退，踇趾背伸困难；S1神经根受压，引起踝跖屈功能减弱。同时，由于神经根的受压还可表现为相应的腱反射减弱或消失：L4神经根受压，引起膝腱反射减弱或消失；S1神经根受压，引起跟腱反射减弱或消失。

【诊断与鉴别诊断】

X线、脊髓造影、CT或MRI等影像学检查，以及肌电图检查对诊断有重要参考价值。部分患者的腰椎X线可显示椎间盘突出的间接征象，如生理前凸平浅或消失，甚至后凸，椎间隙变窄，骨质增生等。腰椎X线除了可为腰椎间盘突出症的诊断提供间接依据外，还可据此排除或与腰椎疾患相关的疾病进行鉴别诊断，如结核、原发肿瘤、转移癌、腰椎滑脱等。造影检查对腰椎间盘突出症的诊断符合率较高，但有一定的不良反应，近年来随着CT和MRI的广泛运用，该方法已不常用，只在一些特殊情况下采用脊髓造影。CT扫描可直接显示椎间盘突出物的位置、大小、形状及其与周围结构的关系；可显示硬膜囊和(或)神经根受压变形、移位、消失的压迫征象；还可显示黄韧带肥厚、椎体后缘骨赘、小关节突增生、中央椎管及侧隐窝狭窄等伴发征象。MRI对软组织的分辨率较CT高，能清楚地显示椎间盘退变、突出状态和椎管内硬膜囊、神经根受压状态，对腰椎间盘突出症的诊断价值较大。肌电图检查对腰椎间盘突出症的诊断有效率在75%～85%，根据异常肌电图的分布范围可以判定受累神经根的节段及其对所支配肌群影响的程度。

大多数患者在一般情况下依据有腰痛加腿痛、压痛放射痛等症状，结合病史、临床表现与体征，可以初步考虑腰椎间盘突出症的可能，再配合X线、CT或MRI、肌电图、脊髓造影所见做出诊断，突出的间隙也易于定位。

腰椎间盘突出症临床诊断的主要依据如下。

(1) 伴或不伴有腰痛的下肢痛，并呈典型坐骨神经分布区疼痛，或伴有下肢麻木。

(2) 直腿抬高试验阳性及加强试验阳性，屈颈试验阳性。

(3) 具有肌肉无力、反射减弱、感觉减退3种神经体征。

(4) 支持临床症状与体征的影像学改变。

　　腰椎间盘突出症最主要的临床症状是腰腿痛，因此，凡可出现腰痛、腿痛或腰腿痛并存的疾病都应与之相鉴别。其中较常见者主要有下列一些疾病。

　　1. 腰椎结核腰痛

　　可伴有坐骨神经痛，常有全身症状，午后低热，乏力盗汗，腰部强直，血沉增快，下腹部可触及冷脓肿。X 线显示椎间隙模糊、变窄，椎体相对边缘有骨质破坏。

　　2. 马尾神经瘤

　　以神经纤维瘤为多见，初期一般腰痛及局部压痛不明显，也无脊柱侧凸、下腰椎活动受限等症状。发病较为缓慢但持续加重，无间隙性缓解，卧床时感到疼痛加重，夜不能眠。严重者可由肿瘤压迫马尾神经，发生下肢感觉和运动障碍，以及括约肌功能紊乱。MRI 可确认。

　　3. 椎弓峡部裂和脊柱滑脱腰痛

　　常伴有坐骨神经痛，多数发生在 L4-5，椎弓峡部裂在斜位 X 线上显示椎弓峡部有裂隙和骨缺损。椎体或棘突有台阶样表现。X 线显示椎弓峡部有裂隙，腰椎前移。

　　4. 强直性脊柱炎

　　中年男性多见，腰背及骶髂关节疼痛，脊柱强直，各方向活动均受限。症状多与气候变化有关，血沉较快，病变呈进行性发展。X 线早期可见骶髂关节及腰椎小关节模糊，后期脊柱呈竹节样改变。

　　5. 梨状肌综合征

　　其为真性坐骨神经痛。患者的主要症状是臀部痛或臀腿痛，患髋关节内收内旋活动时疼痛加重，严重者可有跛行。梨状肌肌腹体表投影处可有明显的压痛，并可向下肢放射，部分患者可触及深部的条索状结节或痉挛的肌块。梨状肌紧张试验阳性，即患髋关节内收内旋活动时疼痛加重，直腿抬高试验在小于 60° 时疼痛加重，而大于 60° 时疼痛反而减轻，梨状肌局部封闭后疼痛会消失。

　　【治疗】

　　治疗应以非手术治疗为首选方法。主要适用于初次发作，病程短的患者，或症状、体征较轻者。非手术治疗包括卧床休息、骨盆牵引、推拿手法、针灸疗法、封闭疗法、中西药物以及功能锻炼等。10%～20% 的患者需手术治疗。中西医结合治疗方法有利于提高临床疗效，同时强调积极的功能锻炼，以增强脊柱的稳定性，减少各种后遗症的发生。

　　1. 一般治疗

　　绝对卧床休息是指 24 小时持续卧床，包括卧床用餐、排便等，主要适用于急性期、症状重的患者，一般以 3 周为宜。卧床休息可以减缓体重对病变椎间盘的压力，有利于由于髓核突出所引起的非特异性炎症反应的吸收消散，减轻或消除对神经根的刺激或压迫。慢性期或症状缓解后可与功能锻炼交替进行。

　　2. 牵引治疗

　　骨盆牵引多采用仰卧、略微屈膝屈髋位，每侧牵引悬重在 10～15 kg 之间。牵引可对抗腰部肌肉痉挛，适当增宽椎间隙以利于椎间盘内减压，使突出物与神经根之间的位置产生松动或位移。牵引方向一般在水平线向上 15° 左右，亦可在大腿后侧垫一枕头，使腰部平直，体位舒适，有利于腰腿肌肉放松。牵引时间一般每日 1～2 次，每次 30～60 分钟。每次牵引时间过半，疼痛减缓后，可嘱患者尽力做直腿抬高动作，使受压或粘连的神经根产生松动。

3. 手法治疗

推拿手法治疗的机制并非将退变突出的椎间盘完全复位，而是改变和调整突出的椎间盘组织与受压神经根的相对位置关系，减轻对神经根压迫，松解粘连，消除神经根的炎症反应，从而使突出的髓核趋于"无害化"，达到治愈和缓解症状的治疗目的主要适用于：首次发作，病程较短，或病程虽长，但症状较轻，诊断为单侧隐藏型和突出型，同时 X 线显示椎管无狭窄或骨质疏松者，尤其对大多数青壮年患者更为适用。常用的推拿手法如下。

(1) 循经按揉法：取俯卧位，术者先以滚法沿脊柱两侧自上而下数次放松骶棘肌，力度适中，侧重腰部肌肉的放松；继以大鱼际或掌根循两侧足太阳膀胱经反复按揉 3 次；再以双手叠掌，掌根自胸腰椎督脉向下逐次移动按压，以患者能耐受为度。

(2) 穴位点压法：以两手拇指指腹，在 L3 横突上及秩边、环跳、殷门、承山等穴按压，至患者感觉酸胀时止，再以掌根轻柔按摩。

(3) 脊柱斜扳法：取侧卧位，术者面向患者，术者一只手按肩后部，一只手按髂前上棘，两手同时做相反方向斜扳，通常可闻及一清脆的弹响声。

(4) 拔伸按腰法：取俯卧位，嘱患者双手上举拉住床头，一助手双手握患者双踝做拔伸牵引，术者叠掌按压突出部位棘突，在助手持续拔伸牵引下骤然向上抖动时用力下压掌根，配合默契，动作协调。

(5) 屈膝屈髋法：患者仰卧位屈膝屈髋，术者两手扶患者双膝关节做正、反方向环转后用力下按，尽量使膝关节贴近胸壁，然后将患肢由屈膝屈髋位拉向伸直位，反复 3 次。

(6) 俯卧扳腿法：患者俯卧位，术者一只手按压突出部位棘突，一只手托住患者对侧膝部，使下肢尽量后伸，双手同时协调用力，左右各一次。

(7) 直腿抬高法：患者仰卧位，嘱尽量抬高患侧下肢，术者以一只手推膝部，另一只手握足前部，使踝关节尽量背屈。

(8) 坐位旋转法：患者取坐位，下肢相对固定，术者一只手拇指按压突出部位偏歪棘突旁，一只手穿偏歪一侧的腋下按颈后部，双手相对用力，使脊柱做顺时针或逆时针方向旋转。

上述手法可根据病情需要及患者的具体情况有针对性地选用。对中央型突出者，或骨质增生明显、突出物有钙化者，或骨质疏松者，病程长、反复发作以及已经多次推拿治疗效果欠佳者，不宜采用以上手法治疗。

4. 针灸治疗

针灸治疗腰椎间盘突出症侧重于循经取穴与局部取穴为主，亦可取患椎旁华佗夹脊穴（棘突下旁开 0.5 寸）。常用穴位有：腰阳关、肾俞、腰夹脊、八髎、环跳、承扶、殷门、风市、阳陵泉、委中、承山、昆仑、悬钟等。一般患侧取穴，每次 3～5 穴，针刺泻法或平补平泻，或用电针。可留针 15～20 分钟，以红外线灯做穴位透热照射，至皮色潮红，患者能耐受为度，其间以强刺激泻法捻针 1 次。每日或隔日 1 次，10 天为 1 疗程。

5. 封闭疗法

封闭疗法具有镇痛、消炎、保护神经系统的作用。常用方法有痛点封闭、硬膜外封闭、骶管封闭。选用确炎舒松 A2 mL 加 2% 普鲁卡因 4 mL 或利多卡因、布匹卡因行局部痛点封闭或硬膜外封闭。经骶管封闭药物时，可用脉络宁 10 mL，2%普鲁卡因 5 mL，生理盐水 10 mL 混合注射。

6. 药物治疗

中西药物治疗是临床常用方法之一。中医体现辨证论治精神，可依据疼痛、麻木、酸胀等主症选用活血化瘀、祛风通络、温经利湿的方药，常用身痛逐瘀汤、大活络丹、独活寄生汤等。症状缓解后宜补益肝肾，选用益肾间腰汤。中成药可用腰痛宁、益肾蠲痹丸等。西药主要用于早期对症治疗，急性期用地塞米松与脱水剂静脉滴注。

常用口服药如下。

(1) 非甾体类抗炎镇痛药，如芬必得、美洛昔康。

(2) 中枢性肌肉松弛剂，如苯丙氨酯、乙哌立松。

(3) 神经营养药，如维生素 B_{12}、维生素 B_1、甲钴胺等。

7. 手术治疗

手术治疗适用于病程超过半年以上，反复发作，经 2 ~ 3 个月系统保守治疗无效者；或急性髓核突出，虽初次发作但症状较重，出现马鞍区麻木等马尾神经受压症状并影响生活或工作者。腰椎间盘突出症的手术方式较多，主要有髓核摘除术、椎间盘切除植骨内固定术等，目的在于解除突出的髓核对受压的硬膜囊或神经根的刺激，必要时还需切除部分肥厚的黄韧带、增生的椎板或关节突等，从而解除腰腿痛等临床症状。

【预后与康复】

本病应以非手术治疗为主，80% ~ 90% 的患者经过正规而系统的非手术治疗可以获得临床满意疗效，预后良好。10% ~ 20% 的病例需行外科手术治疗，总有效率在 70% 左右。为巩固疗效，防止复发，减少各种后遗症，无论手术治疗还是非手术治疗均强调积极合理的功能锻炼，以减少瘢痕组织粘连，预防肌肉萎缩，恢复肌肉张力，维护脊柱的稳定性，防止椎间盘组织再突出。

功能锻炼是指患者急性症状得到有效控制或疼痛减轻后，在医生的指导下进行积极的、有益于腰部肌力恢复、增强脊柱稳定性、减少各种后遗症的练功方法。卧床休息期间可以有针对性地选择"三点式""五点式""拱桥式"和"飞燕点水式"，以及直腿抬高、仰卧蹬腿等练习方法；下地行走时可先佩戴腰围循序渐进地练习慢步行走，尔后以太极拳、八段锦、易筋经等方式锻炼。青壮年患者有条件的可以单杠悬吊形式做引体向上运动，增强腰背肌和脊柱稳定性。

第四节 急性腰扭伤

急性腰扭伤是腰部肌肉、筋膜、韧带等软组织因外力作用突然受到过度牵拉而引起的急性撕裂伤，常发生于搬抬重物、腰部肌肉强力收缩时。急性腰扭伤可使腰骶部肌肉的附着点、骨膜、筋膜和韧带等组织撕裂。

损伤可涉及肌肉，筋膜、韧带、椎间小关节和关节囊、腰骶关节及骶髂关节等。腰部扭伤病情较为复杂，急性期若未能给予有效的治疗，容易转变为慢性，变成顽固性腰背痛，治疗比较困难。本病一般属中医学"闪腰""腰部伤筋"等范畴。

【病因病理】

(1) 负重过大：负重超过正常的体力限度时，引起腰部肌肉强烈收缩，使筋膜、肌肉、韧带等发生损伤。

(2) 姿势不当：弯腰劳动时，如果姿势不正确，或用力不当，使某些肌肉或韧带超出负荷限度，造成损伤。如搬抬重物时，腰部的正确姿势是下肢屈曲，腰部伸直，重物多用双腿肌力，而抬起，若下肢伸直，腰部屈曲抬物，则重量多由腰部肌肉和韧带来承担，很容易造成腰部肌肉和韧带的损伤。重者可造成棘上、棘间韧带断裂或棘突撕脱骨折。这种损伤多发生在下腰部和骶髂关节部。

(3) 动作不协调：急性腰扭伤可发生在咳嗽、喷嚏、哈欠伸腰时，称为闪腰。此种腰扭伤，虽无强大暴力，但因动作不协调，致使腰部肌肉韧带骤然收缩，造成腰椎小关节错移。在闪腰发生前，一般都有腰部慢性损伤隐匿存在，只是尚未出现临床症状而已。

【诊断要点】

1. 症状

伤后即出现剧痛，严重者不能翻身，疼痛多为持续性，活动、大声说话、咳嗽、喷嚏，甚至深呼吸均可使疼痛加重，休息后不能缓解，止痛药物疗效欠佳。扭伤较轻者症状可在数日后自行消失，部分患者疼痛可放散至臀部、大腿后部，呈反射性下肢痛。

2. 体征

站立时腰部强直，两手撑腰，步履艰难，骶棘肌和臀大肌紧张。肌肉和筋膜损伤，压痛点多位于骶棘肌、腰椎横突、髂嵴后部；棘间韧带损伤，压痛点多在中线棘突之间，属深压痛；棘上韧带损伤，压痛点在中线棘突上，属浅压痛；椎间小关节损伤，压痛点在椎旁深处，骶髂关节损伤，压痛点在骶髂关节处；腰骶关节损伤，则在腰骶关节处有压痛。患者仰卧尽量屈曲双侧髋膝关节，并压向腹部，如感到棘突韧带处疼痛加剧，多系棘上或棘间韧带损伤；在上述姿势下旋转腰部，若活动受限或疼痛加剧，则系腰椎小关节损伤；若仅使臀部旋转，发生疼痛加剧，则为腰骶损伤；盖氏试验阳性(嘱患者平卧检查台边缘，患肢落于检查台外，检查者一只手固定对侧髂嵴，一只手按压患肢股部，使骶髂关节旋转，出现骶髂关节疼痛)，说明损伤位于骶髂部位。

3. 辅助检查

X线平片一般无特殊表现，棘上、棘间韧带断裂者，棘突间距离可显示增大。骶髂关节半脱位时，正位片可见两侧骶髂关节不对称，患侧关节间隙增宽或髂骨上移。急性椎间小关节损伤，常见腰椎前突消失，椎间隙左右宽窄不等，有时可见椎间小关节畸形。

4. 鉴别

腰部剧痛者需排除腰椎骨折的可能；有下肢反射痛者需与腰椎间盘突出症相鉴别。

【外治方法】

(一)针灸治疗法

1. 电针疗法

(1) 取穴：根据腰痛部位的不同，选取患侧或双侧相应部位的夹脊穴。

(2) 操作：用 28 号 3 寸毫针稍偏向内侧进针 2～3 寸，局部酸胀感或有麻电感受向下肢放射。如棘间韧带扭伤，可向棘间韧带方向进针 1～1.5 寸，局部酸胀向四周放散。接 G6 805 治疗仪，选断续波，频率为 200～250 次/分，治疗 20～30 分钟。每日 1 次，5 次为 1 个疗程。

2. 扬刺疗法

(1) 取穴：阿是穴、双侧委中。

(2) 操作：患者俯卧，寻找腰部压痛点。常规局部皮肤消毒，取 29 号 2 寸毫针直刺痛点，快速进入皮肤后将针从浅层快速捻转插向深层，再由深层快速捻转提至浅层。如此反复快速提插捻转多次，以患者针处感觉酸麻胀重即得气感为度。随后用同样方法在其上、下、左、右各 1 寸许分别刺入 1 针，深度较第 1 针略浅，针尖以与皮肤成 60° 偏向中心，均以得气感为度。最后取双侧委中穴，以 1 寸毫针快速进针，快速捻转，以患者下肢出现放射传导感为宜。留针 30 分钟，期间每隔 10 分钟运针 1 次。起针后在患处拔大号火罐 5～10 分钟，使局部针孔微渗血，皮肤中度青紫。起罐后嘱患者做前屈、后伸、下蹲及腰部旋转运动，以增强疗效。

3. 浮针疗法

(1) 定位：寻找阳性反应点 (压痛最明显处)，取此点左或右 2～3 寸处为进针点。

(2) 操作：常规消毒后用 6 号一次性浮针针具 (第一军医大学中医药研究所研制)1 枚，针尖对准阳性反应点，快速平刺进针，透过皮肤后将针身平贴皮下横向进针直至针柄。进针过程中，应无疼痛、无得气感，否则，应退回至皮下，重新进针。进针后按压阳性反应点，一般压痛立即明显减轻或消失。若疼痛未见减轻，则检查针尖是否正对阳性反应点，如有偏差，应重新校正。进针完毕后，嘱患者活动腰部，如不影响活动，则以胶布固定针柄，视天气情况留针 12～48 小时。取针后，若疼痛仍未消失，可间隔 1 天或选取其他进针点再行浮针治疗。3 次为 1 个疗程。

4. 平衡针法

(1) 取穴：腰痛穴位于印堂上 1 寸，在神庭穴与印堂穴中点。

(2) 操作：患者取坐位或卧位，常规局部消毒后，用 28 号 3 寸毫针，沿皮下骨膜向印堂方向平刺 1～1.5 寸，采用上下提插手法施以中强刺激，已出现局限性的酸麻胀为得气。一般留针 5～15 分钟，每 5 分钟行针 1 次，得气后令患者活动腰部，以利气血运行。同时配用臀痛穴，此穴位于肩贞穴上 1 寸，两侧交叉取穴，施强刺激，以使针感传至手指为好，不留针。

5. 运动针法

(1) 取穴：督脉病取人中穴，足太阳经病取养老穴，两经合病取 2 穴，足太阳与足少阳经合病取腰痛穴 (手背 2～3、4～5 指总肌腱中间，腕背横纹下 1 寸半处，一手两穴)。

(2) 操作：诸穴常规消毒，快速进针，得气后边行针，边嘱患者活动腰部，做前后屈伸，左右侧弯等动作，运动幅度由小到大，留针 15 分钟，中间行针 2～3 次，全部用捻转提插补法，其针感以患者能耐受为度。起针后患者活动肢体，防止腰部受凉。

6. 阻力针法

(1) 取穴：找准阳性反应点 (结点、条索、压痛)，即取阿是穴。

(2) 操作：常规消毒，用 0.35 mm×40 mm 毫针，右手持针快速刺入，进针深度 0.5～1.0 寸，要求手法轻柔，提插频率稍快，小幅度捻转，以紧提慢按为主，待局部阳性反应点松解时 (阻力减小时)，将针体提至皮下，然后嘱患者行腰部的左右侧转身、前屈后伸、蹲、起立等运动，1～2

分钟后，再根据病损部位疼痛缓解的程度，再施以针刺手法，再进行腰部功能活动。如此反复交替进行 3 ～ 5 次，至疼痛消除为止。若当时疼痛无明显改善，可留针 10 ～ 20 分钟后，再施以针刺手法，每日针刺 1 次，5 次为 1 个疗程。

7. 针刀疗法

(1) 定位：患者俯卧位，腹下垫枕，尽量使患部肌肉被动牵伸，肌紧张痉挛暴露更明显。在腰部痉挛呈条索状的骶棘肌中找准明显压痛点，1 ～ 5 个不等，用 1% 甲紫做上标记。

(2) 操作：局部皮肤常规消毒，铺巾，左手中、示指扪及条索状的骶棘肌并固定于术点两侧，右手持 4 号汉章针刀，刀口线与肌索走向平行，快速刺入，当感到已穿透深筋膜后再缓慢进入肌腹中，待患者有较强的酸、胀感时稍顿，说明针刀已达病变部位，纵行疏通 2 ～ 3 次，留针。同法做其他术点，待所有施术点均做完，即可出针刀。术后迅速以闪火法将大号玻罐拔吸各术点，留针 3 ～ 5 分钟，取罐，擦除瘀血，创可贴覆盖针孔。

8. 头针疗法

(1) 取穴：选取双侧足运感区，或配上 1/5 感觉区。

(2) 操作：患者取坐位，医生严格消毒穴位后，用 26 号 2 ～ 3 寸毫针，沿头皮斜刺一定深度后，以 150 ～ 200 次 / 分的频率持续捻转 2 ～ 3 分钟，嘱患者顺势活动，间隔 10 分钟，按上法反复运针 1 次，留针 30 ～ 40 分钟。

9. 眼针疗法

(1) 取穴：中焦区、下焦区、肾区、膀胱区以及球结膜毛细血管形状变化的相应区域。

(2) 操作：患者仰卧位，穴位局部常规消毒后，用 30 号或 32 号 0.5 寸毫针，左手按压眼球保护，右手持针横刺，循眼针分区顺序方向刺入，不施补泻手法，起针时用棉球按压片刻。

10. 鼻针疗法

(1) 定位：嘱患者取仰卧位，在患者鼻骨下端之中、鼻翼上方左右各取一点。

(2) 操作：常规消毒后，用 30 ～ 32 号 5 分长的毫针直刺，不穿透鼻软骨为度。针刺入后有强烈的酸、麻、痛等感觉，以患者能忍受为度，流泪、打喷嚏取效最佳。若针后无任何感觉，可将针退出 1/2，改变方向再针，但不宜反复连续进退。留针 5 ～ 20 分钟，一般留针期间每 5 分钟捻转 1 次，用平补平泻轻手法，针的旋转角度不超过 15°。每天 1 次，以症状消失为度。

11. 腕踝针法

(1) 定位：根据扭伤部位的左右选择腕踝针的不同分区，一侧疼痛选同侧下 6 区，两侧疼痛选双侧下 6 区。

(2) 操作：取 28 号 2 寸无菌毫针，用 75% 乙醇棉球常规穴位消毒后，针体与皮肤成 30° 快速进针皮下，将针沿皮下尽可能表浅的平直往里推进 1.5 寸，进针后不提插捻转，医生感针下松软，患者无酸麻胀感为宜，留针 30 分钟出针。留针期间嘱患者前、后、左、右活动腰部。

12. 穴位封闭法

(1) 定位：患者取腹 (俯) 卧位，医生沿脊柱两侧旁开 1 寸 (中指同身寸) 按压，寻找明显压痛点，若压痛点有数个，再按压痛程度比较，以最痛点为夹脊阿是穴。

(2) 操作：用 5 mL 注射器，抽取 2% 普鲁卡因 (先做皮试为阴性)1 mL 和复方丹参液 1 mL，混合。常规消毒阿是穴周围皮肤，用 6 号针头快速穿过皮肤，如触及脊椎横突，可做上、下、左、右提插，沿空瞭进针，使产生触电样酸麻，直达足跟，抽吸无回血，即可注入。然后嘱患者慢慢起床，回去注意休息。隔日 1 次，5 次为 1 个疗程。

13. 刺络拔罐法

(1) 取穴：阿是穴、委中。

(2) 操作：患者俯卧，严格消毒局部皮肤后，医生持三棱针在痛点散刺 (豹文刺)，在委中穴点刺出血数滴，然后在痛点行拔罐术，用大号火罐，留罐 10 ～ 15 分钟，每日 1 次，5 次为 1 个疗程。散刺须做到浅而快，点刺委中穴出血不宜过多。

14. 刮痧治疗法

(1) 取穴：人中、后溪、肾俞、大肠俞、腰阳关、委中、承山等。

(2) 操作：患者取坐位，在颈椎 (任何病证宜先刮拭颈椎，再刮其他患处) 区域涂布刮痧活血剂，取刮痧宝玉以 45° 斜角，平面朝下刮拭。刮完颈椎后，刮人中穴 15 次左右，刮完人中后，刮拭患者小指上后溪穴，刮完后溪穴后，取俯卧位，在肾俞、大肠俞、腰阳关一带寻找痛点刮拭，再在委中、承山穴用角刮，以上部位刮试出红花朵点或青紫瘀块为度。刮痧每次在 25 分钟之内，点、线、面结合，避寒冷，夏季刮痧时应回避风扇直接吹刮痧部位。刮痧后宜喝一杯淡盐水，2 次刮痧时间一般间隔 3 ～ 7 天。空腹、熬夜、精神紧张，特别怕疼者不要刮。

15. 中药饼灸法

(1) 处方：当归、红花，川续断、狗脊、公丁香、桑寄生、升麻、川芎、木香各 10 g，乳香、没药各 6 g，全蝎 3 g。

(2) 方法：以上方药按常规制成药饼。置药饼于肾俞、命门、阿是穴上，上放艾炷，同时点燃，每穴灸 5 ～ 7 壮。灸时每壮燃至患者有明显热灼感后，即可更换 1 壮，不必等待灸炷燃尽，灸毕，最好达到灸部皮肤微微发红，应避免烫灼起泡，每天 1 次。

(二) 中药外治方

1. 舒筋活血方

(1) 处方：红花 20 g，钻地风、苏木、木瓜、乳香、没药各 10 g，紫草、伸筋草、千年健、桂枝、路路通、刘寄奴各 15 g，千斤拔 50 g。

(2) 方法：将上药混合均匀放入 15 cm×20 cm 布袋内，扎紧袋口后放入锅中，加适量清水煮沸数分钟后置于电炉上保温备用。患者取俯卧位，充分暴露患处，铺单层治疗巾，术者将第一条大毛巾置于锅内药液中充分浸湿后取出拧干，叠成长方形敷在患处治疗巾上，然后将第二条毛巾用同样方法加敷在第一条毛巾上；待第一条毛巾热度降低时，将较热的第二条毛巾翻转于患处。如此反复，持续 10 分钟，至局部皮肤发红为止。在热敷同时，医生可用掌心在患处进行拍打，每日 1 次至痊愈。

2. 中药热敷方

(1) 处方：当归、赤芍、防风、牛膝、桂枝、羌活、五加皮、威灵仙、艾叶、透骨草各 100 g。

(2) 方法：以上方药共置于布袋内，封口。入水煮沸，取出待温，用以热敷患处，每次 20 ～ 30 分钟。每日 1 ～ 2 次，连用 10 ～ 14 天。为避免烫伤，要注意所用药袋的温度，亦可先在局部皮肤涂少量凡士林，以防万一烫伤并以减轻损伤。

3. 中药透敷方

(1) 处方：防风、杜仲、草乌、川芎各15 g，牛膝、红花、珍艽、羌活、透骨草、伸筋草各20 g。

(2) 方法：将上述药物装于袋中，用温水浸湿放至透敷器上加热，温度上升到40℃左右时，把药袋置于患者疼痛部位，每次治疗30分钟，每日1次。

4. 中药汽化方

(1) 处方：制川乌、制草乌、海桐皮、甘草、羌活、独活、桃仁、赤芍、当归、珍艽、杜仲、防风各8 g，桂枝、透骨草、鸡血藤、合欢皮、乳香、没药、红花各10 g，丹参、木瓜各6 g。

(2) 方法：以上方药袋装后置汽化药热疗器 (TQ-98 B 型)，患者取仰卧位，将裸露的疼痛部位对准仪器上相应的治疗孔，根据每个患者的个体差异和耐受程度，设定温度45℃～50℃，每次40分钟。每天1次，5天为1个疗程。

5. 四生马钱散

(1) 处方：生南星、生半夏、生川乌、生草乌、马钱子、独活、木瓜各50 g，冰片100 g。

(2) 方法：以上方药按常规加工成药粉备用。用时以高度白酒混合潮湿为度，根据腰痛面积大小缝一布袋，装上药粉，上锅蒸热，温度适中时热敷腰部痛点。

6. 加味四虎散

(1) 处方：生川乌、生草乌、生半夏、生南星、没药、乳香、大黄、芒硝各等量。

(2) 方法：以上方药按常规研细备用，用时以黄酒调成糊状，均随病情适量用药。让患者俯卧于床上，坦露腰部，确定病位，将药物敷于患部，上盖塑料布，用红外线灯照射30分钟。每日1次，10次为1个疗程。

(三) 推拿治疗法

1. 推牵引法

(1) 患者俯卧位，腹部垫以软枕，两手放在体侧或下垂，使腰部肌肉尽量放松，先在痛点周围和肌肉痉挛处做掌根轻摩和拇指轻推。

(2) 体位同上，拔腰部两侧，选用拇指或大、小鱼际揉法，手法由浅及深，最后用拇指深揉痛点，并沿肌肉、韧带做上、下、左、右推扳拨动。选取腰部阿是穴，以及肾俞、上髎、环跳、委中等，用揉、掐手法推拿。

(3) 体位同上，一助手站于床头，两手插入患者腋下固定，另一助手站于床另一头，两手各握患者小腿下端牵拉。两人做对抗牵引1分钟，重复2～3次。

(4) 术者以掌或前臂按压患者腰部，另一只手托其大腿，使髋后伸，压与伸的手法同时发力，两侧各做6～10次。

(5) 患者仰卧，术者右弓步站于患侧，左前臂托住患肢小腿，右手按扶在膝部，将患肢屈曲，并稍用力按压推送，使患肢大腿尽可能贴近腹壁，然后发力，用巧劲将患肢向外上方牵拉，使患肢呈膝伸直髋稍屈的姿势。

2. 正骨推拿法

(1) 松筋 (松解肌肉)

1) 推：以拇指沿腰背肌做纵行推按数次，勿用力过大。

2) 揉：以拇指腹沿脊背肌肉 (相当于肩胛中线) 由上而下，再由下而上做圆形揉按，上下各 2 次。

3) 拨：以拇指尖在紧张部位的肌肉上做快速拨动，至肌肉紧张得到完全松解。

4) 弹：以拇指尖由髂嵴上方向内触及腰肌边缘后向内做快速轻弹，而后再做前后弹拨数次。

(2) 正骨

1) 纠正偏歪：患者配合深吸气后，屏住呼吸，借以增加腹压，使其对脊柱有均衡的内在支持力，并可使椎间隙增大，利于整复。当患者屏住呼吸时，术者用一拇指扶持上一位正常棘突，用另一手拇指推移偏斜的棘突 (如为扭斜用力点应放于棘突的外斜点)，随患者呼气慢慢放稳，1 次不成可推 2 次，切忌用力过猛，以防造成反错位和韧带损伤。

2) 按突：对后突的椎体以平稳缓慢的力量向前平行推按棘突。

3) 吊陷：椎体前突则显棘突内陷，当患者屏住呼吸时，术者以左右手拇指分别按定下陷棘突上下各相邻的正常棘突，平稳向前推按，随患者呼气而轻慢放手，于是内陷 (前突) 的椎体可吊出。

(3) 点穴

两髂翼之中点以拇指尖由左右向内对顶，力之大小视患者身体强弱的耐受程度为限，时间约半分钟。两坐骨结节后下方，以两拇指同时推顶，术后患者多感腰部轻松并有酸胀感，此时可以缓动作进行效果检查，但不宜动作过急过猛。术后患者需卧睡 2 小时以上，姿势可不限，以完全入睡为好。这样肌肉得以休息，复位得以稳定。术后不睡卧者，疗效大减，切不可忽视。

3. 捏筋拍打法

(1) 摩揉舒筋：患者俯卧，双上肢自然平放，腰肌尽量放松。术者立于患者左侧，以手掌及掌根由胸段脊柱两侧向下至骶部摩揉腰部肌肉，反复 3 ～ 5 遍。如伴有臀及下肢牵扯痛者，同时揉臀及下肢。

(2) 捏筋理筋：术者立于患者患侧，双拇指和其余四指对合用力，捏揉胸部肌肉，重点放在骶棘肌和压痛点；若能摸到痛性硬结 (或条索)，可用拇指尖端进行弹拨顺推。

(3) 舒筋止痛：用肘点法，点按肾俞、大肠俞、秩边、环跳、委中、阿是穴等；重点部位用点揉。

(4) 推臀扳肩：患者侧卧，上腿屈曲旋空，下腿伸直；术者一只手扶肩一只手扶臀，轻轻摇晃数次。趁患者不备，两手各自向相反方向推扳，已出现"咔嚓"声为佳。

(5) 拍打：患者俯卧位。用钢丝、棉垫和胶布做成的具有弹性的拍子，由上而下有节奏地拍打腰背、臀部及腰骶，重点拍打痛点，反复 3 ～ 5 遍，手法由轻到重，再由重到轻。

4. 点按理筋法

(1) 选肾俞、大肠俞、扭伤点、殷门、阿是穴、中脘 (拿捏之治腰不能前曲有特效)、尺泽 (按压之治直腿抬高有良效)。

(2) 方法：拿揉或滚腰骶部软组织 5 分钟；点按上方穴位 5 分钟；然后再根据不同病证施以手法。其中后关节紊乱症采用腰部三扳法，即患者仰卧板肩、伏卧扳腿、侧卧扳腰；臀上皮神经、臀中皮神经损伤离经用坐式旋转拨筋法，即患者正坐，术者坐于其后，以右侧为例，术者右手拇指按于患者神经损伤痛点处，令患者先向左旋腰45°等快到45°时术者的拇指用力左右弹拨其离经神经，随后上下顺理按压，使其压进神经沟，反复 3～4 次；骶关节损伤用扳腿压髋法，即患者伏卧，术者一只手压于受伤的一侧腰骶关节处，另一只手扳住患者同侧的大腿向上用力，直到患者能忍受为度，静止持续 5～10 分钟，然后压腰骶关节的手先轻轻下压 2～3下，扳大腿的手再左右摆动 3～5 下；棘间韧带损伤剥离，用坐式咳嗽 - 弹拨法，即患者正坐，术者于其后，一手拇指放到韧带剥离面上，令其用力咳嗽，术者拇指用力左右弹拨，然后上下顺理按压，反复 2～3 遍。每日 1 次，3 次为 1 个疗程。

5. 督脉经手法

患者俯卧，两下肢伸直放松。助手二人，一人握住患者两侧腋窝部，另一人握住两足踝部，二人持续用力做对抗牵引。术者用拇指指腹从脊柱两旁自上而下进行点按，当点按到患部及痛点，点按力量加重，并进行强刺激，然后向左右摆动躯体，以后再向下点揉环跳、殷门、委中、承山、昆仑等穴。助手仍保持患者一侧牵引，按照扭伤部位，如伤在腰部的右侧，则术者左手按住患部，右手拉其右足；如伤在腰部的左侧，则以右手按住患部，左手拉其左足。术者两手密切配合，一只手向下按紧，一只手尽量用力将患肢上提到极度过伸位，并嘱患者尽量放松腰部，然后用力一提一拉，此时可感到患者腰部有"咔答"之声，即将患肢放平。术者以手掌根和小鱼际从脊柱两侧自上而下沿足太阳膀胱经和中部督脉经的循行路线推至腰骶部，然后推至足跟部。推完后，再以一只手垫于下面，另一只手拳击手背，以督脉经顺流而下击至腰骶部。

第五节 第 3 腰椎横突综合征

第 3 腰椎横突综合征是由于第 3 腰椎横突周围软组织损伤造成慢性腰痛，出现以第 3 腰椎横突处压痛为主要特征的疾病。本病称为第 3 腰椎横突周围炎或第 3 腰椎横突滑囊炎，因其可影响邻近的神经纤维，常伴有下肢疼痛，故又称第 3 腰椎横突综合征，本病多见于青壮年，尤以体力劳动者最为多见。

第 3 腰椎位于腰椎的中心，处于腰椎生理弯曲前凸的顶点，为腰椎椎体的活动中心，其活动度大，其两侧横突最长，是腰肌和腰方肌的起点，并有腹横肌、背阔肌的深部筋膜附着，故腰腹部肌肉弹力收缩时，此处受力最大，易使附着处撕裂致伤。第 3 腰椎横突部的组织损伤，缘于急性损伤处理不当或慢性劳损，伤后局部发生炎性水肿、充血、渗出等病理变化，以后可发生骨膜、纤维组织、纤维软骨等增生，引起横突周围瘢痕粘连、筋膜增厚、肌腱痉挛等病理变化。

臀上皮神经发自 LW3 脊神经后支的外侧支，穿横突间隙向后，再经过附着 LW4 横突的腰背筋膜深层，分布于臀部及大腿后侧皮肤。故第 3 腰椎横突处周围组织损伤可刺激该神经纤维，日久神经纤维可发生变性，导致臀部及腿部疼痛，引起腰骶肌肉痉挛。

【病因病理】

1. 病因

本病与第 3 腰椎的生理结构有着极其密切的关系。第 3 腰椎的横突比另外 4 个腰椎横突长，附着在横突上的有腰脊筋膜之深层及腰方肌，横突的背侧有骶棘肌，当这些肌肉收缩时，肌肉在此处牵拉杠杆力最强，尤其是横突左右不对称或横突向后偏斜时，当腰椎左右侧弯及扭曲活动时，使第 3 腰椎横突尖部摩擦损伤肌肉筋膜附着处，而引起疼痛。

2. 病理

腰椎具有生理前凸，第 3 腰椎位于腰椎生理前凸的顶点，同时位于整个腰椎的中心，是 5 个腰椎活动的中心，是腰椎前屈后伸及左右旋转活动的枢纽。第 3 腰椎横突比其他腰椎横突较长，活动幅度也大，受到的拉力也最大，在腰部做屈伸活动时，增加了损伤机会。外伤、体位不正、腰部用力不当引起急性腰扭伤时，横突上的软组织，因强烈收缩而造成肌纤维，筋膜等撕伤。此外，长期慢性劳损，腰部作持久、反复、长期超负荷的弯腰屈伸活动时，第 3 腰椎横突尖部，摩擦损伤腰背深筋膜和骶棘肌，就会造成毛细血管出血，肌纤维断裂，人体在自我修复过程中在一定条件下肌肉在内部结疤，挛缩，同时在第 3 腰椎横突尖部粘连，造成筋膜增厚，瘢痕形成，肌腱挛缩等病理变化，从而限制了腰脊筋膜和肌肉的活动，也就是限制腰部的屈伸活动。当用力做弯腰活动或劳动时，腰脊筋膜和肌肉受到牵拉而进一步损伤，从而使粘连更加严重，形成恶性循环。这也是本病日趋加重并长久不愈的病理原因。由于以上的病理改变，使穿过肌筋膜的臀上皮神经、第 3 腰椎横突末端附近通过的腰丛神经中的股外侧皮神经和闭孔神经及血管囊受到刺激压迫而产生一系列的腰腿痛等症状。若刺激闭孔神经会出现腹痛、内收肌紧张和下肢疼痛；若刺激到股神经就出现腰臀、大腿后外侧疼痛综合征。由于损伤主要集中第 3 横突尖部周围，粘连挛缩，瘢痕必在横突尖部附近，因此痛点就固定在第 3 横突尖部附近，故而形成第 3 腰椎横突综合征。

【临床表现】

1. 症状

腰部疼痛，多表现为腰部及臀部弥漫性酸痛，也可剧痛，有时可向大腿后侧及至腘窝处扩散，一般不超过膝关节。腰部活动时或活动后疼痛加重，有时患者翻身及行走均感困难，晨起或弯腰时疼痛加重。腰部后仰不痛，向对侧弯腰受限，严重时影响日常生活及工作。

2. 体征

(1) 重要的体征是竖脊肌外缘第 3 腰椎横突尖端，相当于第 3 腰椎棘突旁 4 cm 处有局限性压痛 (有的可在第 2 腰椎或第 4 腰椎横突尖端处)，尤其是瘦长型患者。有时压迫该处由于第 2 腰神经分支受刺激可引起同侧下肢反射痛，反射痛的范围多不过膝。

(2) 早期可见患侧腰部及臀部肌肉痉挛，表现为局部隆起、紧张，晚期则病侧肌肉萎缩。

(3) 腰部功能多无明显受限。直腿抬高试验可呈阳性，但多超过 50°，加强试验阴性。神经系统检查无异常。

(4) 压痛点用 1% 或 0.5% 普鲁卡因 10 ～ 20 mL 注射后，疼痛及压痛消失。

【诊断要点】

多见于从事体力劳动的青壮年，病史有突然弯腰、跌仆扭伤史、长期慢性劳损或腰部受凉史。一侧或两侧慢性腰痛，晨起或弯腰时疼痛加重，久坐直起困难，疼痛多呈持续性，长期不愈。第三腰椎横突处压痛明显，部分患者向臀及下肢放射。

【鉴别诊断】

1. 腰椎间盘突出症

腰椎间盘突出症是在腰椎间盘退行性变的情况下，因受损伤后导致纤维环破裂，髓核突出，压迫或刺激神经根、马尾神经而引起的以腰腿痛为主要表现的一组综合征，最常见于腰 4～5 及腰 5～骶 1 间隙，其鉴别要点如下。

(1) 腰椎间盘突出症患者大多在发病前有慢性腰痛史，腰痛向臀部及下肢放射，腹内压增加 (如咳嗽、喷嚏) 时疼痛加重，病变部位椎旁有压痛，并向下肢放射，腰部活动受限，常有脊柱侧凸，腰椎生理弧度消失，压痛点多于腰 4～5 及腰 5～骶 1 间隙旁，沿坐骨神经放射痛，可伴腱反射、感觉和肌力异常。第 3 腰椎横突综合征在腹内压增高对如咳嗽、喷嚏时，不会引起疼痛加重。影像学检查生理弧度存在。虽有时可伴有向下肢的牵涉痛，但下肢无腱反射、感觉和肌力的异常。

(2) 腰椎间盘突出症患者直腿抬高试验及加强试验阳性：让患者仰卧，两腿伸直，在保持膝关节伸直的情况下，分别做直腿抬高动作，测量抬高时无痛的范围 (抬高肢体与床面的夹角)，如有神经根受压时，可出现直腿抬高明显受限，一般多在 60°以下，即出现受压神经根区疼痛，为直腿抬高试验阳性。然后将下肢降低 5°～ 10°至疼痛消失，并突然将足背屈坐骨神经痛再度出现为阳性，此为本病的特殊试验，可与第 3 腰椎横突综合征鉴别。

(3) 腰椎间盘突出症患者屈颈试验阳性：患者仰卧，主动或被动屈颈 1～ 2 分钟，引起腰腿痛为阳性，严重腰椎间盘突出症患者坐位屈颈试验不能完成。而第 3 腰椎横突综合征患者则无。

(4) 影像学检查 X 线检查：腰椎间盘突出症脊柱前凸消失，病变椎间隙变窄，相邻边缘可有骨质增生。CT 及 MRI 可显示椎间盘突出的部位及程度，可作为腰椎间盘突出症的确诊方式。

2. 急性腰扭伤

有明确的腰部扭伤史，在扭伤后立即出现急性剧烈腰痛，范围局限，有准确的疼痛部位，疼痛可放射到臀部及下肢，并出现特有的腰部侧弯姿势，坐、立、走均呈侧弯姿势，多弯向患侧。出现腰部活动障碍、骶棘肌痉挛、脊椎运动受限。本病以急性腰痛可与第 3 腰椎横突综合征鉴别。

【治疗】

(一) 中药内治

(1) 气血瘀滞：外力扭伤，腰痛突然发作，疼痛剧烈，痛如针刺，固定不移，或见面色黧黑，皮肤甲错，舌淡紫或暗，脉细涩或弦涩。

治法：行气活血通络。

方药：顺气活血汤 (《伤科大成》) 加减。

组方：苏梗 9 g，厚朴 9 g，当归尾 12 g，枳壳 12 g，红花 9 g，木香 9 g，赤芍 9 g，桃仁 9 g，苏木 9 g，香附 6 g。

(2) 肝肾亏虚：腰痛绵绵，反复发作，遇劳后疼痛加重。偏阴虚者，五心烦热，失眠盗汗，舌红少津，脉细数。偏阳虚者，畏寒肢冷，腰腹冷痛，得温痛减，舌苔薄白，脉细弱。

治法：补益肝肾，偏阳虚者，宜温补肾阳，偏阴虚者宜滋补肝肾。

方药：补肾健筋汤 (《伤科补要》)。

组方：方用金匮肾气丸化裁。熟地黄 12 g，当归 12 g，山茱萸 12 g，茯苓 12 g，续断 12 g，杜仲 10 g，白芍 10 g，青皮 5 g，五加皮 10 g。

(二) 中药外治

1. 敷法

(1) 双柏散 (《中医伤科学讲义》)。

侧柏叶 2 份，黄檗 1 份，大黄 2 份，薄荷 1 份，泽兰 1 份。上药为末，以水蜜糖或凡士林调成膏，外敷。

本方活血解毒，消肿止痛。治疗跌打早期，创疡初起，局部红肿热痛或局部包块形成而无溃疡者。

(2) 三色敷药 (《中医伤科讲义》)：用蜂蜜或饴糖调敷。

本方消肿止痛，活血化瘀，祛风散寒止痛。可用于各期疼痛较重者。

2. 熨法

热敷散 (陕西中医学院附属医院方)：用食醋将药拌湿，用纱布包裹，蒸热后热熨患处，亦可煎汤外洗患处，以不烫伤皮肤为度，敷于患处，每日 2 次，每次 20 分钟。

本方用于四肢关节风湿疼痛。

3. 贴法

近年来已制成许多种类的膏药，可采用外贴狗皮膏、伤湿止痛膏、麝香壮骨膏，这些中成药都具有温经通络、活血止痛、祛风除湿等功效，可根据情况选用。

4. 搽法

颈腰痛搽剂：马钱子 10 g，生天南星 10 g，白芷 10 g，防己、五加皮、防风 15 g，细辛 5 g，生川乌、生草乌各 10 g，红花 5 g，没药 10 g，威灵仙 15 g，僵蚕 10 g，徐长卿 15 g，樟脑 5 g。以上诸药经水煎浓缩，50% 乙醇提取，1000 mL，另加地塞米松 50 mg 和匀，装入带有喷头的瓶中备用。

用法：将药液喷于患处，再以热毛巾热敷。

本方温经通络，祛风散寒，解痉镇痛。用于疼痛较重或兼外邪侵袭者。

注意事项：孕妇、皮肤过敏、局部皮肤破溃禁用。

(三) 推拿治疗

本病属传统中医的"腰痛"或"腰腿痛"，由于气血瘀阻，感受风寒湿邪气而使局部经络气血流通受阻，痹阻不通。《厘正按摩要术》说"按能通血脉""按也最能通气"。《素问·举痛论》曰："按之则血气系，故按之痛止。"推拿可以调阴阳，行气活血，疏通经络，舒筋止痛。推拿可以调节肌肉的收缩和舒张，使组织间的压力得到调节，以促进损伤组织周围的血液循环增加组织灌流量，从而起到活血化瘀、祛瘀生新、消肿止痛的作用。推拿通过松解横突周围瘢痕粘连，改善肌腱的挛缩和筋膜的增厚，从而解除神经血管束的"卡压"症状，是治疗本病的重要手段。

1. 操作方法

(1) 滚腰背部：患者俯卧位，全身放松，医生站于患者侧方，一只手挟在腰部，不用力，放松，另一上肢肩关节放松，进行滚法治疗，刚开始在腰背竖脊肌，第 3 腰椎横突顶端的两侧臀腿做轻柔滚法。肌肉张力有所减轻后，以深沉有力的滚法在腰背竖脊肌、臀腿部、横突顶端两侧疼痛部位施术 5～10 分钟，以放松肌肉。

(2) 按揉横突处：患者俯卧位，全身放松，医生立于患者侧方，一只手扶持，在腰部不用力，放松，另一只手拇指指腹着力于第 3 腰椎横突处施以按揉。手法要求缓和，由轻柔到深沉有力，力量深透，以患者有较强烈的酸胀感为佳，如肌张力较高可延长本法操作时间 5～10 分钟。

(3) 点穴止痛：患者俯卧位，全身放松，医生立于患者侧方，用手拇指指腹点按大肠俞、肾俞、腰眼、八髎、委中、承山及阿是穴，要求每穴持续用力点按 1～2 分钟。

(4) 双指封腰法：患者俯卧位，全身放松，医生立于患者侧方，用拇指指腹和中指指腹分别按压，弹拨第 3 腰椎横突顶端的两侧，弹拨时需与条索状硬块垂直方向施术，像拨琴弦样弹拨病变部位，由浅到深，由轻到重，同时配合按揉手法 2～3 分钟，手法要深沉缓和，力量透达以患者有较强烈的酸胀感为佳。

(5) 肘压环跳法：患者侧卧位病侧在上，患肢屈曲，健肢伸直，医生立于患者前方屈肘，用肘尖吸附臀部环跳穴，或臀部条索状部位，用力由轻到重，力量深透，不可滑拖，持续 2～3 分钟，以患者有极强烈的酸胀痛和抽胀痛感为佳。

(6) 肌腱弹拨法：患者仰卧位、双髋外展、外旋、屈曲位，医生立于患者一侧，用拇指指腹放于股内收肌的后缘用滚法向前移动，来回 2～3 分钟，继用弹拨约 1 分钟。

(7) 滚、擦腰部：患者俯卧位，全身放松，医生立于患者侧方，沿患侧骶棘肌用深沉而缓和的滚法，上下往返治疗，同时配合腰部后伸被动活动。然后医生用掌根沿骶棘肌纤维方向快速往返用擦法 2～3 分钟，以透热为度，施擦法时亦可配用膏摩。

2. 推拿治疗注意事项

(1) 操作手法要柔和，切忌暴力，以免造成新的损伤。

(2) 治疗期间，要避免或减少腰部的伸屈和旋转活动。

(3) 治疗后，腰部用宽皮带固定，注意局部保暖，不可受寒。

(4) 推拿可与封闭、理疗、针灸等疗法综合使用或交替使用，治疗无效者，应建议使用小针刀疗法或手术治疗。

（四）针灸治疗

针灸治疗第 3 腰椎横突综合征，可缓解或消除临床症状，疗效较好。

由于第 3 腰椎横突综合征病变的部位在腰部，其临床症状主要表现为腰臀腿疼痛，因此针灸治疗本病，多从足太阳经选穴施治，同时要注意选取督脉和足少阳经的腧穴，进行经络辨证而施治。针灸治疗本病，当以疏通经络，舒筋散瘀，补肾强腰为法。

1. 毫针

(1) 取穴

主穴：委中、阿是穴、肾俞、命门、秩边。

配穴：大肠俞、气海俞、腰阳关、环跳、承扶、承山、昆仑。

(2) 方法：每次选 3～5 穴，急性期每日治疗 1 次。肾俞、命门用补法，其余穴位用中等刺激，肾俞穴直刺并微斜向椎体，深 1～1.5 寸，气海俞直刺 2～3 寸，使腰及臀部酸胀并向下肢放射。

2. 梅花针

(1) 取穴：阿是穴周围，腰骶膀胱经第 1、2 侧线。

(2) 方法：阿是穴重叩，使皮肤发红或微出血，叩后可拔火罐，其余部位自上而下，以局部皮肤红晕而无出血为宜。

3. 耳针

(1) 取穴：腰椎、腰肌、神门、膀胱、肾。

(2) 方法：每次选 2～3 穴。以强刺激捻转数秒钟后。留针 20～30 分钟，留针期间每隔 5～10 分钟捻转 1 次，每日或隔日治疗 1 次。

4. 头皮针

(1) 取穴：躯干感觉区、足运感区。

(2) 方法：患者取坐位或卧位，急性期每日针 1 次，缓解期可隔日针 1 次，10 次为 1 疗程。快速进针，刺入一定深度后快速捻转，不提插，持续捻转 2～3 分钟，留针 5～10 分钟后再重新捻转，反复捻针 2～3 次即可起针，在捻针的同时，嘱患者活动腰部。

5. 水针

(1) 取穴：阿是穴、腰夹脊穴、气海俞、肾俞、大肠俞。

(2) 药物：当归、红花、丹参、川芎等；中药制剂，维生素 B_{12}，0.25%～2% 的盐酸普鲁卡因等西药注射剂。

(3) 方法：每次选 2 个穴位，按各药不同用量准确注入，普鲁卡因每周注射 1 次，其他药物隔日注射 1 次。

6. 电针

(1) 取穴：同毫针。

(2) 方法：选取 1～3 对穴，一般用疏密度，调节电流应从小到大，每日治疗 1 次，每次 10～15 分钟。

7. 灸法

(1) 取穴：同毫针。

(2) 方法：每次选 2～4 穴，常用艾条灸、艾炷灸、温针灸，温灸器灸每穴灸 20 分钟或 5～7 壮，每日 1 次，10 次 1 疗程，间隔 2～3 天行第 2 疗程。

(五) 中药离子导入疗法

选用活血祛瘀，通络止痛类药物，与直流电结合，可以有效地改善第 3 腰椎横突局部的血液循环及代谢状态，从而减轻局部炎症、粘连，促进局部软组织损伤的修复，此法为治疗本病颇为有效的方法之一。

(1) 方药制备：赤芍 20 g，红花 20 g，大黄 30 g，川牛膝 30 g，细辛 10 g，防己 40 g，葛根 20 g，透骨草 20 g，地龙 20 g。上药加水 1600 mL，浸泡 2 小时后水煎，煮沸后文火煎 20 分钟，再用 4 层纱布过滤，药液滤出药液约 800 mL，第二煎加水 1100 mL，煎 20 分钟滤出药汁 600 mL 两煎合液，装入瓶内放置冰箱备用，用时加温 40℃。

(2) 操作：用 8 层纱布垫，外包 1 层绒布，做成 8 cm×12 cm 的布垫，用时将其置于 40 ℃；药液浸透后稍拧干，放置腰部气海俞穴处，其上再放 7 cm×10 cm 极板 (阳极)，非作用极 (阴极)

用生理盐水浸湿放置于一侧环跳或是阿是穴处。然后盖以塑料布或是人造皮革，用沙袋、绷带或借患者身体重力将电极加以固定。徐徐转动电位器逐渐增大电流量，参照患者的感觉将电流量控制在 5 ～ 15 mA 之内。每次治疗 10 ～ 15 分钟，每日 2 次，12 次为 1 个疗程，两疗程间休息 3 ～ 5 天，一般治疗 2 ～ 3 疗程。

（六）小针刀疗法

利用小针刀特殊的结构和治疗手法，在第 3 腰椎横突尖部进行剥离和松解，使得此处骨肉粘连剥开，肌肉松解，往往能立竿见影，消除症状。

(1) 操作方法：患者取俯卧位，局部常规消毒铺无菌孔巾，选择适宜型号的针刀，于第 3 腰椎横突末端垂直进针（刀口线与人体纵轴平行），当针刀口触及骨面时，先做左右剥离，再做纵向剥离，然后调整针刀方向，缓慢向横突末端推进，于横突末端做纵向剥离松解，随后出针，以棉球压迫针孔片刻后，贴上"创可贴"即可。有时为了抗炎，可用甲泼尼龙和 2% 普鲁卡因在剥离处做封闭。操作中要注意进针方向和深度，以免损伤重要组织，造成不良后果。一般而言，一次针刀松解后，局部压痛即消失，若尚存余痛，可间隔 4 ～ 5 日后再做 1 次。

(2) 适应证：对慢性损伤，第 3 腰椎横突末端触及压痛性筋结或条索状压痛物者，可采取针刀松解术。该疗法可以作为第 3 腰椎横突综合征治疗的主要疗法或重要的辅助疗法。

（七）其他疗法

(1) 理疗、电疗：常用理疗方法有超短波、短波、石蜡等疗法。电疗是一种深部电热作用，改善局部血液循环，使疼痛减轻或消失。

(2) 封闭疗法：醋酸泼尼松龙 12.5 mg 加 2% 利多卡因 2 mL，用长针头在第 3 腰椎横突尖处作骨膜及周围组织浸润注射，每周 1 次，2 ～ 3 次为 1 疗程，多数患者可治愈或减轻。

【预后】

本病的发生是腰部肌肉和第 3 腰椎横突尖部粘连，挛缩结疤，限制了腰部的屈伸活动，牵拉神经血管等组织而产生疼痛。经保守治疗后，一般可以解除症状，但其病理学基础并未得以根本性改变，仍存有复发的潜在因素，在一定诱因作用下有反复发作的可能。因此，临床治愈后的防治十分重要。

【预防】

(1) 适当运动锻炼：第 3 腰椎横突比其他腰椎横突较长，处于腰椎的中段，起到加强腰部的稳定性和平衡作用，由于生理的特异性，第 3 腰椎横突尖部就会摩擦损伤腰背深筋膜和骶棘肌，日久人体在自我修复过程中在一定条件下肌肉在第 3 腰椎横突尖部粘连而产生病理改变，产生疼痛并限制腰部屈伸活动。通过适当的运动锻炼，舒筋活络，使气血通畅，避免肌肉和横突的粘连，增加腰部肌肉，收缩和舒张的能力，保证正常的生理功能，加强腰部的功能，可有效防止第 3 腰椎横突综合征的发生。

预防第 3 腰椎横突综合征的形体锻炼，重在腰部肌肉的锻炼，有条件尽量地进行一些体育活动，如球类、跑步等。下面简介两种锻炼方法。

1) 坚持腰背部的适当运动锻炼。方法：拇指压在腹前，其余四指按住腰后部或其周围，行左右前后摇摆动作，可采取边摇边按摩，手法可自行掌握，一般用按摩法为宜。

2) 平时坚持下弯腰和左右侧转腰运动，每次 3 ～ 5 遍，每日 2 ～ 3 次。运动时不过猛，过急，过速，可采用先轻后重，先慢后快之法。

以上方法亦可用于本病的康复治疗。

(2) 改变不良劳动姿势：长期做腰部屈伸工作劳动的人，应避免不良的劳动姿势，尽量避免长期弯腰工作，长期伏案工作劳动的人应保持颈部和腰部的正确的位置，使颈、背、腰形成一条直线，不要向左或右侧倾斜。其次是颈、背、腰在工作时保持头、身部与工作台间适当高度和距离，颈、背、腰不要过度弯曲，纠正不良习惯，避免长期持久的疲劳性损伤。不要勉强搬运过重的物体，以免损伤腰部。

(3) 早期诊断、早期治疗：第 3 腰椎横突综合征早期诊断，无论对于临床疗效，还是预后都是至关重要。一般地讲，病程和疗效间有着密切的关系，病程越短，疗效越好，反之越差。早期明确的诊断使医生获得治疗的最佳时机，使病情及时缓解，治愈。如在第三腰椎横突综合征的早期使用合理的推拿手法，解除横突尖部和肌肉的粘连，消除肿痛，缓解局部的疼痛，如果仅仅使用中药内服外治等疗法，虽有一定疗效，但并不能解除局部病理改变，而留下进一步加重或发展的隐患。

第六节 腰椎管狭窄症

腰椎椎管狭窄症，是指各种原因引起椎管各径线缩短，压迫硬膜囊、脊髓或神经根，从而导致相应神经功能障碍的一类疾病。它是导致腰痛及腰腿痛等常见腰椎病的病因之一，又称腰椎椎管狭窄综合征，多发于 40 岁以上的中年人。静或休息时常无症状，行走一段距离后出现下肢痛、麻木、无力等症状，需蹲下或坐下休息一段时间后，方能继续行走。随着病情加重，行走的距离越来越短，需休息的时间越来越长。

【病因病理】

腰椎管狭窄症的病因主要分为原发性和继发性狭窄：原发性是由于椎管本身发育狭窄、软骨发育不良、隐性脊柱裂或骶裂等所致；继发性主要由椎管周围组织结构退行性改变、脊椎失稳或滑脱、外伤骨折产生解剖结构关系失常，以及手术后医源性损伤等造成椎管内径和容积较正常状态下变小而狭窄。临床上原发性和继发性两种因素常互为因果，相互影响；加重症状，即在先天性发育不良的基础上与后天椎管相关组织结构退行性病变及其他原因共同造成的椎管狭窄症最为多见。这种混合性腰椎管狭窄症是产生并加重临床症状的主要成因，也是影响治疗效果的重要因素之一。

腰椎管狭窄症的基本病理改变主要为椎管内压力增高所产生的马尾神经缺血症状。神经根受压在腰椎活动时（尤其是后伸动作）表现更为明显，增生组织使神经根被刺激或摩擦而充血肿胀。同时椎管内压力增高产生硬膜外静脉回流障碍和椎管内无菌性炎症，引起神经根或马尾神经出现相应的临床症状。退行性变所致的椎管容积减小是渐进性缓慢发生的过程，神经组织在能够适应的情况下并不产生症状，而当超过神经所能耐受的极限时，则出现症状，这是临床症状时轻时重的病理机制和症状特点。

中医对腰椎管狭窄症的认识大多归属于腰腿痛的范畴。认为先天不足、后天失养均对本病产生重要影响，与西医学有着相似之处。内因多为肾气不足、肝肾衰退，外因则属劳役伤肾、寒湿入络，即与反复遭受外伤、慢性劳损、风寒湿外邪侵袭有关。本病主要病理机制在于肾虚不固为本，经络痹阻为标。气滞血瘀，痰瘀互阻，营卫不调，以致腰腿痛势缠绵难愈。

【临床表现】

本病主要表现为腰痛、腿痛和马尾神经性间歇性跛行。临床表现具有以下特点。

(1) 下腰痛常伴有单侧或双侧臀部、大腿外侧胀痛，感觉异常或下肢无力。行走或站立时症状较重，下蹲或平卧时症状减轻或消失，骑自行车的体位比较舒适。

(2) 脊柱后伸时症状加重，前屈时症状减轻或消失。脊柱位于后伸位时椎间盘突入椎管内，前椎管长度有所增加，后椎管长度有所缩短，黄韧带随之突入椎管，压迫神经根，所以腰腿痛症状加重；脊柱前屈位时可使椎间盘在椎管内突出减少，椎管前壁长度缩短，椎管后壁明显增长，椎管内黄韧带突出减少，椎管内容积相对增加而使症状趋缓或消失。

(3) 马尾神经性间歇性跛行为腰椎管狭窄症的典型症状，也是诊断本病重要的临床依据。大多数患者表现为行走或锻炼后出现单侧或双侧下肢麻木、沉重、疼痛和无力，越走症状越重，被迫休息、下蹲后症状很快缓解，继续行走则又出现同样症状。

(4) 主诉多而体征少。患者主诉有严重腰腿痛，少数病例因压迫马尾神经而影响大小便，甚至造成下肢不完全性截瘫或性功能障碍。但检查神经体征不明显，弯腰正常，直腿抬高基本正常，主要表现为腰背后伸时症状明显加重。

【诊断与鉴别诊断】

X 线作为常规检查时，可考虑以下几方面。

(1) 脊柱弧度的改变：可有脊柱弧度平浅，促使椎间盘退变，成为椎管狭窄症的诱因。

(2) 椎间隙变窄：是脊椎退变的表现，同时又是退变形椎管狭窄的根源。多见于 L4-5、L5～S1 间隙，可伴有椎体滑脱。

(3) 骨质增生：多见于椎体前缘，一般不产生神经症状，而椎体后缘的骨质增生可引起椎管狭窄，常见于 L3、L4、L5 椎体的后缘。有时不局限于一个节段，而是广泛性腰椎管狭窄，椎板密度增高，椎板间隙窄及椎弓根短。

(4) 关节突关节退变肥大：见于椎间盘退变萎缩的病例，由于椎间盘变薄，后关节互相重叠，长期劳损可导致关节肥大增生，甚至突球形，小关节间隙狭窄模糊，后关节突硬化，可出现左右关节间的距离变窄。

CT、MRI 均能测定椎管的管径和观察椎管形态。CT 不仅能清楚地显不出椎管的大小及形态，而且能够反映出侧隐窝的形态、大小，以及是否伴有椎间盘突出、椎间盘钙化、骨关节炎和黄韧带增厚等。MRI 则能清楚地观察椎管的矢状而，能清晰地显示脊髓影像，对鉴别诊断具有重要意义。

腰椎管狭窄症引起的腰腿痛症状主要侧重于"间歇性跛行"，具有症状重体征轻的特点。临床相鉴别的主要疾病如下。

1. 血管闭塞性脉管炎

此病属缓慢性进行性动、静脉同时受累的全身性疾病，患者多有动脉硬化病史，虽有下肢麻木、酸胀、疼痛和间歇性跛行症状，但同时伴有足背动脉和胫后动脉搏动减弱或消失，后期可产生肢体远端溃疡或坏死。腰椎管狭窄症的患者，其胫后动脉搏动是正常的，不会发生坏死。据此两者不难鉴别诊断。

2. 马尾肿瘤

本病虽与腰椎管狭窄症在症状上有某些相似之处，但其所显示的症状为缓发和持续加重。初期仅累及一个神经根，表现为腰痛及下肢神经痛，但腰痛并不明显；后期因肿瘤增大累及多数神经根时，则两侧下肢均有疼痛，卧床休息疼痛加重，下地行走反而减轻。腱反射早期亢进，后期减弱，晚期消失，有时合并尿潴留现象。腰椎穿刺显示不全或完全梗阻必要时可做脊髓造影、CT、MKI 等进行鉴别。

3. 腰椎间盘突出症

本病多见于青壮年，起病较急，咳嗽及腹压增加时疼痛加重，有反复发作的病史。腰痛合并下肢放射痛。体征上多显示脊柱侧弯，生理前凸减弱或消失，下腰部棘突旁有压痛及下肢放射痛，直腿抬高试验和加强试验阳性。

【治疗】

腰椎管狭窄症病因复杂，其临床表现和体征也不尽相同，应根据病程长短，区分轻重缓急，针对患者的具体情况选择治疗方法。常用的非手术疗法有手法推拿、休息与固定、功能锻炼、药物治疗、理疗或封闭疗法等。手术治疗主要适用于有括约肌功能障碍、神经机能缺损、跛行进行性加重、反复发作以及非手术疗法无效者。

1. 手法治疗

手法可以减轻腰部肌肉紧张，松解神经根粘连，扩大椎管容积，促进无菌性炎症的吸收消散，达到减轻或缓解疼痛、麻木等主要症状的治疗目的。常用推拿手法如下。

(1) 拔伸抖按法：患者俯卧位，一助手握患者两侧腋下部，另一助手握两足踝部，分别在两端做持续拔伸牵引，术者先叠掌自上胸腰椎逐次按压脊柱棘突至腰骶部，然后在持续拔伸牵引下，嘱握两足踝部的助手向上一起一伏抖动，术者则双手叠掌根于腰骶部，随抖动起伏而按压，一般抖按 15 ～ 20 次。

(2) 屈髋牵伸法：患者仰卧位，患侧屈膝屈髋，术者立于患侧旁，以一只手握住患肢踝关节前侧，另一只手托住小腿后侧，在患者髋、膝部放松的情况下，术者双手配合做如同推磨状正、反方向旋转髋关节活动 3 ～ 5 次。然后用力牵拉患侧髋、膝关节于伸直位并加以抖动。

(3) 直腿抬高屈踝法：在患侧位于直腿抬高的基础上，术者一只手分别使踝关节置于内旋或外旋位，另一只手用力背屈踝部 2 ～ 3 次。必要时对侧亦以同样方法进行操作。

(4) 直腿牵腰法：患者端坐床上，两腿伸直，术者立于床头，以两侧大腿前部抵住患者伸直两腿的足底，以两手握住患者的双腕，使腰骶向前屈曲到一定程度之后，一拉一松，利用弹性冲击法使腰部产生一张一弛的屈曲活动，其活动范围以患者能耐受为度，可重复 6 ～ 10 次。

病情较重的患者应卧床休息，必要时做骨盆牵引或重力牵引，以利于扩大椎管容积。重体力劳动者工作时可佩带腰围，以防止和减少腰骶部的过伸，亦有助于疼痛症状的缓解。肥胖患者应考虑适当减轻体重。

2. 中药治疗

中药治疗腰椎管狭窄症立足于辨证论治。根据本虚标实的临床特点,在补肾强筋的基础上,针对患者主观症状的疼痛、酸胀、麻木选方用药。疼痛为主症的,治宜祛瘀通络,方选独活寄生汤加味;酸胀为主症的,治宜温阳通脉,方选阳和汤加味;麻木为主症的,治宜活血通络,方选小活络丹加味。

3. 物理疗法

理疗主要是采用醋离子加中药透入疗法或红外线透热治疗。

4. 封闭治疗

封闭疗法是指椎板、骶管及硬膜外局部封闭,用类皮质激素做硬膜内或硬膜外注射,能迅速明显改善症状,但不宜过量或短期内多次注射。

5. 手术治疗

手术治疗目的是松解狭窄区对马尾或神经根的压迫刺激,以解除症状。手术方式有广泛的椎板和黄韧带切除术、部分椎板和黄韧带切除术、椎间盘切除和神经根管扩大术等。手术减压要尽可能准确、彻底。对中央型椎管狭窄,可行椎板减压术,大多数患者可取得满意效果。如合并退行性脊椎滑脱,可同时行脊柱融合术。对神经根管狭窄,可考虑将上关节突及部分椎板切除,使神经根管彻底减压。合并椎间盘突出者,一并切除。总之既要切除致压物,扩大椎管容积和椎间孔,又要兼顾术后维护腰椎的稳定性。如果手术减压广泛,导致医源性不稳,宜同时行腰椎融合术。

【预后与康复】

症状缓解后,应加强腰腹部及下肢肌肉的锻炼,减缓骶棘肌的挛缩和紧张,调整静脉回流,减轻疼痛,恢复正常姿势。常用的锻炼方式有"飞燕点水式""三点式""五点式""拱桥式"等支撑练功的方法,循序渐进,增强腰部肌力;下肢锻炼可做脚踩空车、仰卧蹬空、侧卧外摆等动作,有利于增强腿部肌力。手术治疗的康复阶段,亦应强调积极合理的功能锻炼,巩固疗效,防止复发。

非手术疗法可以缓解症状,减轻疼痛。手法操作宜轻柔缓和,慎用扳法。急性期需要卧床休息,下床需佩带腰围加以保护,防止腰部后伸。平时注意腰部保暖,避免风寒侵袭,以防诱发和加重症状。特别中后期需加强腰背肌锻炼,增强脊椎稳定性,有利于代偿或减缓椎间压力以减轻症状。保守治疗无效可以手术,效果多理想。

第七节　棘上韧带损伤

若长时间的埋头弯腰工作或姿势不正,使项韧带和棘上韧带上段长时间受到牵拉,项韧带特别厚,胸椎上段的棘上韧带也相对较厚,至 T_3 以下才逐渐变薄、变弱,因此,牵拉力传递到 $T_{1\sim5}$ 棘突处方发生少数纤维的慢性损伤,此处还可继发于椎间盘疾患。以腰椎间盘突出和变性为例,该段脊柱失去骨性稳定而发生异常活动,一般由腰肌的痉挛和韧带肥厚来代偿。当腰椎长期骨性不稳定或突然增加活动量时，使腰部肌肉和韧带受伤。损伤日久，棘上韧带棘突顶部上下缘结疤、挛缩，出现顽固性疼痛。由于韧带内含有神经纤维，因此，棘上韧带损伤压痛点非常敏感。

【病因病理】

(一) 病因

棘上韧带损伤可分为急性损伤和慢性劳损两类；从力学上可分为直接暴力、间接暴力和慢性劳损三种。

(1) 直接暴力：棘上韧带位于棘突的最表层，腰背部受到直接打击，如石块、木棍、铁棒等击伤时，棘上韧带首先断裂。伤处多为开放性，亦可因钝性打击而为闭合性，可合并其他组织损伤，如棘突及棘间韧带等。这种损伤虽较重，但比较少见及损伤局限。

(2) 间接暴力：间接暴力损伤机会远较直接暴力多，如高处坠落时足、臀部着地，胸腰段脊柱突然过度前屈；或弯腰用力搬物时下位椎骨突然后伸，都可造成棘上韧带超限牵拉而断裂。也可伴有相邻组织损伤，如椎体压缩骨折、棘间韧带断裂或棘突骨折，损伤多较直接暴力广泛。

(3) 慢性劳损：长期弯腰工作者 (如坑道工人)，弯腰背物，棘上韧带牵拉或磨损，致局部出血、渗液，修复后瘢痕组织形成，有的可形成滑囊炎。胶原纤维可见淋巴细胞浸润，小血管壁增厚，软组织内神经变性及钙盐沉着。

(二) 病理

棘上韧带损伤在人体充分弯腰搬移重物时，骶棘肌处于松弛状态，臀部和大腿部肌肉收缩。此时将人体看作是一个弯曲物体，棘上韧带处在弯曲物体的凸面，根据力学原理，其所受到的接应力最大。因此，人体以腰椎为杠杆将物提起，支点位于腰骶部，此刻韧带无骶棘肌保护，所以作用力更落于棘上韧带上，棘上韧带在最外层，其承受的张力最大，故易损伤。当韧带纤维发生退变，弹力减小，弯腰提物用力过猛，或躯干突然用力旋转，或长期弯腰负重等，极易造成棘上韧带从个别棘突上撕脱或剥离，而出现腰与下肢症状。

【临床表现】

1. 症状

患者多为 20 ～ 50 岁的体力劳动者，有弯腰劳动或腰背部外伤史。急性损伤者，多因弯腰劳动、搬取重物或不慎转身等用力不当造成，有时可自闻裂帛声或撕裂感。慢性损伤，多因急性损伤没有及时治疗而转为慢性，或因埋头弯腰工作时间过长，过久姿势不正所致，并有长期弯腰劳损史。常见下腰部剧烈疼痛，其性质可为钎刺样、刀割样、或酸痛不等。不能弯腰，转侧不便，坐卧困难，活动受限，弯腰及劳累后症状加重，疼痛可向臀部放射，偶伴下肢抽痛。重者不能仰卧。

2. 体征

(1) 有轻重不等的压痛，可在棘突顶端上下缘及两侧，常固定在 1 ～ 2 个棘突上，痛点多浅在皮下。急性损伤者可有肿胀、皮下瘀血、触痛明显甚至有棘突间过宽或棘突裂隙，局部压痛点。

(2) 双拇指能触摸棘突时，可发现棘上韧带钝厚、稍隆起、压痛明显。拇指左右拨动时，可有紧缩感或韧带与下方剥离而浮起 (范围常在 1 cm 左右)。慢性损伤，剥离面多见 1 ～ 4 cm，但无明显触压痛，仅有酸胀感。如伴有棘间韧带损伤，常在患处(两棘突间)触及一高起的软块，压痛明显。

(3) 在局部压痛点注入少量 1% 普鲁卡因可暂时缓解疼痛，从而证实为棘上韧带。

(4) 拾物试验阳性。

【辅助检查】

损伤重者应摄脊柱正、侧位 X 线，观察有无骨折。对椎体有压缩疑问者，CT 可进一步明确诊断。MRI 虽有显示软组织损伤的优点，但费用昂贵，一般损伤无必要。

【鉴别诊断】

1. 急性腰扭伤

腰部肌肉、筋膜、韧带、椎间小关节、腰骶关节的急性损伤，多由突然受间接外力所致。因此，急性腰扭伤包括急性棘上韧带损伤和急性棘间韧带损伤，但不包括慢性韧带损伤。其损伤的主要组织是腰部的肌肉，多为骶棘肌，侧方为腰大肌和腰方肌及腹部肌肉，其与棘上韧带和棘间韧带损伤鉴别如下。

(1) 有明确的腰部扭伤史，多见于青壮年。棘上韧带和棘间韧带损伤多在弯腰拾物或负重时发生。

(2) 患者在受伤后，腰部一侧或两侧剧烈疼痛，范围局限，有准确的疼痛部位。棘上韧带和棘间韧带损伤疼痛部位在腰椎正中位。

(3) 腰部疼痛，活动受限，不能翻身，坐立和行走，常保持一定强迫姿势以减少疼痛。严重者可使患者在受伤的当时因疼痛而出现闭气，腰部不能挺直，面色苍白，但腰痛症状严重而不伴有下肢的神经症状，病程短而易于恢复。棘上韧带和棘间韧带损伤活动受限主要表现为弯腰困难和不能，但直腰反而较适。

(4) 腰肌和臀肌痉挛或可触及条索状硬物，损伤部位有明确压痛点。单纯棘上韧带和棘间韧带损伤时，腰臀肌无痉挛和压痛，痛点亦无条索状物。

(5)X 线平片脊柱生理弧度改变。棘上韧带和棘间韧带损伤一般则无变化。

2. 急性腰椎后关节滑膜嵌顿

腰部的小关节突关节囊前屈紧张，后伸则松弛。当关节因退变不光滑，肌肉疲劳紧张，运动不协调时，如突然直立或转身，可出现一侧关节间隙增宽，产生负压，将关节滑膜吸入，使骨膜受到刺激引起剧烈疼痛，其与棘上、棘间韧带损伤鉴别如下。

(1) 常因不同程度外伤或腰部突然伸直或扭转而突然发生剧烈疼痛，多见于下腰部。棘上韧带和棘间韧带损伤多因负重或弯腰拾物时发生腰部疼痛。

(2) 腰部肌肉痉挛，变僵硬，做被动旋转活动受限尤其不能后伸。背伸时腰痛加重。而棘上韧带和棘间韧带损伤腰部可伸直但不能弯曲，腰前弯则疼痛加重。检查可见患者脊柱保持在一定固定姿势，多为某种侧弯姿势。棘上韧带和棘间韧带损伤虽活动受限，但无固定且某种侧弯姿势的症状。

(3) 关节突间关节明显压痛，即在棘突两侧有深在压痛，常伴有放射痛，受累关节部位关节囊封闭使疼痛缓解，这有助于与棘上韧带和棘间韧带损伤鉴别。

【治疗】

(一) 中药外治

本病除用中药内服治疗外,中药外敷于局部疼痛部位也很有疗效,常有敷法、熨法、贴法、洗法,各有特色。根据病情及患者具体情况灵活使用,或配合其他疗法同时治疗则效果更好。

1. 敷法

(1) 局部皮肤完好者,可外敷伤科膏药、伤湿止痛膏、狗皮膏、麝香壮骨膏、追风壮骨膏、消瘀止痛药膏以及三色敷药等。

(2) 麝香阿魏膏:铅丹、生地黄、白芷、大黄、川乌、草乌、皂角、肉桂各 15 g,麝香 0.5 g,阿魏 1 g,用香油 500 mL,纳铅丹、牙皂、生地黄、大黄、川乌、草乌、大黄及肉桂煎熬成膏。临床使用前常规消毒局部腰部疼痛皮肤,涂上麝香、阿魏,将膏药贴敷患处,隔天 1 次,20日为 1 疗程。

本方活血通络止痛,用于气滞气瘀为主者。此外也可以贴敷一些中成药。

2. 熨法热敷散(陕西中医学院附属医院经验方):用食醋将药拌湿,用纱布包裹,蒸后热敷患处。亦可煎汤外洗患处。本方行气活血、温通经络,兼祛风湿。治慢性颈肩腰腿痛、软组织慢性炎症,肌腱及关节粘连。

(二) 中药内治

1. 辨证论治

(1) 气滞血瘀:腰痛如刺,痛有定处,不能俯仰转侧,动则痛甚,拒按,腰肌僵硬。舌红苔黄,脉弦紧或弦数。

治法:活血化瘀,行气止痛。

方药:身痛逐瘀汤(《医林改错》)化裁。

组方:川芎 6 g,桃仁 9 g,红花 9 g,甘草 6 g,没药 6 g,当归 9 g,五灵脂 6 g,香附 3 g,牛膝 9 g,地龙 6 g,䗪虫 6 g,乳香 6 g,青皮 8 g,杜仲 9 g。

(2) 湿热阻络:腰脊疼痛,痛处伴有热感,身重肢倦,口干,小便短赤。舌质红、苔黄腻,脉濡数。

治法:清热化湿,通络止痛。

方药:四妙丸(《成方便读》)化裁。

组方:黄檗 15 g,薏苡仁 15 g,苍术 9 g,怀牛膝 9 g,木瓜 12 g,络石藤 9 g,杜仲 15 g,木通 9 g,当归 9 g。若湿重者,下肢沉重而肿,可加茯苓 12 g,泽泻 9 g;若湿热伤阴心烦,口干舌红,少津或中剥者,可去苍术,加生地黄 12 g,麦冬 12 g。

(3) 肝肾亏虚:腰部隐痛,疲软乏力,遇劳加重,腰肌痿软,精神不振。舌质淡,脉细弱。

治法:补益肝肾,舒筋止痛。

方药:壮腰健肾汤加味(《千金方》)。

组方:熟地黄 15 g,牛膝 9 g,杜仲 15 g,桑寄生 12 g,当归 12 g,何首乌 9 g,川芎 9 g,人参 6 g,茯苓 12 g,甘草 3 g,独活 12 g,细辛 5 g,肉桂 6 g。若湿邪偏重者可加入珍艽 12 g,防风 12 g,生薏苡仁 10 g;若阳虚不足者可加入制附片 9 g,桂枝 9 g;若久治不愈者,可酌加全蝎 3 g(研末冲服),地龙 12 g。

治疗上应注意：化瘀药应贯穿治疗的始终。临床常见久瘀者，治疗上应加入一些通络之品，如伸筋草、鸡血藤等，还可配合虫类药，如全蝎、蜈蚣、地龙、穿山甲等以增加搜剔走窜之功。

2. 中成药

急性期可服用跌打丸、百保丹等。

(三) 针灸治疗

针灸治疗棘上韧带止痛效果肯定，是中医学综合治疗中一种重要治疗方法。本病与督脉和足太阳膀胱经关系密切。因此，针灸施治，应根据症状表现，既要注意脏腑辨证又要重视经络辨证，选穴时，既要选取邻近部位的腧穴，又要注意选取肢体远端的腧穴。针灸治疗本病，以理气活血，舒筋散瘀，通络止痛为法。

1. 毫针

(1) 取穴

主穴：腰阳关、关元俞、小肠俞、后溪、人中、委中、阿是穴。

配穴：肾俞、上髎、承山、昆仑。

(2) 方法：除肾俞穴均直刺 0.8～1 寸，使局部及骶髂酸胀。每次选 2～4 穴，急性期每日治疗 1 次。

2. 梅花针

(1) 取穴：阿是穴周围，腰骶部督脉线。

(2) 方法：阿是穴重叩，其余以局部皮肤红晕而无出血为宜，阿是穴局部，使皮部发红或微出血，叩后可拔火罐。

3. 耳针

(1) 取穴：骶椎、腰椎、神门、臀、肾。

(2) 方法：每次选 2～3 穴，用强刺激捻转数秒后，留针 30 分钟，留针期间，每隔 5～10 分钟捻转 1 次，在捻针时，嘱患者活动腰部，每日治疗 1 次。

(3) 注意事项：耳针治疗止痛效果好，远期疗效尚不肯定。但因刺激强，应防止晕针现象出现。严格消毒规程，防止耳部皮肤感染和软骨炎的出现，耳部有皮肤病不宜针刺。

4. 头皮针

(1) 取穴：躯干感觉区，足运感区。

(2) 方法：患者取坐位或卧位，急性期每日针 1 次，缓解期可隔日针 1 次，10 次为 1 疗程，快速进针，刺入一定深度后快速捻转，不提插，持续捻转 2～3 分钟，留针 5～10 分钟后重复捻转，反复捻针 2～3 次，即可起针，在施针的同时，嘱患者活动腰部，疼痛多可缓解或消失。

5. 腕踝针

(1) 取穴：腰阳关、关元俞、小肠俞、肾俞、阿是穴。

(2) 方法：取双侧穴，针体与皮部成 30° 角，快速进针，针体应在皮下浅表层，针尖朝上，针刺一般为 1.4 寸，一般无针感，不提插，不捻转，留针 30 分钟，隔日 1 次，10 次为 1 疗程。

6. 水针

(1) 取穴：阿是穴。

(2) 药物：当归、红花、丹参、川芎等中药制剂，2% 盐酸普鲁卡因。

(3) 方法：按各药不同用量准确注入穴位。

7. 电针

(1) 取穴：同毫针。

(2) 方法：选取 1 ～ 3 对穴，一般用疏波，或用疏密波，调节电流应从小到大，每日治疗 1 次，每次 10 ～ 15 分钟。

8. 灸法

(1) 取穴：腰阳关、关元俞、小肠俞、肾俞、阿是穴。

(2) 方法：常用艾条灸、艾炷灸、温针灸、温灸器灸，每次选 3 ～ 5 穴，灸 10 ～ 20 分钟，每日 1 次。

(四) 手法治疗

1. 取穴：身柱、命门、阳关、腰俞、委中、扭伤、人中。

2. 手法：拨、按、揉、擦、抹。

3. 手法操作

(1) 弹拨按摩韧带法：患者取俯卧位，腹部垫枕 (亦可坐位)。术者立于其左侧，一只手拇指按压 (固定) 损伤段韧带上方，另一只手拇指在患部左右弹拨棘上韧带 (急性弹拨数次，慢性可增加弹拨次数) 继之，拇指顺韧带方向滑动按压数遍，再用拇指自上而下抹数遍。

(2) 按揉两侧擦棘法：接上法。两手拇指沉稳地按揉损伤段棘上韧带两侧数分钟；继之，一手掌在腰背部直擦督脉，至热为度。

(3) 按压俞穴通络法：接上法。用拇指端或偏峰按压身柱、命门、腰俞、委中穴，各半分钟；继之，嘱患者坐位，术者立其前方，两拇指同时按压两侧扭伤穴。有得气感时再令患者活动腰部。

如伴有棘间韧带损伤，可在患者坐位施术"屈伸脊柱按揉法"数分钟。操作如下。患者取坐位。术者坐其后方，一只手固定肩部，根据需要将脊柱缓慢的前屈与伸直，同时另一只手拇指按揉数分钟，按揉时注意痛重用力轻，痛轻用力重。而后，掌擦督脉与两侧数分钟，或以热为度。

(五) 小针刀治疗

于离压痛点最近之棘突顶上进针刀，针刀体和背面成 90° 角，深度达棘突顶部骨面，将针体倾斜，如痛点在进针点棘突上缘，使针体和下段脊柱成 45° 角，如疼痛点在进针点棘突下缘，使针体和上段脊柱成 45° 角，再斜刺约 4 mm，先纵行剥离，然后沿脊柱纵轴，刀锋正对棘突的上、下角，在棘突顶部上下角的骨面上纵行剥离，再在骨面上横行剥离一二下，刀下如果遇有韧性硬结，则纵行切开出针。

(六) 中药离子导入疗法

中药离子导入疗法为治疗本病的有效方法之一，可以减轻创伤性炎症反应，消除水肿，改善局部代谢，从而促使发生撕裂、剥离等损伤的韧带得到修复。

(1) 药液制备：当归 20 g，红花 20 g，五加皮 20 g，桑枝 10 g，艾叶 30 g，花椒 15 g，透骨草 30 g，伸筋草 30 g，牛膝 10 g，杜仲 20 g，刘寄奴 20 g，川乌 20 g，草乌 20 g，乌梢蛇 10 g，地龙 10 g。上药加水 1500 mL，浸泡 4 小时后水煎，沸后 15 分钟用 4 层纱布滤出药液 800 mL，第二煎加水 1000 mL，沸后 10 分钟，滤出药液 600 mL，两煎混合，装入瓶放置冰箱备用，用时加温至 40℃。

(2) 操作方法：把 10 cm×15 cm 大小的药垫浸泡在加温的药液中，将吸有药液的药垫放置于腰部患处，其上再放 7 cm×10 cm 阳极板，阴极放置于腹部对应点，然后盖以塑料布或人造皮革，据情况用沙袋、绷带或借助患者身体重力将电极加以固定。检查电疗各指针、旋钮均在正确位置后，徐徐转动电位器逐渐增加电流量，参照患者感觉将电流量控制在 5～15 mA 之内。每次治疗 15～20 分钟，每日 1 次，10 次为 1 疗程，每疗程间隔 4～7 月，一般治疗 2～5 个疗程。

【预后】

本病的发生是棘上韧带损伤后，韧带内部变性、粘连、挛缩，限制腰部屈伸活动，牵拉神经、血管等组织而产生疼痛。临床治愈后，临床症状得以改善或消失，但其病理学基础并未得以根本性改变，仍存在复发的潜在因素。

【预防与调摄】

棘上韧带损伤主要是由于受到外力的打击或跌仆闪挫等，在直接、间接暴力作用下而导致急性伤筋，脉络受损，气血瘀阻。此外，由于长期的劳损，体质虚弱，筋脉失养，筋肉僵硬或软弱无力，而易伤筋脉，或筋伤恢复缓慢而致使本病反复发作，迁延难愈。因此，预防棘上、棘间韧带损伤的重点是在工作劳动生活中防止急性伤筋，平时增强体质防止劳损。

长期做腰部屈伸工作劳动的人应避免不良的劳动姿势，尽量避免长期埋头、弯腰工作，纠正改变不良生活工作习惯，避免疲劳性损伤。不要勉强搬运过重的物体以免损伤腰部，更应避免腰背部跌仆闪挫或猛力扭转。工作劳动中，要尽量避免非生理性体位活动，更应注意劳动保护，如及时改变各种环境和条件，注意劳逸结合，在每日工作前后作一些工间操、简易太极拳，或其他形体锻炼，以便及时调节因工作体位形成的劳损现象。

预防本病的发生运动锻炼很重要。运动锻炼的重点在腰部肌肉、韧带，有条件地尽量进行一些体育锻炼，如球类、跑步、打太极拳，同时应注意运动量因人而异，不可过量，应持之以恒。

棘上棘间韧带损伤的早期诊断，无论对于临床疗效还是预后都是至关重要的。一般说，病程和疗效间有着密切关系。因此，早期诊断的明确使医生获得治疗的最佳时机，使病情及时缓解治愈。

临床治愈后的防治十分重要。一是应坚持一定时期的康复治疗。针对本病采取补益肝肾，活血通络，强筋健骨等，使精血充盛，筋骨强壮，则病从"本"去难以复发；二是加强劳动保护。本病治愈后，日常生活和劳动中选择适合腰部活动的生物力学功能条件的体位，防止体位不正，用力不当，不合理的负荷，在腰部发生疲劳后采取适当的保护和恢复方法，如按摩、热疗、热水浴等以恢复身体疲劳。

第八节　棘间韧带损伤

棘间韧带既有助于脊椎之间的活动，但也给予一定的限制，处于相邻的棘突之间，其腹侧与黄韧带相连，其背侧与背肌筋膜和棘上韧带融合在一起，并且3条韧带构成统一体。在日常生活中，背部的屈伸动作经常使棘突分开和挤压，相互摩擦，从而造成棘间韧带牵拉和挤压，这种日常机械性摩擦引起此韧带的变性。因此，棘间韧带退行性变的开始时间也较其他关节韧带为早，约在30岁开始退变。退变的韧带纤维弹性差、应激能力降低、人体姿势不正、过度扭转牵拉、用力不当，致使棘间韧带损伤。

【病因病理】

棘间韧带损伤分为急性及慢性。急性者多为突然暴力所致，可单独发生，亦可伴有脊柱屈曲型骨折或棘突骨折。脊柱扭转时，棘间韧带离旋转中心轴最远，受到的扭力最大，容易损伤。受损韧带可完全或部分断裂，受损处可有出血、渗出、白细胞及巨噬细胞浸润。慢性损伤主要为长期牵拉、劳损，或相邻棘突间互相扭搓所致。椎间盘退变后，椎体间失稳，可促成或加重棘间韧带损伤。受损韧带主要表现为退变及小的纤维断裂，成慢性炎症改变。

【临床表现】

1. 症状

腰痛乏力，急性发病者常有搬物扭伤史，以后遗有腰骶部痛，反复发作。急性损伤者，有急性外伤史，在受伤当时就有撕裂样、针刺样或刀割样的剧疼，致使活动受限。慢性发病者多有频繁或长期弯腰工作的历史，开始发病时出现局部的酸痛不适，逐渐发展到腰骶部疼痛。疼痛向骶后、臀部或沿腰带扩散。酸痛、钝痛，有时剧痛，因疼痛不能弯腰，洗头困难，甚至连洗脸、刷牙都不能弯腰。坐久后立起时痛重，腰椎扭转时痛。

2. 体征

(1) 坐位检查时腰椎屈伸尚可，压痛点较棘上韧带损伤者深在，多位于腰5骶1，及腰4、5棘突间。有的可触及棘突间距增宽，或在棘突之间的偏旁可以触摸到较软的肿物，有触压痛，有时还有韧带剥离的浮动感。

(2) 以0.5%普鲁卡因、2～5 mL局部浸润，可立即止痛。此法既可用于诊断，又可同时作为治疗手段。

(3) 拾物试验阳性。

(4) 少数有急性损伤史者，局部可有肿胀甚至瘀血。

【辅助检查】

(1)X线平片：腰椎平片无特异表现，棘突发育不良仅供参考。棘突间普鲁卡因局封后，摄腰椎最大屈、伸侧位片，有时可见该棘突间隙增宽。

(2) 棘间韧带造影术：在预定损伤间隙的上、下棘突两旁用针刺到棘突，每侧注入水溶性碘造影剂2.5 mL，15分钟后仰卧位照片，正常棘间韧带两旁有一光滑梭形透光区，厚约10 mm。棘间韧带损伤者可出现下列改变。

【治疗】

棘间韧带损伤辨证治疗、中药外治、中药离子导入等方法均可参照棘上韧带损伤进行治疗。

(一) 小针刀疗法

检查检查明确诊断后，患者侧卧在治疗床上，脊柱微屈曲，然后按朱汉章进针"四步规程"。针刀刺入皮肤后，刀口线与脊柱纵轴平行，深度约1 cm，当刀下感到坚韧，患者诉有酸胀感时，即为病变部位，先纵行剥离一二下，然后再将针体倾斜和脊柱纵轴成 30°角，在上下棘突的下上缘沿棘突矢状面纵行剥离，下上各二三下，出针。治疗一次未愈可间隔 1 ～ 2 周后再做一次，一般做 2 ～ 3 次。

(二) 推拿治疗

推拿可以松解患部紧张的肌肉，韧带，改善局部组织的微循环，加快损伤修复而达到治疗目的，但急性期一般不用手法治疗。操作手法如下。

(1) 按揉患部：患者俯卧位，腹部垫枕，使其腰部平坦或稍后突，医生站于患者右侧，以一手拇指腹按揉患部棘突间，棘突两侧 0.5 ～ 1 寸处，手法要深沉，力量透达深层以患者有较强烈的酸胀感为佳，持续时间 7 ～ 8 分钟。

(2) 拔伸牵抖：患者俯卧位，医生站于检查床后方，双手握准患者左右踝部，轻轻拔伸 2 ～ 3 分钟，要求作用力要均匀而持久，动作要缓和，然后医生双手用力上下抖动 3 次，要求幅度大，频率小。

(3) 腰部后伸扳法：患者俯卧位，医生站于患者右侧，医生用右手掌按压在损伤患处，手及前臂放在患者双膝关节股部前侧，患者腿伸直，医生将患者双下肢托起徐徐伸至最大限度，两手同时用力作相反方向扳动 2 ～ 3 次，操作时，动作必须果断快速，用力要稳，两手动作配合要协调，扳动幅度一般不能超过其生理活动范围。

(4) 擦棘间韧带：患者俯卧位，腹下垫枕，使其腰部平坦或稍后突。医生立于患者右侧，用一手掌尺侧在患部棘间做连续不断擦法 5 ～ 6 分钟，频率为 120 ～ 150 次 / 分，让患部透热。

第九节 腰背部肌筋膜炎

腰背肌筋膜炎是指因寒冷、潮湿、慢性劳损使腰背部肌筋膜及肌组织发生水肿、渗出及纤维变性而出现的一系列临床症状。

腰背筋膜可分为浅、深两层，对腰背部的肌肉起保护、支持和协调作用。浅筋膜位于皮下，亦可分为两层，两层之间有丰富的蜂窝状脂肪组织。腰背深筋膜分为后、中、前三层，腰背筋膜的后层是三层中最厚的一层，位于背阔肌的深面，骶棘肌的表面，向上与颈部深筋膜连续，向下附着在髂嵴和骶外侧嵴；腰背筋膜的中层位于骶棘肌与腰方肌之间，在骶棘肌的外缘与后层会合，构成腹肌起始的腱膜，此层筋膜的上部特别增厚附于腰肋韧带，下部附于髂腰韧带。腰背筋膜的前层是三层中比较薄弱的一层，位于腰方肌的前面，是腹内筋膜的一部分，也称为腰方筋膜。

【病因病理】

导致腰背部肌筋膜纤维织炎的病因，主要如下。

(1) 寒冷是最多见的病因。寒冷地区、寒冷季节、冷风侵袭引起腰背血液循环发生改变，血管收缩、缺血、瘀血及水肿，造成局部纤维组织发生炎症变化，并随气候改变而加重或减轻。

(2) 潮湿是另一种多见的病因。在潮湿环境中，因皮肤代谢功能失调，特别是排汗功能降低，引起皮下及筋膜处血液流速减缓，从而导致微血管充血、瘀血、渗出，形成筋膜纤维织炎。

(3) 由于各种慢性劳损性因素，反复作用于腰背部，导致腰背部软组织张力增高，出现微小的撕裂样损伤，形成本病。

(4) 精神长期处于紧张状态，工作姿势单一持久等均可诱发本病。

(5) 风湿症、痛风、某些病毒感染时易伴发本病。

【临床表现】

1. 症状

(1) 弥漫性疼痛：患者多主诉腰背部、臀部弥漫性疼痛，两侧骶棘肌外缘及髂嵴上方 7 cm 处及骶髂关节部位，腰方肌在第 1、2、3 腰椎横突及第 12 肋止点部位常为疼痛的引发区。在引发区某点受压后，可引发该点周围或反射区疼痛、压痛及肌紧张等。

(2) 急性发病迅速，有时伴有肌痉挛，活动受限。慢性者起病隐袭，疼痛时轻时重，或晨起痛重，轻度活动后可减轻，劳累后疼痛加重。

2. 体征

(1) 触诊时，可在腰背部摸到大小不等的结节或条索状物。结节大者直径达 5 ～ 6 mm，为椭圆形扁平物，多位于骶孔及骶髂关节附近；小结节直径为 2 ～ 3 mm，多位于腰骶筋膜上距中线 1 ～ 2 cm 处。

(2) 腰部有特定的痛点，称为激痛点，这对临床诊断和治疗都有重要意义。按压时，有一触即发的特点，并产生剧烈的疼痛，并可激惹起臀部及大腿后部传导性疼痛，但不过膝，疼痛的范围与激痛点的敏感度有关，敏感度高者，痛剧且范围广。检查激痛点时应仔细寻找，可先让患者自己指出疼痛的范围及最痛的部位，医生可在此范围内按压寻找。指压时用力要适度，逐步对比，以便对每个激痛点做出精确的定位。对深病变测试有困难时，可采取改变体位来测试，重复某种特殊的姿势来激发疼痛和不适，可提示该组姿态肌有病损。

(3) 0.5% 普鲁卡因做激痛点封闭，疼痛可立即消失或缓解。

【辅助检查】

X 线检查可无明显异常，化验多在正常范围内，血沉或抗链球菌溶血素"O"有时稍增高。

【诊断要点】

(1) 病史：少数患者有急性受伤史或反复的慢性损伤史，而绝大多数患者有长期和持续性特殊姿势下工作的慢性损伤史。

(2) 疼痛不很剧烈，开始为酸胀不舒，软弱无力，时轻时重，间歇发作，以后呈烧灼、刺疼、木僵、串麻，并有进行性的加重；劳累时加重，休息后减轻，范围也不断加大，与气候变化有关，致使患者腰由直到弯、由弯到直活动受限，立、坐、卧行动困难。患者难以确切述说疼痛的部位，但是疼痛的放射性比较少见。

(3) 姿势不正是腰背肌肉筋膜炎的一种表现，以腰发僵，形似板，步行上身少动，站立躯体偏倚者多见。

(4) 所有患者都有压痛点，按其压痛的部位，一般可以认为是其相应部位组织的伤病。

【鉴别诊断】

腰椎间盘突出症腰痛并合并坐骨神经痛，腰部活动受限，可出现姿态拘谨，压痛点主要位于椎旁，压痛时可出现沿神经根走行的下肢放射痛。直腿抬高试验阳性，CT 检查椎间盘膨出或椎间盘突出、脱出。腰背部肌筋膜炎压痛较局限，腰背部痛点局封后，臀部疼痛或腿痛减轻或消失，腰椎间盘脱出症局封后臀部疼痛常不能缓解。

【治疗】

(一) 中药内治

1. 风寒湿阻

腰部疼痛板滞、转侧不利，疼痛牵及臀部、大腿后侧，阴雨天气疼痛加重，伴恶寒怕冷。舌淡苔白，脉弦紧。

治法：祛风除湿，温经通络。

方药：甘姜茶术汤加减。

组方：甘草 9 g，干姜 15 g，茯苓 15 g，白术 10 g，牛膝 12 g，杜仲 12 g，桑寄生 12 g，防风 6 g。

2. 气血凝滞

晨起腰背部板硬刺痛，痛有定处，轻则俯仰不便，重则因痛剧而不能转侧，痛处拒按。若因跌仆闪挫所致者，则有外伤史。舌紫暗苔少，脉涩。

治法：活血化瘀，行气止痛。

方药：身痛逐瘀汤 (《医林改错》) 加杜仲、细辛。

组方：川芎 6 g，桃仁 9 g，红花 9 g，甘草 6 g，没药 6 g，当归 9 g，五灵脂 6 g，香附 3 g，牛膝 9 g，地龙 6 g，蟅虫 6 g，乳香 6 g，青皮 8 g，杜仲 9 g，细辛 9 g。

3. 肝肾亏虚

腰部隐痛，绵绵不绝，腿膝酸软无力，遇劳更甚，休息后缓解。舌淡苔少，脉细弱。

治法：补益肝肾，强壮筋骨。

方药：补肾壮筋汤加减。

组方：熟地黄 12 g，当归 12 g，牛膝 10 g，山萸肉 12 g，茯苓 12 g，续断 12 g，杜仲 10 g，白芍 10 g，青皮 5 g，五加皮 10 g。

(二) 中药外治

本病急性期发病机制复杂，有虚有实，然而总以邪实为主，故外治法应以祛邪为主，攻下逐瘀，祛风散寒之方药多用于慢性期应以肾虚为主，多应用舒筋活络、温经通络之方药。

1. 敷法

(1) 消瘀止痛膏：木瓜 60 g，栀子 30 g，大黄 15 g，蒲公英 60 g，地鳖虫 30 g，乳香 30 g，没药 30 g。共研为细末，用饴糖或凡士林调敷。每日 1 次。

适用于急性期腰痛剧烈，局部皮肤水肿、结块，呈橘皮样者。

(2) 三色敷药 (《中医伤科学讲义》)。

本方适用于腰痛而兼风寒湿邪者。

2. 贴法

(1) 狗皮膏 (成药)：适用于风寒湿邪引起的腰痛。

(2) 麝香壮骨膏 (成药)：适用于跌仆闪挫及风寒湿邪引起的腰痛。

3. 熨法

(1) 青囊散 (《实用颈背腰痛中医治疗学》)。

用于各种原因所致的腰痛，唯新伤者 24 小时内勿用。

(2) 坎离砂 (成药)：用于风寒邪所致者。

(三) 针灸治疗

1. 毫针

(1) 取穴：委中、承山、后溪穴、身柱、筋缩、肩外俞、风门、膏肓、督俞。

(2) 操作：患者俯卧位，阿是穴、委中、承山、后溪穴用强刺激手法；身柱透筋缩，患侧肩外俞透风门，膏肓透督俞，刺身柱时，进皮后针尖指向筋缩缓缓捻转推进，使局部产生酸胀感，若能向下放散最好；刺肩外俞透风门、膏肓透督俞时，使局部产生酸胀感为度，留针 20 分钟，每日 1 次，10 次为 1 疗程。

2. 梅花针

(1) 取穴：阿是穴、患侧风门、膏肓、相应夹脊穴。

(2) 操作：局部常规消毒，用梅花针重叩所选穴位，使皮肤发红，并微出血，然后在阿是穴、风门、膏肓穴位处加拔火罐，以能拔出少量血液为佳，隔日治疗 1 次，10 次为 1 疗程。

3. 耳针

(1) 取穴：相应部位敏感点、肾上腺、神门、皮质下。

(2) 操作疗程：用 0.5 寸毫针刺入所选穴位，中等强度刺激隔日治疗 1 次，7 次为 1 个疗程。

4. 头皮针

(1) 取穴：躯干感觉区、足运感区。

(2) 操作：患者取坐位或卧位，快速进针，刺入一定深度后快速捻转，不提插。持续捻转 2 ~ 3 分钟，留针 5 ~ 10 分钟后再重复捻转。反复捻针 2 ~ 3 次即可起针。捻针时嘱患者活动腰部。每日针 1 次，10 次为 1 疗程。

5. 腕踝针

(1) 取穴：下 6、下 5。

(2) 方法：取双侧穴，针体与皮肤成 30° 角，快速进针，针体应在皮下浅表层；针尖朝上，针深一般为 1.4 寸。一般无针感，不提插，不捻转。留针 30 分钟。隔日 1 次，10 次为 1 疗程。

6. 三棱针疗法

(1) 取穴：阿是穴、患侧风门、膏肓、委中、攒竹、肾俞、志室。

(2) 操作：每次选取 2 ~ 3 穴，局部皮肤常规消毒后，用三棱针轻轻点刺攒竹穴，以用手指捏挤出血 2 ~ 3 滴为度。其余穴位用三棱针快速刺入，疾速拔出，以放血 2 ~ 3 mL 为佳，隔日治疗 1 次，5 次为 1 疗程。

7. 水针疗法

(1) 取穴：阿是穴、患侧风门、养老。

(2) 药物：普鲁卡因、维生素 B_1、维生素 B_{12}。

(3) 操作：按水针疗法操作常规进针，每穴注入 1% 普鲁卡因和维生素 B_1 共 1 ~ 2 mL。隔日治疗 1 次，5 次为 1 疗程。

8. 灸法

(1) 取穴：同毫针。

(2) 方法：常用艾条灸、艾炷灸、温针灸、温灸器灸。每次选 3 ～ 5 穴，灸 10 ～ 20 分钟，或 5 ～ 7 壮，每日 1 次，10 次为 1 疗程，间隔 2 ～ 3 天行第 2 疗程。

（四）推拿治疗

推拿治疗的目的是舒筋活血、疏通经络、减轻疼痛、缓解肌肉痉挛、防止肌筋粘连。常用揉按松解手法为主，操作方法如下。

(1) 患者俯卧位，术者立于患侧，先用两手拇指或手掌，自大抒穴开始由上而下，经下肢环跳、委中、承山、昆仑等穴，施行揉按。然后重点揉按腰脊两旁肌肉，使其气血流畅，筋络舒展。

(2) 仔细寻找触及激痛点，以双手拇指在，激痛点上反复揉按，并在激痛点的内上方自棘突旁把骶棘肌向外下方推开，直至髂骨后上棘，如此反复操作 3 ～ 5 次。

(3) 如果触及筋结或筋束，可用捏拿、分筋、弹拨、掐揉等手法松解，使变性的肌束松解、粘连分离，恢复其原舒缩功能。

(4) 术者以掌根或小鱼际肌着力，在患者腰骶部施行揉摸手法，从上至下，边揉摸边移动，反复进行 3 ～ 5 次，使腰骶部感到微热为宜。

（五）固定与练功

急性期应注意卧床休息，起床时可带腰围固定。慢性期应注意加强腰背肌功能锻炼，积极参加体育运动，注意劳逸结合。

（六）中药离子导入疗法

本法可改善局部血液循环，抑制疼痛反应，从而消除局部非特异性炎症，缓解本病症状。

(1) 药液制备：生川乌 50 g，草乌 50 g，加水 1000 mL，水煎过滤至 500 mL。

(2) 操作方法：治疗时把阳、阴极分别置于压痛部位及委中穴，衬垫各滴加药液 20 mL，电流量 20 ～ 30 mA，10 ～ 20 分钟，每日 1 次，7 ～ 14 天为 1 疗程。

（七）其他疗法

1. 西医治疗

(1) 服用抗风湿类药物或理疗可不同程度地缓解症状，严格控制激素类药物。

(2) 服用维生素 E 及维生素对原发性肌筋膜炎有一定疗效。

2. 封闭疗法

在激痛点处注入 0.5% 普鲁卡因 2 ～ 5 mL，加入醋酸泼尼松龙 25 mg，每周 1 次，3 次为 1 疗程。

3. 理疗

可选用蜡疗、红外线照射，或用中药离子导入，可促进局部循环代谢。

【预后】

腰背部肌筋膜炎发病后，疼痛可持续数日或数周后可自动缓解，不留痕迹，但易复发。有时可造成深部筋膜出现裂隙，使下方的脂肪组织突出而形成"筋膜脂肪疝"。本病一般不会产生严重的并发症及后遗症。经各种保守治疗无效，病变部位形成结节和条索状物，可行手术松解术，但极少使用。

【预防】

本病治疗时应指导患者改变不良的生活和工作时的体位、姿势，适当地进行腰背肌锻炼，可做腰部风摆荷叶势及鲤鱼打挺势锻炼。

第十节 腰椎后关节紊乱症

腰椎后关节紊乱是指腰椎后关节突关节因扭转外力而发生功能紊乱，引起疼痛和功能障碍。其实质尚不完全清楚。临床上有称腰椎小关节滑膜嵌顿、腰椎后关节综合征或腰椎小关节半脱位等。理论上假定关节滑膜被嵌于两关节面间损伤致痛，但难以确定证实。本病多发于工农，男性多于女性，发病年龄在 20～40 岁，是引起腰背痛的常见原因。

【病因病理】

当腰部突然闪扭，或因弯腰前屈和旋转运动时，小关节可移动 5～7 mm，关节囊也随之移动，关节内负压增大。前屈时关节囊紧张，后伸时松弛。当关节因退变而不光滑，或肌肉疲劳及运动不协调等，可使滑膜嵌入关节间隙，腰椎后伸时则受到挤压而产生剧烈腰痛。Lewin 以 X 线检查，发现年龄在 26～45 岁的人中有 15% 后关节退变，45 岁以上后关节骨性关节炎高达 60%。当椎间盘退变时，椎间隙较原宽度狭窄约 10 mm，上、下关节突对合失常。这种椎间盘和小关节的退变导致韧带、关节囊的松弛，椎体间活动度增加，致使滑膜易于嵌入。但陆裕朴认为当腰部由半屈曲位突然变为直立位时，第五腰椎小关节突因滑动幅度过大，下关节突缘压迫走行于骶骨上关节突下缘的第五腰神经后内侧支时出现症状，而并非滑膜嵌顿。

【诊断要点】

1. 症状

患者多为青壮年，常在弯腰劳动后突然伸直腰过程中，或在腰部旋转时，突发腰部剧烈疼痛。既往并无明显外伤史。第一次发作后可经常复发。有慢性劳损史或外伤史者发病较多。患者初次发作疼痛较重，腰部不敢活动，腰骶部疼痛范围较广，有时放射至臀部，腰部活动明显受限，尤以后伸时疼痛加重。全身肌肉处于紧张状态，以骶棘肌较重，多在棘突或棘突旁有压痛。站立时髋关节半屈位，需两手扶膝以支撑。脊柱任何活动、咳嗽振动都会加重疼痛，但不能确切指出疼痛部位。反复发作者腰部疼痛较轻，疼痛呈突然发作，自觉腰部突发绞锁感因而不敢活动。

2. 体征

检查时脊柱向痛侧呈代偿性侧弯，腰段骶棘肌出现疼痛性的保护性肌痉挛。在腰 4 腰 5、腰 5 骶 1 棘突旁有压痛点。直腿抬高试验可因骨盆旋转引起腰痛而受限。

3. 辅助检查

X 线腰椎摄片除示生理曲度改变外，多无其他异常；亦可能显示后关节排列方向不对称、椎间隙左右宽窄不等。小关节发生创伤性关节炎时可见关节面密度高，关节间隙狭窄。斜位片上有时可见到小关节半脱位，但此种改变对本病并无特异性。

4. 鉴别

注意与急性腰椎间盘突出，急性棘上、棘间韧带损伤，急性腰扭伤等相鉴别。

【外治方法】

(一) 针灸治疗法

1. 毫针法

(1) 取穴：玉枕穴位于后发际正中直上 2.5 寸，旁开 1.3 寸，平枕外隆凸上缘的凹陷处；水沟穴在人中沟的上 1/3 与中 1/3 交界处。

(2) 操作：局部常规消毒，用 28 号 1 寸长的毫针，与头皮呈 15° 刺入玉枕穴，快速捻转，每分钟 160 ~ 200 次，捻转 1 分钟后留针；水沟穴快速直刺进针，得气后留针。在留针时嘱患者做腰部左右旋转、前屈后伸和蹲立活动。留针 30 分钟，每 10 分钟行针 1 次。

2. 电针法

(1) 取穴：选夹脊六，取病变节段及上下各一脊椎棘突下各旁开 0.5 寸。

(2) 操作：先常规消毒夹脊穴，用 28 号 1.5 ~ 2 寸毫针刺夹脊穴，针尖向脊柱方向，距正中线 15° ~ 30° 进针，针 1 ~ 2 寸，以有麻胀触电感为佳，得气后停止进针。选用中国常州国营武进第三无线电厂生产的 KWI > 808 Ⅱ 型全能脉冲电疗仪，将导线连于左右两侧夹脊穴的上下一对穴位上，两侧正负极交叉使用，如左侧上面为正极，下面为负极，则右侧上面为负极，下面为正极，将输出电流调至 0°，选用疏波，输出电压调至 6 V，然后打开电源开关，调节电流量，从小到大，以局部肌肉出现节律性跳动，患者能忍受为度，留针 20 ~ 30 分钟。若冷痛者，加 TDP 灯照射。每日 1 次，10 次为 1 个疗程，疗程间休息 1 日。

3. 头针法

(1) 取穴：应用头皮针，取枕上正中线，即强间穴至脑户穴连线。

(2) 操作：选用 32 号 1.5 寸毫针，沿该线头皮向下刺入 0.75 ~ 1 寸，采用紧提慢按手法，每隔 15 分行针 1 次。在此期间患者活动腰部，前屈后伸，左右旋转，并轻轻叩击腰部，随着疼痛减轻，活动幅度逐渐增大，直至痛止。留针 30 分钟~ 1 小时。

4. 钩针挑法

(1) 定位：患者取俯伏坐位，暴露腰骶部，选神经挑治点为腰丛取第 3 ~ 4 腰椎棘突间旁三横指，骶丛取髂前上棘连线中点与骶尾骨处 1/2 旁四横指，指压处应有酸麻胀感。

(2) 操作：常规消毒后予局部麻醉，钩针在神经挑治点插入皮下组织，深可达肌肉层，牵拉 60 ~ 100 次，左右侧牵拉次数相同，以防止两侧平衡失调，牵拉后将钩针取出，无菌纱布覆盖伤口。一般 5 天后再行第 2 次挑治。

5. 水针罐法

(1) 定位：患者俯卧，先按压寻找第 4、5 腰椎棘突旁压痛点。

(2) 操作：先用 5 mL 注射器配 6 号半长针头抽取醋酸泼尼松龙注射液 1 mL，2% 普鲁卡因 2 mL(皮试)。局部皮肤常规消毒后，用无痛快速进针法将针刺入皮下组织，然后针尖斜向脊椎 45° 缓慢推进，探得酸胀等得气感应后，回抽一下，如无回血，将药物推入，每压痛点推入 1 mL。出针后在针眼处用投火法拔上火罐，要求自针眼处拔出少量紫红色瘀血，拔 15 分钟后起罐。起罐后用消毒干棉签拭干拔出的瘀血。3 ~ 5 天 1 次，3 ~ 5 次为 1 个疗程。

（二）中药外治方

1. 熏洗方

(1) 处方：当归、骨碎补各 20 g，川芎、川断、木瓜、桃仁、牛膝、防风各 15 g，没药、乳香、红花、川椒各 10 g。

(2) 方法：以上方药装袋封口，煎汤熏洗患处。每日 2 次，每次 30 分钟，10 天为 1 个疗程。

2. 药熨方

(1) 处方：伸筋草、丹参各 20 g，海桐皮、透骨草、丝瓜络、威灵仙、卷柏各 15 g，川椒、防风、木瓜、川芎、白芷、乳香、没药各 10 g。

(2) 方法：将以上方药水煎，已煎好的药渣倒入双层纱布中捆好，放置患者疼痛区上摆平，再将药汁倒上少许，润湿药渣后再用周林频谱仪强档照射药渣，每次 45 分钟。

3. 搽擦方

(1) 处方：血竭、红花、细辛、白芥子、生地各 60 g，樟脑、冰片各 30 g，高良姜 120 g，荜茇、鹅不食草各 90 g，生乳香、生没药各 45 g。

(2) 方法：用白酒 5000 g 将上方药浸泡，密封勿泄气，浸泡 10 天，治疗时用脱脂棉蘸药酒外搽腰部，可配合 TDP 照射或按摩。

4. 导入方

(1) 处方：川乌、草乌各 100 g，红花 50 g，生乳香、生没药各 30 g。

(2) 方法：以上方药用 50% 乙醇 1000 mL 浸泡 7 天，过滤存液备用。治疗时以 30 mL 药液浸透一小块白绒布，置于腰部疼痛部位，通过铅板电极连于电疗机阳极，另一阴极铅板衬垫置于腹部对应部位。固定好电极板后开机，电流量 10 ~ 15 mA，或以患者能耐受为度。每次 20 分钟，每日 1 次。

（三）推拿治疗法

1. 提捏舒盘法

(1) 嘱者俯卧，医生先用滚法推拿患者腰背部肌肉 2 ~ 3 遍，手法由轻到重，使紧张的肌肉得以松弛。

(2) 在患者腹下垫一枕头，使腰背抬高，医生两手分开放于腰背上，从第一腰椎开始，两手用分扳法分别向上及向下用力，至骶部结束分扳时力量注意向下和向两旁使用，使其绞锁的关节分开。

(3) 从骶部肌肉开始两手捏起棘突及椎体两侧肌肉，用提捏法自下往上提捏，注意在椎体与椎体的连接处向上用力，若闻及"叭叭"声，说明手法成功，错位的关节已复位。

(4) 重复用滚法，配合揉法使腰部肌肉放松，患者此时即可感腰部疼痛消除，腰部松弛，可下床活动。

2. 屈髋屈腰法

(1) 患者俯卧，医生坐其侧，用一指禅推法在腰部夹脊穴、阿是穴、大肠俞操作，手的压力由轻渐重，以不增加患者痛苦为度。

(2) 患者俯卧，医生站于患侧，用轻柔的滚法在腰臀部操作，然后按揉有关夹脊穴、大肠俞、阿是穴等。

(3) 重按居髎、环跳、委中之穴，必要时用肘尖按点，因按之疼痛较重，患者往往忍受不住而腰部扭转活动，从而使用硬的腰部产生自主运动。

(4) 患者仰卧，做单侧屈髋运动，先健侧，后患侧。然后做双侧屈膝屈髋运动。并将其变为屈髋伸膝动作，以仰卧位做前屈腰运动，使患者双足尖超过自己的头顶。医生一只手按住患者双小腿后侧，另一只手轻轻拳击患者腰骶臀部。

3. 扳转复位法

患者俯卧于治疗床上，施术者先用双掌按揉法和双拳按压法，反复按揉按压脊柱两侧肌肉，促使其放松。再用斜扳法活动腰椎，即用一只手拇指抵于偏歪之棘突，用另一只手扳住对侧大腿膝部，双手协同用力扳转腰椎，当触及响动，即说明已经复位。也可让患者侧卧于治疗床上，术者用侧扳法活动腰椎，即用左肘臂抵于患者肩前方，右射臂按于臀后方，双臂协同用爆发力扳转腰椎，当触及响动，即说明已经复位，再以同样方法做对侧。再用双手拿揉法，反复拿揉腰部两侧肌肉 3 ～ 5 分钟。再用拇指点揉委中穴、承山穴等。然后，用手掌着力，反复推揉腰背及下肢后侧肌肉。最后，用拍子拍打腰背及下肢后侧肌肉，若无拍子，可用虚拳进行拍打。

4. 舒筋牵抖法

(1) 患者取俯卧位，术者以双手拇指点按两侧委中、悬钟穴，待疼痛缓解后，再用其他手法治疗。

(2) 术者在患者腰骶部施用滚法，力量要轻，时间可稍长，待腰骶部肌肉放松后，采用整复手法。

(3) 患者取健侧卧位，健侧下肢伸直在下，患侧下肢屈曲在上，腰略前屈，术者立于患者腹侧，用一前臂尺侧抵于臂后，另一只手推按患者肩部，相对用力，使腰旋转至最大限度并待患者放松后，瞬间用力，加大腰部旋转角度，听到弹响声为佳，左右各扳 1 次。

(4) 患者取俯卧位，一助手固定患者肩部，医生双手握住患者两踝关节。医生与助手相对用力，牵拉患者腰部，待患者腰部放松后，连续上下抖动数次，使腰部抖动幅度最大。

5. 斜扳牵拉法

(1) 患者俯卧位，先在腰部行放松手法，在腰椎两侧自上而下行拔、按、摩、揉等手法。

(2) 当患者肌肉放松后，令其侧卧，患侧在上，健侧在下伸直，患侧屈膝屈髋，医生面对患者，一只手推住患者肩部，肘关节扳住臀部，前后推扳摇晃腰部数次，在腰部放松的情况下，突然使上身旋后，骨盆旋前，使错位的小关节复位，此时往往可听到"咔嗒"的复位响声。

(3) 助手双手拉住患者腋部，术者握住患者的双踝，做对抗牵引，持续 2 ～ 3 分钟，用力将患者以腰部为中心，上下抖动数次，患者症状随之消失。

6. 按揉抖腰法

(1) 患者俯卧位，医生拇指触诊腰部，摸清伤情，用掌根贴着患处，在腰部压痛明显处周围按揉，时间为 1 ～ 2 分钟。

(2) 运用拇指或肘尖点按双侧环跳、委中、承山，刺激 2 ～ 3 次。

(3) 五指并拢，用虚掌平拍腰部压痛明显处 5 ～ 6 下，用力须轻巧。

(4) 患者仰卧位，医生两手同时用力，使患者屈膝屈髋，当屈到一定程度时，即用力"猛屈下压"一下。

(5) 医生面对患者站立，两手或两肘分别扶按患者的肩部及臀部，做相反方向缓慢用力，当腰部扭转到有阻力时，再增大幅度猛推，此时常可听到"咯咯"响声。

(6) 患者仰卧屈膝，医生两虎口紧扣患者双踝，用力拉伸牵抖，将其身体抖起呈波浪状，连做 5 ～ 7 次。患者腰部痉挛肌肉得到缓解，嘱患者站立做腰部活动，而后令患者再躺到床上，做局部放松动作，再站起做腰部活动，结束治疗。

7. 扣按整复法

患者端坐在无靠背的方凳上，两脚分开与肩同宽。术者正坐在患者之后。以左旋型棘突向左偏歪患者为例。首先用双拇指触诊法查偏歪的棘突。然后左手自患者腋下伸向前，掌部压于颈后，拇指向下，余四指扶持左颈部 (患者稍低头)，同时嘱患者双脚踏地，臀部正坐不得移动。令一助手面对患者站立，两腿夹住患者左大腿，双手压住左大腿根部，以维持患者正坐的姿势。术者右手拇指扣住偏向左侧之棘突。然后左手按患者颈部，使其身体前屈 60°～ 70° (或略小)，继续向左拐弯 (尽量大于 45°)，至最大侧弯位，术者左上肢使患者躯干向内侧旋转，同时右手拇指顺向上顶腰椎棘突，立即可触觉指下椎体轻微错动，往往伴有"咯咯"一声。随后，双手拇指从上到下将脊上韧带理顺，同时松动腰肌，一只手拇指从上到下顺次压一下棘突，检查偏歪棘突是否纠正，棘距是否等宽。

8. 旋腰伸屈法

(1) 患者俯卧于治疗床上，术者立于患者左侧，用右手拇指或掌根部按棘突两侧 1.5 cm 的压痛最明显处。施按揉法，从腰到骶部，由上而下，先健侧后患侧，往返重复 8 ～ 12 次。然后两手重叠，用掌根揉压腰部两侧骶棘肌。

(2) 患者端坐椅上，两腿分开，面向椅背，两手放于靠背上。术者立于患者背后，右手上臂和肘部置于患者右腋下，前臂手腕绕过左肩上方，手掌按于颈背部，左手拇指前端顶住偏向右侧的棘突。然后两手配合，右手向右后方旋转，左手拇指用力向左前上方推动。重复操作 2 ～ 3 遍。如手法正确，可在拇指下感觉到棘突复位的动感。最后用双手拇指在扶正的棘突两侧和棘上韧带处，做上下挤压、推按，可使棘上韧带理顺复位。

(3) 患者站立，腰部尽量挺直，术者与患者背靠背，用两肘弯挽住患者两臂之肘弯，向上慢慢地将患者背起。术者两下肢膝关节屈曲，使骶尾部抵于患者的骶尾部，然后嘱患者放松全身肌肉。术者用骶尾部抵住患者下腰部之患处，两下肢膝关节一伸一屈，用力振动 15 ～ 20 次，再向左右摇摆 3 ～ 5 次，重复 2 ～ 3 遍。

(4) 指压肾俞、承扶、三焦俞、委中、命门、肩外俞、后溪、阳谷、肩中俞等穴。

第十一节　腰椎骨质增生症

腰椎骨质增生症为"腰椎退行性 (肥大性) 骨关节病"之俗称，是中老年人常患的一种慢性退行性病变，常累及负重和活动范围较大的关节，主要病理改变以退变和骨质增生为主。临床表现：早期患者自觉腰部有僵硬感，以晨起为重，活动后稍减，但劳累后则酸痛加重。逐渐表现为间歇性腰背酸痛、沉重，活动受限，疼痛可放射至臀部、大腿，偶尔可至小腿，腰前屈或搬重物、坐势不良、床垫太软等均可加重症状，但未发作间期可完全正常。少数患者出现脊髓或神经根受压、刺激症状，急性发作或症状加剧时甚至可卧床不起。患者多在 30 ～ 40 岁以上，男多于女。

本病属于中医"腰痛""骨痹"等范畴。

【病因病理】

中医学认为本病发病机制主要是肾精亏虚。因中老年人肾气衰退，精血不足，或患者禀赋虚弱，或房劳过度，或跌扑劳损等，以致肾之精血亏虚，无以濡养筋骨，气血瘀阻，筋脉凝滞不得宣通而发为腰痛。

腰椎的退变过程，除随年龄变化以外，也与腰椎是否长期过度的屈伸活动及负重损伤等因素有关，这是腰椎退变及发病的外在因素。某些腰部负重过大以及腰部容易受到外伤的职业，腰椎退变的速度要快一些，出现腰椎疾病的可能性也要大一些。例如：重体力劳动者、经常肩扛背托重物者，某些运动员如举重、体操、摔跤及其他剧烈运动，都很容易损伤腰椎，加重腰椎的劳损及退变。这就不难理解，有不少专业运动员和体力劳动者，到了中老年以后，容易出现腰椎骨质增生，而近些年腰椎骨质增生年轻患者的比例在增加，像一些必须久坐、久站，长时间维持同一个姿势工作族群也都可能发生，如：从事 IT 行业、电脑族、教师、会计、司机、打字员、手工艺品制作者等腰椎容易发生骨质增生。

【临床表现】

1. 症状

大多数腰椎骨质增生的患者可以长期没有症状。往往因轻微扭伤、过分劳累、搬提重物，或偶然的无意识腰部不协调动作而致急性腰痛。有的患者开始时出现腰背部酸痛、僵硬，休息后、夜间、晨起时往往痛重，稍活动后疼痛减轻，但活动过多或劳累后则疼痛加重。坐势不良、坐位过久、睡沙发床垫、天气寒冷或潮湿时症状常加重。症状严重时腰部活动、翻身均感困难，有时可有反射性疼痛，并沿神经根分布，向大腿外侧及前方放射，但无腰椎间盘突出的坐骨神经痛那样典型，很少产生按神经节段分布。

2. 体征

腰椎可有不同程度畸形或活动受限，以及轻度痉挛，部分患者局部有压痛点。脊柱外观变形，表现为圆腰，腰椎的生理前凸减小或消失，脊柱活动受限，严重者腰部肌肉僵硬强直，呈板状。腰骶部两侧有广泛压痛，有时沿臀上神经和坐骨神经的路径有压痛，甚至表现出神经根受压症状，如直腿抬高试验阳性，患侧下肢有麻木感，小腿外侧或内侧痛、触觉减弱，膝或跟腱反射减弱或消失。

【辅助检查】

X 线检查为诊断腰椎骨质增生的主要依据。X 线平片可见腰椎间隙变窄，椎体边缘密度增高、锐利并有骨刺形成，重者相邻骨赘可形成骨桥。轻的增生多先在椎体前上缘出现，以后增生较重时出现椎体下缘增生，退变可导致椎体前或椎体后假性滑脱。后脱常在腰椎曲度变直，椎间盘变窄下陷时，由下关节突在下位椎骨上关节突斜面后滑时产生。腰前凸增大，后关节软骨面磨损后，上位椎骨可向前移而产生滑脱。正常侧位片下位椎骨体前缘的向上沿线通过上位椎骨体的前下角，如有后脱则此线通过其前方，反之前脱时则其前下角远远超过此线。小关节间隙亦常变狭窄，关节面的骨质增生，小关节和邻近椎体后缘的骨刺形成以及间隙变狭窄的影响，可使椎间孔的横径和上下径均缩小，斜位片上可见关节面边缘不整。观察脊柱因椎间盘退变造成的不稳定时，可拍腰椎过屈位和过伸位片，过屈位可见上位椎体前移，而过伸位可见后移。

【诊断要点】

老年患者或有腰部外伤病史，自诉腰部疼痛，但无下肢放射性抽痛，影像学提示明显的腰椎增生改变。

【鉴别诊断】

(1) 腰部肌筋膜炎：该病的疼痛容易找到明确压痛点，且可触及皮下结节。而腰椎退行性骨关节病的疼痛部位多在脊旁，压痛部位深在，痛可向大腿外及前方放射，产生按神经节段分布者少。

(2) 腰椎间盘突出症：典型的腰椎间盘突出症具有腰痛伴患侧下肢疼痛，腿部疼痛或麻木区与神经根分布节段一致，在腰 4、5 或腰 5 骶 1 棘突间及旁开 1.5 cm 处有明显放射性压痛点。不典型的腰椎间盘突出症，常常单侧下腰痛，可伴腰椎侧弯。腰椎 CT 可明确诊断。

(3) 腰椎管狭窄症：该病是腰腿痛的常见病之一。其鉴别要点如下：①有间歇性跛行，步行不能百米，骑车可行百里；②腰椎前屈时无症状，后伸时可产生腰腿痛；③查体时阳性体征少。腰 CT 可以确诊。

(4) 坐骨神经盆腔出口综合征：坐骨神经盆腔出口综合征占腰腿痛的 1.02%。鉴别要点是：①梨状肌拉紧试验阳性；②梨状肌部封闭治疗有效。

【治疗】

(一) 中药外治

中药外治法治疗本病，可以通过药物改善腰部筋肉的血液循环、调整肌力平衡等间接作用，对保持脊柱稳定性有积极意义。治疗本病最为常用的是敷法和熏洗法。

(1) 敷法：腰痛散 (《实用颈背腰痛中医治疗学》)

吴茱萸、附子、肉桂、干姜、川芎、苍术、独活、威灵仙、地鳖虫、全蝎、羌活各 10 g，细辛 6 g，红花 15 g，冰片 10 g，皂角刺 9 g。上药共为末，过 80 目筛，外敷腰部，或选腰眼、肾俞、肝俞，每穴用药粉 10 g，用胶布固定，根据情况更换，1 周 1 疗程。

本方温经散寒，祛风除湿，活血通络。用于风寒湿邪侵袭之痹痛，及久病劳损，又感受外邪者。

(2) 熏洗法：活血强筋洗方 (《伤科验方》)

全当归、五加皮、淫羊藿、羌活、独活、楮实子各 12 g，续断、鹿筋各 9 g，威灵仙 6 g。水煎熏洗，1 日 2～3 次。

本方益肾壮骨，养血舒筋，活血止痛，祛风胜湿。适用于腰椎骨质增生症肝肾不足，腰腿酸软，肌肉萎缩，腰部隐痛者。

(二) 中药内治

(1) 肾虚证：腰痛绵绵，反复发作，喜按喜揉，遇劳更甚，卧侧减轻，有时伴有耳鸣、重听、阳痿等症。舌红苔薄，脉沉细。偏于阳虚者，畏寒肢冷；偏于肾阴虚者，头晕目眩、心烦失眠。

1) 肾阳虚

治法：温补肾阳。

方药：右归丸 (《景岳全书》) 化裁。

组方：酒熟地黄 24 g，炒山药 12 g，山茱萸 9 g，枸杞子 9 g，菟丝子 9 g，杜仲 12 g，熟附子 6 g，全当归 9 g，肉桂 3 g，鹿角胶 9 g(烊化)，炙甘草 6 g。

2) 肾阴虚

治法：滋阴益肾，填精充血。

方药：左归丸 (《景岳全书》) 化裁。

组方：酒熟地黄 20 g，炒山药 12 g，山茱萸 9 g，菟丝子 12 g，枸杞子 12 g，怀牛膝 15 g，鹿茸 12 g(烊化)，龟甲胶 5 g(酒炒烊化)，炙甘草 6 g。

3) 肾气亏虚

治法：补益肾气，强壮筋骨。

方药：当归地黄饮加味 (《景岳全书》)。

组方：全当归 9 g，酒熟地黄 12 g，炒山药 12 g，杜仲 15 g，怀牛膝 15 g，山茱萸 9 g，鹿茸粉 1 g(冲服)，炙甘草 6 g。

(2) 气滞血瘀：常与跌仆、闪、挫有关。腰腿痛而转侧困难痛有定处，强制体位。舌质暗红，舌边瘀斑，脉涩。

治法：活血化病，理气止痛。

方药：黄芪桂枝五物汤加减。

组方：黄芪 12 g，桂枝 9 g，生姜 12 g，大枣 4 枚，芍药 9 g，三七 6 g，红花 15 g，当归 15 g。

(3) 寒湿内侵：腰部冷痛重滞，步履困难，遇风寒湿邪则疼痛加重，得温则痛减，多有下肢麻木感。舌淡、苔白腻，脉沉而迟缓。

治法：补肝益肾，祛风散寒除湿。

方药：独活寄生汤化裁 (《千金方》)。

组方：独活 9 g，桑寄生 15 g，全当归 9 g，赤芍 9 g，防风 9 g，杜仲 9 g，怀牛膝 15 g，酒熟地黄 18 g，党参 9 g，茯苓 9 g，白术 12 g，细辛 3 g，肉桂 3 g，炙甘草 6 g。

若病久有瘀血而舌青紫或瘀斑者，加桃仁、红花、制乳香、制没药各 9 g，或酌加通络之品，如木瓜 9 g，伸筋草 9 g，鸡血藤 15 g。

若寒邪偏重，疼痛剧烈，治当温补肾阳，散寒止痛。方用乌头汤化裁 (《金匮要略》)：制川乌 6 g(先煎)，生麻黄 9 g，生黄芪 15 g，赤芍 9 g，杜仲 15 g，桑寄生 15 g，木瓜 9 g，全当归 9 g，防风 9 g，海桐皮 12 g。

若湿邪偏重者，治当补肝益肾，除湿通络。方用肾着汤化裁 (《金匮要略》)：茯苓 24 g，生白术 12 g，薏苡仁 24 g，苍术 12 g，杜仲 15 g，怀牛膝 15 g，桑寄生 15 g，木瓜 9 g，全当归 12 g，海桐皮 12 g，防己 12 g。

(三) 针灸疗法

针灸治疗腰椎骨质增生症是中医学综合治疗较为常用的一种治疗方法，可缓解肌肉痉挛，缓解或消除症状，促进功能恢复。本病的腰部症状多与督脉和足太阳经关系密切，其病变与肾有关。选穴时，应以督脉和足太阳经及足少阴经腧穴为主。针灸治疗本病，当以补肾强腰，祛瘀通络，止痛为法。

1. 毫针

(1) 取穴

主穴：肾俞、命门、腰阳关、委中。

配穴：阿是穴、大杼、太溪、昆仑、悬钟、环跳。

(2) 方法：肾俞、命门、太溪用补法，其余穴位用中等刺激。每次选 3 ～ 5 穴，每日治疗 1 次。

2. 梅花针

(1) 取穴：阿是穴周围、腰部膀胱经第一侧线疼痛循经部位。

(2) 方法：阿是穴重叩，使局部皮肤发红或微出血，叩后可拔火罐。

3. 耳针

(1) 取穴：腰椎、臀、骶椎、肾、神门。

(2) 方法：每次选 2 ～ 3 穴，用中强刺激捻转数秒钟后，留针 50 分钟。留针期间，每隔 5 ～ 10 分钟捻转 1 次，每日或隔日治疗 1 次。

4. 头皮针

(1) 取穴：躯干感觉区、足运感区。

(2) 方法：患者取坐位或卧位，快速进针，刺入一定深度后快速捻转，不提插，持续捻转 2 ～ 3 分钟，留针 5 ～ 10 分钟后再重复捻转。反复捻针 2 ～ 3 次即可起针。每日治疗 1 次，10 次为 1 疗程。

5. 腕踝穴

(1) 取穴下 6。

(2) 方法取双侧穴，针体与皮肤成 30°，快速进针，针体应在皮下浅表层，针尖朝上，针深一般为 1.4 寸。一般无针感，不提插，不捻转，留针 30 分钟，隔日 1 次，10 次为 1 疗程。

6. 水针

(1) 取穴：肾俞、相应腰夹脊穴、阿是穴。

(2) 药物：当归、丹参等中药制剂，5% ～ 10% 葡萄糖注射液，维生素 B_{12} 等西药注射剂。

(3) 方法：每次选 2 个穴位，按各药不同用量准确注入。

7. 电针

(1) 取穴：同毫针。

(2) 方法：选取 1 ～ 2 对穴，一般用疏密波，痛甚用密波，调节电流从小到大，腰部穴位输出电流宜小，每日治疗 1 次，每次 10 ～ 15 分钟。

8. 灸法

(1) 取穴：肾俞、命门、腰阳关、阿是穴。

(2) 方法：常用艾条灸、艾炷灸、温针灸、温灸器灸。每穴灸 10 ～ 20 分钟或 5 ～ 7 壮，每日 1 次，10 日 1 疗程，每间隔 2 ～ 3 天行第 2 疗程。注意孕妇腰骶部不宜施灸。

（四）推拿治疗

治疗本病以舒筋活络，温通经脉为原则。推拿可以调整脊椎退行性变患者的脊椎轻微排列紊乱，松解粘连，解除肌肉痉挛，改善局部循环，从而消除症状和促进功能恢复。推拿治疗效果较好，颇受患者欢迎。治疗时应与中药内治法、理疗等疗法配合使用，才能收到标本同治的效果。根据病情和患者具体情况，可选用以下治疗手法。

(1) 患者俯卧位，术者立于患者身侧，用双手掌或掌根在腰骶部脊柱两侧自上而下反复推压揉按 3～5 遍。

(2) 术者用两手拇指点按肾俞、命门、气海俞、关元俞。伴有腿痛时，点按环跳、委中、承山、阳陵泉。

(3) 用滚法施于腰部病变处及腰椎两侧，有下肢牵涉痛者，滚法自臀部沿股后面向下至小腿，同时配合下肢后抬腿动作。

(4) 患者两手紧握床头，术者双手拿患者小腿远端牵引 2～3 分钟，然后用力上、下抖动 5～10 次。

(5) 患者侧卧，术者立于前方用斜扳法活动腰椎，左右各 1 次。

(6) 患者仰卧，术者将患肢小腿抱于腋下，用力抱住患肢向上、向下、向内做牵引运动，操作 3～5 次，必要时依同法做另一侧。

(7) 用轻柔的滚、按揉、拿捏等手法施于腰部，再按肌纤维走行方向理顺。最后用擦法，以透热为度，可涂适量的润滑油或配制药水，通过药物的渗透加强疗效。或可用热敷。

（五）中药离子导入疗法

药液制备：威灵仙 600 g，三棱 300 g，莪术 300 g，丹参 200 g，川芎 200 g，生草乌 200 g，生川乌 200 g，细辛 100 g。加水 5000 mL，浸泡 30 分钟后，煎后过滤，得药液约 2000 mL，装入玻璃容器内备用。使用前将药液加温至 40℃。

操作方法：衬垫正、负极均为 10 cm×10 cm，趁热浸泡，挤出部分药水，将正极垫浸湿药液放于腰部，负极垫放于臀部；治疗电流量由小至大，依患者的年龄、体质和耐受性而定。每日治疗 1 次，每次 20～30 分钟，12 次为 1 个疗程，疗程间休息 3～5 天。一般治疗 2 个疗程。

（六）其他疗法

(1) 理疗：可用电兴奋或感应电、红外线、超短波、超声波，可解除肌肉痉挛。

(2) 牵引：可使腰椎间盘内压减少，小关节间摩擦减少及缓解肌肉痉挛，适应于不能推拿的急性疼痛患者。自身重力牵引，可使腰部及下身悬空，适于年纪较轻，健康条件较好的慢性腰痛患者。

(3) 局部封闭：可选用 2% 利多卡因 5 mL 加泼尼松龙 1 mL，行局限性压痛点封闭，长针封闭小关节突周围组织。每周 1 次，连续 3～4 次。

(4) 口服西药：以消炎止痛药物为主，如布洛芬等。

(5) 支具治疗：以宽护腰带为主，在早期脊柱不稳定时，坐位或弯腰工作时有助于保持脊柱稳定，减少关节磨损，但需与体疗同时配合应用，否则会使肌肉萎缩，反而对脊柱不利。

【预后】

生物力学平衡失调是骨质增生的根本原因。一般来说由于年老肌力下降，脊椎骨性组织负荷加大引起的骨质增生，都没有临床症状。其特点是骨质增生在任何节段的分布都是均匀的、对称的。这种情况可以不属病态。若老年人的脊椎骨质增生出现不对称、不均匀的情况，即属病态，是由各种损伤引起的局部应力增加所致。绝大多数腰椎骨质增生症患者经保守治疗都能缓解或消除症状，恢复脊柱的运动功能。

【预防与调摄】

腰椎骨质增生症是与年龄有关的生理性退变。这一退变还包括腰椎间盘、椎体及韧带的退行性变。这里讲的预防实际上是指如何防止腰椎的病理性退变。

腰椎退行性骨关节病的发生，多因劳伤，致肾气虚损，肾精不能生髓，骨失濡养，故发生脊柱关节退变。因此，调养肾气，是防止脊柱关节退变的根本所在。劳伤，主要指劳力损伤筋骨。劳伤筋骨，肝肾失调，精血失养，加剧了脊柱的退变，致使脊柱的内外稳定系统的稳定机制遭到破坏，内外稳定系统相互间的病理性影响，导致脊柱退变的恶性循环。因此，注意劳动保护，不要疲劳过度，注意劳逸结合。在工作劳动中，要尽量避免非生理性体位活动，注意劳动保护及时改变各种不利的环境和条件，在每日工作前后作些如工间操、简易太极拳或其他简易的形体锻炼，及时调节因工作体位形成的肌肉疲劳现象。对于长期处于坐位工作的人，尤其要注意腰痛的发生，因为卧、站、坐三种姿势中以坐位姿势对腰部负荷为最大。长期处于坐位姿势的人，要定时改变坐位的姿势，如站立做一些腰部的活动。在弯腰移动重物时，不要勉强用力或尽量采取屈髋膝关节，避免两膝伸直位弯腰。其他如抬、拉、推、跳、爬、登、滑等各种动作中，都应加强保护意识，避免对腰、臀、腿部肌肉、骨骼、韧带的损伤。同时亦应注意节制性生活，防止房劳太过。

第十二节 腰椎椎弓峡部崩裂和腰椎滑脱症

腰椎峡部系指上、下关节突之间的狭窄部分，此处骨质结构相对薄弱。正常腰椎有生理前凸，骶椎呈生理后凸，腰、骶椎交界处成为转折点。上方腰椎向前倾斜，下方的骶骨则向后倾斜，因此，腰骶椎的负重力自然形成向前的分力，使腰5有向前滑移的倾向。正常情况下，腰5下关节突和周围关节囊、韧带的力量可限制此滑移倾向，从而使腰5峡部处于两种力量的交点，因此峡部容易发生崩裂，这也是腰5峡部崩裂最多的理由。

峡部崩裂以后，椎弓分为两部分：上部为上关节突、横突、椎弓根、椎体，仍与上方的脊柱保持正常联系；下部为下关节突、椎板、棘突，与下方的骶椎保持联系。两部之间失去骨性联结，上部因失去限制而向前移位，表现为椎体在下方椎体上向前滑移，称为腰椎滑脱。

椎弓峡部不连多为双侧性，但也可发生于一侧，其出现率一般占成人的5%左右，约45%的峡部不连病例有滑脱。患者多在30～40岁以上，许多人认为发病与年龄有关，年龄愈大发病率愈高，男性较女性为多见。好发部位以第5腰椎最多，约占所有病例的86%，第4腰椎次之，约占9%，是一个引起慢性腰腿痛的常见疾病。

【病因病理】

原因包括先天性腰椎滑脱，外伤和劳损也可引起腰椎滑脱。腰椎峡部崩裂的真正原因仍不能肯定。多年来人们进行了大量研究，发现先天性发育缺陷和慢性劳损或应力性损伤是两个可能的重要原因。

【临床表现】

1. 症状

(1) 峡部不连患者开始常无症状，一般 20～30 岁时出现慢性下腰痛，多为间歇性，症状多不重，长时站立、负重及过度活动时症状加重，平卧休息后可缓解。

(2) 伴有椎体滑脱患者可无明显症状，有症状者一般为慢性腰痛，开始为间歇性，以后可为持续性痛，甚至休息时疼痛，疼痛可向臀部或大腿后面放射。放射至小腿者少见，可能系脊神经支受刺激所致。如果椎体前移程度较重，可出现马尾神经牵拉和挤压症状，如鞍区麻木、大小便失禁，甚至不全瘫痪。少数患者可出现股后肌紧张，引起弯腰困难。

2. 体征

(1) 单纯峡部不连体征较少，可有游离椎弓的棘突压痛，峡部不连处深压痛、腰后伸痛，棘突或骶棘肌可有压痛。

(2) 椎体出现前滑脱，可出现特殊体型：站立时腰前凸、臀后凸明显，腹部下垂及腰部变短。检查时下腰段有前突增加或呈保护性强直，有滑脱或前突重者腰骶交界处可出现凹陷或横绞。滑脱棘突及其上下韧带常有压痛，腰 4、腰 5 棘突可呈台阶状。重压、叩打腰骶部可引起腰及双侧坐骨神经痛，腰部活动受限，部分患者双侧直腿抬高试验及直腿抬高背伸加强试验均为阳性，并有神经根功能障碍表现。个别患者骶尾部可有鞍状麻木区及泌尿生殖功能障碍。

【辅助检查】

(1) X 线检查：本病应常规拍照腰部正位、侧位、(左右) 斜位片。尤其是椎弓峡部裂伴有轻度脊椎滑脱的病例，临床上诊断需依据侧位和左、右斜位片的表现，否则本病的诊断不能成立。

1) 正位 (即前后位)：仅有椎弓峡部裂者，正位片常不易显示。当有明显滑脱时，则患椎体的下缘看不清楚，由于与下位椎体相互重叠，可显示局部密度增高。若椎体滑脱程度超过 1/2 者，可呈现新月形浓白影，并与两侧横突阴影相连，形成弓形阴影。

2) 侧位：对诊断腰椎峡部裂很重要，有些患者在侧位片上，于椎弓根部可见由后上斜向前下方的裂隙，椎体滑移程度越大，其裂隙就越宽而清楚，若站立和负重时的侧位片，尤其是最大伸屈状态的侧位片，对评价病变节段的生物力学稳定性更有价值。如最大伸屈位病椎滑移变化 > 10%，则提示滑移椎骨不稳定。侧位片上应进行如下观测。

测量椎体前、上缘交点至相应棘突尖的距离。既可诊断是否有峡部裂及其滑移，又可与退行性脊柱移滑相鉴别。因腰椎峡部裂时，只是椎体向前滑移，而棘突保持原位不动，所以该距离增长。而退行性脊椎滑移其椎体与棘突没有分离，故该距离不变。

直角测量线：首先通过骶 1 前上角做一垂直于骶 1 上平面的垂线。正常或腰椎峡部裂但无滑移时，腰 5 椎体前下角应位于此线后 1～8 mm；当峡部裂，腰 5 椎体后下角的对线尚无明显改变，腰 5 椎体前下角已与直角测量线相接触，此时若站立即可能出现滑移；若腰 5 椎体前下角已超过直角测量线，则称脊椎滑移。

Meyerding 测量法：Meyerding 将骶 1 椎体上平面纵分 4 等分，正常时，腰 5 骶 1 的后缘应构成一连续的弧线。若滑移时根据腰 5 在骶骨上向前滑移的程度将滑脱分为四度。若腰 5 在骶骨上向前滑移 1/4 者或腰 5 椎体后缘位于第 1 格为 Ⅰ 度；Ⅱ 度为腰 5 椎体向前滑移 25% ～ 50% 或腰 5 椎体后缘位于第 2 格；依此类推，Ⅲ 度为向前滑移 50% ～ 75% 或腰 5 椎体后缘在第 3 格；Ⅳ 度 > 75% 或位于第 4 格。

Meschan 法：腰 5 椎体滑移的程度可根据腰 4 椎体后下角至骶骨后上角的连线与腰 5 椎体后上角至后下角连线相交的关系来确定椎体滑移的程度。正常情况下，两线应在腰 4 以下相交，交角不超过 2°，或两线平行，其距离不超过 3 mm。若椎体轻度滑脱其交角为 3° ～ 10°，平行距离为 4 ～ 10 mm；中度滑脱者，交角为 11° ～ 20°，平行距离为 11 ～ 20 mm；重度滑脱，则交角 > 20°，平行距离超过 20 mm。

腰椎指数：腰椎指数 = 椎体后缘高度 / 椎体前缘高度。正常时该指数为 0.91，如腰椎指数 < 0.7，则提示脊椎滑脱有潜在进行性加重的可能。

腰骶角：沿腰 5 椎体纵轴画一线，再沿骶骨纵轴画一线，两者相交即为腰骶角，正常为 130°，腰椎滑脱者，该角减小。

3) 斜位：根据前后位 X 线及侧位 X 线不能肯定诊断时，采用 35° ～ 45° 斜位 X 线可清晰显示裂隙。

正常椎弓附件在斜位 X 线上投影似"猎犬"。前腿为下关节突，颈为上、下关节突的间部 (即峡部)，犬体为椎弓，犬的后半部是对侧的椎弓及上、下关节突。若有椎弓峡部裂时，则可在猎犬的颈部显示一带状密度减低的裂隙。若有脊椎滑脱，则因横突、上关节突与下关节突、棘突的明显分离，出现形似猎犬脖子被砍断的影像。

(2) CT 检查：CT 横断面和矢状面重建图像能显示无症状的峡部不连，对椎弓根峡部不连的诊断率高。没有移位的椎弓根断裂位于关节突之前，表现为延伸至椎骨的水平透亮线；矢状像上缺损的部位透亮线将椎体和上关节突与下关节突分开。在 CT 片相应层面上可见椎弓根峡部断裂，并可显示侧隐窝狭窄及神经根受压情况。连同上、下椎间隙一起检查，可显示脊柱滑脱处神经根受压情况，以及是否合并椎间盘突出。

(3) 脊髓造影检查：对诊断是否合并椎间盘突出有较大价值，对诊断椎间盘退变的价值较小。

(4) MRI 检查：可获得脊柱的三维全貌结构，观察椎管内外的解剖状态有无变异。矢状面可显示椎体移位和椎弓根峡部不连处软组织影像，横断面显示与 CT 相同，但不如 CT 清楚。

诊断椎弓峡部不连及脊柱滑脱，首选方法仍是传统的 X 线检查，它能全面地观察整个脊柱的形态，更好地了解相邻椎体的情况。如诊断不清，必要时可加做 CT 扫描。

【诊断要点】

腰椎峡部崩裂与腰椎滑脱的诊断，主要依靠临床表现与 X 线检查。此外临床还需检查有无其他下腰痛的体征，例如腰椎间盘突出、背肌或韧带的扭伤与劳损等。

(1) 下腰部疼痛，多为间歇性钝痛。

(2) 腰部前凸增加，有摇摆步态，患椎棘突向后凸，压痛。

(3) 影像学检查显示峡部不连的情况。

【治疗】

一般腰椎峡部不连症状轻微，或虽有腰椎滑脱，但程度较轻，症状不明显，或急性外伤所致者，均宜采用非手术治疗。

(一) 中药内治

本病的发生，无论为先天性或后天劳损所致，肝肾亏虚，筋骨失养为其内因。中药内服法，在中医综合治疗中为治本之法。

(1) 肾精不足，发育不良：腰膝酸困疼痛，遇劳则发。儿时发育迟缓，身体矮小，智力或动作迟缓，囟门迟闭，骨骼痿软，成人早衰，耳鸣耳聋，健忘，舌淡，苔白润，脉沉细。

治法：填精补髓，强筋壮骨。

方药：左归丸加味 (《景岳全书》)。

组方：熟地黄 24 g，山药 12 g，枸杞子 12 g，山茱萸 12 g，川牛膝 9 g，菟丝子 12 g，鹿角胶 12 g，龟甲胶 12 g，紫河车 20 g，杜仲 24 g。

(2) 劳累过度，肾气不固：腰部空痛，无支持感，面白神疲，小便频数而清，大便频频，或久泻不止，男子滑精早泄，女子带下清稀，舌淡苔白，脉沉弱。

治法：温补肾阳。

方药：济生十补丸 (《实用颈背腰痛中医治疗学》)。

组方：附子 12 g，五味子 12 g，山萸肉 6 g，山药 6 g，牡丹皮 3 g，鹿茸 3 g，熟地黄 3 g，肉桂 3 g，泽泻 3 g，茯苓 3 g，杜仲 12 g，人参 6 g。

(3) 跌仆闪挫，肝肾不足：腰膝酸软，行走有时发软，伴有头晕目眩，耳鸣健忘，失眠多梦，五心烦热，舌红少苔，脉细数。

补益肝肾，活血止痛。

方药：补肾活血汤 (《伤科大成》)。

组方：熟地 10 g，补骨脂 10 g，菟丝子 10 g，杜仲、枸杞子、当归尾、山茱萸、肉苁蓉、没药、独活各 3 g，红花 3 g。

(二) 中药外治

中药外治法仅对本病初次发作或缓解局部疼痛有效，并不能改变已经紊乱的解剖关系。在非手术治疗中，熨法是经常采用的方法。

(1) 坎离砂 (中成药) 适用于局部长期疼痛，发冷畏寒者。

(2) 止痛散 (《医宗金鉴》)

组方：防风、荆芥、当归、艾叶、牡丹皮、鹤虱、升麻各 3 g，苦参、透骨草、赤芍各 6 g，花椒 9 g，甘草 3 g。上药共研为末，装白布袋内，扎口，煎滚热熨腰部。

本方具有活血通络，消肿止痛之功，适用于各种急慢性损伤所致者。

(三) 针灸治疗

椎弓峡部不连和脊椎滑脱出现临床症状时，针灸治疗对症状的缓解有一定的作用。但症状呈进行性加重，并见下肢神经肌肉功能障碍者，应采取其他疗法。本病常见腰痛和下肢痛，多表现在足太阳经和足少阳经循行部位。因此，选穴时，应以足太阳经和足少阳经腧穴为主，并注意选取其他有关经脉的腧穴。针灸治疗本病，当以补肾强腰，舒筋活络为法。

1. 毫针

(1) 取穴

主穴：肾俞、命门、腰阳关，关元俞、小肠俞、环跳、委中。

配穴：上髎、腰眼、秩边、昆仑、阳陵泉。

(2) 方法：肾俞、命门用补法，其余穴位用中等刺激或强刺激。关元俞、小肠俞均直刺 0.8 ～ 1 寸，使局部骶髂部酸胀，环跳穴直刺，针尖向外生殖器方向，深 2 ～ 2.5 寸，使局部酸胀并向下肢放射。每次选 3 ～ 5 穴，每日针治 1 次。

2. 梅花针

(1) 取穴：阿是穴周围、腰部膀胱经第 1 侧线、疼痛循经部位。

(2) 方法：自上而下叩刺，以局部皮肤红晕而无出血为度。

3. 耳针

(1) 取穴：腰椎、骶椎、神门。

(2) 方法：用中强刺激捻转数秒钟后，留针 20 ～ 30 分钟。留针期间每隔 10 分钟捻转 1 次，每日或隔日治疗 1 次。

4. 头皮针

(1) 取穴：躯干感觉区、足运感区。

(2) 方法：患者取坐位或卧位，快速进针，刺入一定深度后快速捻转，不提插。持续捻转 2 ～ 3 分钟，留针 5 ～ 10 分钟后再重复捻转。反复捻针 2 ～ 3 次即可起针。每日或隔日针 1 次，10 次为 1 疗程。

5. 腕踝针

(1) 取穴：下 6。

(2) 方法：取双侧穴，针体与皮肤成 30°，快速进针，针体应在皮下浅表层，针尖朝上，针深一般为 1.4 寸。一般无针感，不提插，不捻转，留针 30 分钟，隔日 1 次，10 次为 1 疗程。

6. 电针

(1) 取穴：同毫针。

(2) 方法：每次选 1 ～ 2 对穴，一般用疏密波，下肢肌肉软弱者用疏波。调节电流应从小到大，腰部穴位电流输入量宜小，每日 1 次，每次 15 ～ 20 分钟。

7. 灸法

(1) 取穴：同毫针。

(2) 方法：常用艾条灸、艾炷灸、温针灸、温灸器灸。每次选 3 ～ 5 穴，灸 10 ～ 20 分钟或 5 ～ 7 壮，每日 1 次，10 日为 1 疗程，间隔 2 ～ 3 天行第 2 疗程。孕妇腰骶部不宜施灸。

(四) 推拿治疗

推拿具有促进局部气血流畅，缓解肌肉痉挛和整复腰椎滑脱的作用。但手法务须刚柔和缓，轻快稳妥，力度适当，切忌强力按压和扭转腰部，以免造成更严重的损害。操作方法如下。

1. 按摩手法

(1) 推理骶棘肌法：患者俯卧位，两下肢伸直，术者立于其左侧，用两手掌或大鱼际，自上而下地反复推理腰部的骶棘肌，直至骶骨背面或臀部的股骨大转子附近，并以两手拇指分别点按两侧志室穴和腰眼穴。

(2) 腰部牵引法：患者俯卧，两手紧抱床头，术者立于床尾，两手分别握住其两下肢的踝部，沿纵轴方向进行对抗牵引。

(3) 腰部屈曲摇法：患者仰卧，两髋膝屈曲，使膝尽量靠近腹部。术者一只手扶两膝部，一只手扶两踝部，使腰部过度屈曲，再将双下肢用力牵拉伸直。

2. 旋转手法

可采用坐姿旋转复位手法，术者拇指拨动偏歪的棘突，向对侧方向用力顶压，另一只手从患侧腋下绕过，手掌按压颈背部，两手做腰部前屈旋转活动，拨正偏歪的棘突，有时症状和体征可即刻减轻。

3. 卧位复位法

对于急性腰椎滑脱患者，或滑脱不久的年幼患者，可在硬膜外麻醉下试行复位。患者仰卧，腰部悬空，双髋双膝屈曲 90°，分别在小腿后上侧及腹部悬挂重物，利用躯干下压的重力将向前移位的腰椎复位。

(五) 中药离子导入疗法

中药离子导入疗法治疗本病对缓解腰痛及下肢痛有显著的疗效，对于局部力学失衡所致的韧带筋膜、肌肉的劳损性水肿，炎症改变也能起到消炎散肿的作用。尤其对腰痛初次发作，病轻及时间较短配合其他保守疗法可获得满意效果。

桃仁、红花、牛膝、川断、杜仲、透骨草、防己各 20 g，细辛 10 g。上药加水 1 500 mL，浸泡 1 小时后煮沸，文火煎 30 分钟，过滤浓缩药液至 500 mL 备用。治疗时取 30 mL 药液将一小块绒布垫浸透，置于腰部痛处，上置铅板衬垫与电疗机阳极连接，而阴极衬垫置于疼痛的一侧肢体委中穴处。一般通电 30 分钟，电流量 10～15 mA，每日 1 次，10 次为 1 疗程，3～5 日后，再做第 2 疗程。

(六) 其他疗法

(1) 固定方法：急性外伤性腰椎滑脱，或年幼的腰椎弓崩裂患者，经手法复位满意后，可施行双侧石膏裤固定。有腰椎滑脱复位者，两髋应保持屈曲 90° 位置，以维持腰椎屈曲位。症状轻度的患者，可用宽腰带或腰围固定以加强下腰的稳定性。

(2) 练功疗法：注意加强腹肌肌力的锻炼，要注意防止腰过伸活动。

(3) 封闭疗法：可用于疼痛重者，取俯卧位，在滑脱之棘突旁开 1～2 cm 处，垂直进针，深度达椎板，注入 0.5% 普鲁卡因 5～10 mL，每周 1 次，3 次为 1 疗程。

【预后】

症状轻者可用非手术疗法，如中药治疗、针灸推拿理疗、中药离子导入，合理使用腰围间断支持，或骨盆牵引等可获满意效果。对腰椎滑脱明显，滑脱程度 ≥ 30%～50%，滑脱角大于 45°，腰骶区有明显后凸畸形，腰骶段脊柱失稳者。或有持续性腰痛，影响正常活动和生活，有神经根或马尾受压的症状和体征，经非手术治疗不能减轻症状者，可施行手术治疗。手术的目的主要是加强脊柱的稳定，解除神经根或马尾的压迫。术后需卧床 3 个月。

【预防】

椎弓峡部不连多为先天性疾病，但不一定出现症状，尤其是在青少年时少有症状。

　　本病出现症状，多由年龄引起的脊椎退行性变或外伤，使脊椎内外平衡失稳，刺激神经而诱发。因此本病的预防，主要在于防止脊椎的退行性变的加剧和腰部的外伤。

　　本病多发生在 30 ～ 40 岁的成年人，说明这一年龄阶段的人，在原有脊椎退变的基础上，由于工作、劳作过重，加剧了脊椎的退行性变，使脊椎失稳，引起脊柱滑脱，从而诱发本病。因此处于这一年龄阶段的人，要特别注意腰椎的保护。一方面保证营养，使精血生化有源，另一方面避免腰部过劳 (体劳、房劳)，同时还要注意腰背肌的运动锻炼，加强腰背肌对脊椎的保护功能。对于已经发现有先天性脊椎椎弓峡部不连的青少年，应使其本人及其家庭了解本病发生发展的规律，防止脊柱滑脱的出现，如果这些青少年有肝肾不足时，应及时治疗，补益肝肾，以强壮筋骨，防病于未然。

　　对有症状患者，宜早期诊断，一旦诊断明确为椎弓峡部不连，应及时治疗，此时治疗，大多可以痊愈或基本治愈，以防止发展为脊柱滑脱。

第十三节　增生性脊柱炎

　　增生性脊柱炎又称"肥大性脊柱炎""老年性脊柱炎"或"腰椎骨刺"等，是由于年龄和诸种因素引起的以脊椎关节软骨退变，椎体骨质增生为主的骨关节炎。多见于中老年人，男多于女，肥胖者、常用腰部活动的重体力劳动者及运动员等发病较早。因本病是一种慢性骨关节炎，故初期一般无临床症状，少数患者可出现慢性腰背酸痛、活动发僵等。晚期随着病情的发展，骨刺的形成，可产生以下腰痛为主的一系列症状：钝痛，劳累或阴天时加重，晨间起床时腰部僵硬。本病属中医学的骨痹、骨疣病、腰痛、腰脊痛等范畴。

【病因病理】

　　《素问·六元正纪大论》云："风湿相搏，雨乃后，民病血溢，筋络拘强，关节不利，身重筋痿……感于寒，则患者关节禁锢，腰椎痛"。在《丹溪心法·腰痛附录》又云："肾气一虚，凡中寒、受湿、伤冷、蓄热、血涩、气滞、水积、堕伤，与失志作劳，种种腰痛，迭见而层出矣。"增生性脊柱炎病因虽多，但多认为以肝肾亏虚为本，而风、寒、湿、瘀为标。属本虚标实，虚瘀相夹，久则骨失滋荣所致。

　　(1) 肝肾不足：中医认为"肝主筋，肾主骨""肾藏精""精生骨髓"，筋能束骨，维持关节活动，骨能长筋生髓，为人体的支架。筋的灵活有力，骨的生长发育，均赖肝血肾精的滋养和推动。故肝肾充盈，则筋骨劲强，关节滑利，运动灵活。中年之后，年老体衰，精血亏虚，或久病体虚，或房事过度等均可致肝肾亏虚，精血不足，髓海虚损，筋骨失于荣养，组织变性而发为增生性脊柱炎。

　　(2) 外邪客侵：年老之人，肝肾渐亏，复因起居不慎，冒风受寒，坐卧湿冷之地，或涉水冒雨，或汗出衣着冷湿等，皆可导致风、寒、湿邪乘虚入侵经络，痹阻筋脉，气血不通，筋骨失养而发病。或进一步累及肝肾，使增生性脊柱炎加重。

　　(3) 瘀血阻络：长期姿势不良，或过度负重劳累，或跌扑闪挫而损伤腰脊，使气血瘀滞，络脉痹阻，不通则痛。正如《素问·生气通天论》云："因而强力，肾气乃伤，高骨乃坏。"

【诊断要点】

1. 症状

中老年人逐渐出现腰背痛，无明显外伤史，疼痛一般较轻，仅感腰部酸痛、不灵活，甚至钝痛、束缚感。晨起、久坐起立时疼痛明显，稍事活动后症状反而减轻，但过度劳累则症状加重。有时疼痛可向臀部、大腿部放射，阴雨天症状加重。

2. 体征

可见腰椎生理前凸变小或消失，或有圆背畸形，活动受限。腰椎棘突叩痛，两侧腰肌紧张、压痛，沿臀上神经和坐骨神经的径路上可有压痛，甚至出现坐骨神经根性刺激症状。

3. 辅助检查

X线检查腰椎体边缘唇样变，椎间隙变窄或不对称，有的形成骨桥，椎体下沉，后关节套叠；有的出现椎体滑移现象。CT扫描可见椎间盘纤维环膨隆、椎间盘中的低密度区、椎间盘组织钙化以及椎体和椎小关节增生，韧带肥厚、钙化等。

4. 鉴别

注意与腰背肌筋膜炎、腰椎间盘突出症、腰椎椎管狭窄症、强直性脊柱炎、脊柱结核或肿瘤等相鉴别。

【外治方法】

(一) 针灸治疗法

1. 毫针法

(1) 取穴：以病变局部取穴为主，取颈、胸、腰、骶椎双侧夹脊穴、八强穴，相应的督脉穴和膀胱经穴。颈椎夹脊也可按胸腰夹脊取穴法取穴，深度为 0.5～0.8 寸。配以神经压迫症状的远端取穴为辅。如：出现拇指疼痛、麻木，可配取鱼际、合谷、外关；出现大腿前侧疼痛、麻木，可配取环跳、四强、伏兔、鹤顶等穴。

(2) 操作：治疗时取仰卧位，颈椎还可取坐位。用 1～2 寸毫针，督脉穴及夹脊穴均用泻法，膀胱经腧穴均用补法，四肢远端取穴可用平补平泻法。第四腰椎以上的夹脊穴可刺 1 寸左右，第四腰椎及其以下的夹脊穴可刺 2 寸左右。留针 30 分钟，较重者留针 1 小时。症状较重或疗效不明显的，可每日针治 1 次，并配合电针，电流强度由小到大，以患者能忍受为度，通电 30 分钟；症状较轻者，可隔日针治 1 次。10 次为 1 个疗程，疗程间休息 5 天。

2. 电针法

(1) 取穴

1) 腰痛组。主穴取压痛区 (点) 及上、下各一夹脊穴，配肾俞、后溪，均取双侧，夜寝不安者配双侧阴郄。

2) 腰腿痛组。太阳型取主穴 U 夹脊透 S2 夹脊、秩边、臀中，配穴在委中、承山、飞扬、昆仑等出现压痛或自觉痛处酌取一、二穴，夜不安者配双侧阴郄；少阳型取主穴 U 夹脊透 U 夹脊、臀中、环跳，配穴在风市、阳陵泉、外丘、悬针等出现压痛或自觉痛处酌取一、二穴，夜寝不安者配阴郄。

(2) 操作

1) 腰痛组：取 0.5 ～ 3 寸 28 号毫针，在穴位常规消毒后分别进针，得气后，行提插捻转泻法，以针感扩散为度，其中后溪穴行平补平泻法。夹脊穴取痛区 (点) 腰椎夹脊，配上、下夹脊各一，针三至四穴，行针针感局部扩散后，以上、下各一夹脊穴针柄接 G6 805 电疗仪电流输出线，一对电极接一侧针柄，双侧均针者分别接两对电极，不可一对电极跨腰椎接双侧针柄，选疏密波、频率为 14 次 / 分，强度以患者能耐受为限，通电 20 分钟。

2) 腰腿痛组：取 3 寸 28 号毫针与局部皮肤成 45°进针，斜刺夹脊穴，得气后行龙虎交战法泻之，使针感扩散患侧下肢为佳。余穴根据穴位深浅选择适当长度毫针刺之，腰臀部穴位进针得气后，均行提插捻转泻法，强刺激，以得气感向患肢远端放射为佳。患肢远端穴亦针以提插捻转泻法，得气后，使针芒向上，右手持针者，以左手拇指按压针穴下方寸余处，配合右手行针，使针感向腰臀部扩散为度。后接 06 805 电疗仪电流输出线，波型频率同上，负极接腰夹脊针柄，正极接患肢远端穴针柄，电针刺激 20 分钟。每日 1 次，10 次为 1 个疗程，间隔期休息 3 天，再行第 2 疗程。

3. 温针法

(1) 取穴：嘱患者俯卧，取腰部肾俞、气海俞、大肠俞穴。

(2) 操作：用 60 mm 毫针，针尖斜向腰椎，快速刺入。出现针感后，施相应的提插捻转补泻手法。再留针，于各针柄末端套置 1.5 cm 长的艾炷，在近穴一端点燃，待艾炷燃尽，针柄冷却后，小心去除灰烬。继后出针，拔罐。每穴 2 壮。每日 1 次，10 次为 1 个疗程。

4. 埋线法

(1) 取穴：选脊柱疼痛最甚的部位 1 ～ 3 个，取其夹脊穴，以及双侧肝俞、肾俞、太溪、委中、膈俞穴。

(2) 操作：患者取俯卧位，在穴位埋线点处用甲紫做出进针点的标记，常规消毒局部皮肤后，在标记处用 0.5% 利多卡因注射液做皮肤浸润麻醉。然后取 1 ～ 3 cm 长的无菌铬制羊肠线 (根据肌肉厚薄度和穴位深度，选择不同长度的铬制羊肠线)，放置在腰椎穿刺针针管的前端，再将针芯插入针管后端，左手绷紧进针部位皮肤，右手持腰穿针迅速刺入穴位，穿过皮下，达到所需深度，局部出现酸胀感时，即缓慢退针，边推针芯，边退针管，将羊肠线埋植在穴位肌层内。最后将针孔消毒后用创可贴覆盖，3 ～ 5 天后去掉创可贴即可。穴位埋线 20 天 1 次，连续治疗 2 次为 1 个疗程。

5. 针刀法

(1) 定位：在患椎棘突两侧压痛点 (此处痛点多为最长肌的附着点，此附着点因腰椎旋转移位而损伤，结疤粘连) 作为进针点并做标记。

(2) 操作：皮肤常规消毒，铺巾、按小针刀操作常规进行纵向和横向剥离松解后出针，有几个痛点就施术几个点，若伴有神经症状则配合松解患侧风市穴。同时配合注射适量的用干棉球与利多卡因。

6. 火针法

(1) 取穴：颈部取风池、天柱、大椎、局部阿是穴；腰部取命门、肾俞、夹脊、阿是穴等。

(2) 操作：选穴后用指甲掐"十"型标志，用 75% 乙醇消毒，左手持乙醇灯靠近皮肤，用

26 号 1 寸长的火针，把针体烧至需要进的深度，待针通红时快速点刺穴下，旋即用干棉球按压针孔片刻。每次选 2 ~ 3 穴，隔日 1 次。

(3) 注意：初针者应避开其视野，消除其恐惧心理，避开血管，进针深度 0.5 ~ 1.2 cm；如针孔出血用干棉球按压 1 ~ 2 分钟，2 日内忌洗浴，避寒风；针眼处出现瘙痒时切忌搔抓，以防感染。有出血倾向患者禁用火针。

7. 九宫热针法

(1) 定位：自 T12 ~ S1 沿脊椎自上至下仔细压诊，寻找最明显的压痛点，参阅 X 线摄片或 CT 片，确定病变椎节。以压痛点最显著的病变椎节棘突间定为中宫，沿督脉在中宫上下棘突间各定 1 穴，分别称为乾宫、坤宫，然后挟乾宫、中宫、坤宫旁开 0.5 ~ 0.8 寸，依次取巽、兑、坎、离、艮、震六宫穴。因取穴定位是按伏羲八卦九宫方位图，故称腰椎九宫穴，简称九宫穴。

(2) 操作：根据中宫定位，采取俯卧或侧卧位。进针时应尽量使中宫部位棘突突起，椎间隙加大，以利于进针。进针顺序为：先针中宫，次针乾宫、坤宫，直刺或略向上斜刺 0.8 ~ 1.2 寸，然后按巽、兑、坎、离、艮、震六宫穴依次进针，针尖斜向椎体，进针 1.5 ~ 2 寸，获得针感后，行捻转补泻手法。九宫穴的行针顺序与次数，按"络书九宫数"施行，即"戴九履一，左三右七，二四为肩，六八为足，而五居中"。一度行针后，坎、离宫加用热针，应用 GZH 型热针仪，热针温度指标 40℃ ~ 70℃，留针 20 分钟。

8. 挑刺放血法

(1) 用具及备料：自制不锈钢针 1 枚 (长约 18 cm，柄宽约 3 cm，呈椎子形，针尖呈小棱形)，鲜姜削薄片 (直径约 0.5 cm) 浸泡于 75% 乙醇中，2% 利多卡因 5 mL，一次性 5 mL 注射器 1 支，另备碘附及纱布、胶布等。

(2) 部位选择：以椎体增生部位为主，局部可见玫瑰色变皮肤，如色变不明显，找压痛最明显处。一次挑刺 3 点，即棘突之间 (属督脉) 和其旁开 0.5 ~ 1 寸处 (属夹脊穴)。

(3) 操作方法：施术部位用碘附常规消毒，用 2% 利多卡因于所选 3 点分别做一皮丘 (约 0.5 cm)，右手持挑刺针，先挑破皮丘处皮肤长约 0.5 cm，再逐一向深处挑断皮肤下白色纤维，挑尽纤维后，局部放血 10 滴左右，最后压迫止血后贴敷姜片，纱布包扎固定。7 ~ 10 天 1 次，连续 3 次为 1 个疗程。

9. 腕踝针疗法

(1) 取穴：主穴取腕踝针下 1、下 5、下 6，腰椎及椎旁压痛点，下肢外侧疼痛麻木加委中、阳陵泉。

(2) 操作：用 0.30 mm×40 mm 毫针，在踝关节上 3 寸，沿皮刺针尖朝向腰部病变部位。不要求针感，嘱针刺后患者活动腰部。患者卧床在腰椎及椎旁压痛点处取 2 ~ 3 穴，常规针刺，再用温灸器置于腰部，温灸 40 分钟。每日 1 次，连续治疗 10 次为 1 个疗程。

10. 头针治疗法

(1) 取穴：对侧下肢感觉区、足运感区。

(2) 操作：患者取坐位或卧位，常规消毒后，用 28 号 3 寸毫针沿皮下缓慢捻转进针，使之达到应有深度，不提插。捻转时频率为每分钟 200 次左右，且幅度大，留针 20 分钟。每 5 分钟行针 1 次，起针时用干棉球压迫 1 ~ 2 分钟，以防出血。

11. 穴位注射法

(1) 取穴：1 组取肾俞、腰阳关；2 组取华佗夹脊 (与腰椎增生相对应)、委中。

(2) 操作：两组穴位交替应用，每日取 1 组。将选好的穴位进行常规消毒后，用 5 mL 无菌注射器抽取 4 mL 当归注射液和 1 mL 维生素 B_{12} 注射液，快速将针刺入穴位皮下组织，缓慢进针至"得气"后，先回抽看无回血后即可将药物缓缓推入，每穴注射剂量根据取穴多少而采用平均量。15 次为 1 个疗程，连续治疗 3 个疗程。

12. 李氏大灸法

(1) 取穴：以腰椎夹脊穴、棘突压痛点为主穴，下肢痛加患侧环跳、阳陵泉、足三里、阿是穴等。

(2) 制作：选等量的羌活、独活、生川乌、生草乌、生南星、生半夏、生栀子、生姜黄、生大黄、土茯苓、香附、苦荞头根为主药，用 300 mL 白酒浸泡，春秋两季泡 5 天，夏季泡 3 天，冬季泡 7 天即可取用。用时即以棉纱蘸药贴于相关穴位。

(3) 方法：选好穴位，上覆以药酒浸过的棉纱，再以黄草纸折成浅浅的纸盒，用水浸湿，放于浸水的棉纱上，内盛浅浅一层艾绒，点燃灸治。视患者之感觉，若感觉太热时，将纸盒移至另一覆有浸酒棉纱的穴位上灸治，直到艾绒燃尽。每日 1 次，7 次为 1 个疗程，疗程间休息 1 日。

(二) 中药外治方

1. 骨刺散

(1) 处方：独活、桃仁、地鳖虫、生乳香、生没药、生大黄各 15 g，当归、牛膝、巴戟天、骨碎补、透骨草、生川乌、生草乌、生半夏各 20 g，细辛、三七、红花各 12 g。

(2) 方法：以上方药烘干后共碾成细粉末，再拌入冰片、樟脑各 6 g，密封备用。治疗时取本散 30 g，置入锅内，文火加热，加白酒适量调成糊状，边加热边搅拌，待药散炒成膏样后装入 8 cm×12 cm 单层纱布袋内，趁热敷于患处 (热度以患者能忍受为宜)，外以胶布固定。每日 1 次，每次敷 4～6 小时，10 天为 1 个疗程，疗程间停药 3 天。

2. 托敷散

(1) 处方：透骨草、当归、赤芍、生地各 12 g，五加皮、五味子、野山楂各 15 g，红花、羌活、独活、防风、花椒各 10 g，炮附子 6 g。

(2) 方法：以上方药共装布袋内，扎紧袋口放盒内，加水煎煮 15 分钟。稍降温，托敷患部。每次 30 分钟，每日托敷 2 次，每剂药连用 4 次。

3. 金黄膏

(1) 处方：三百棒 300 g，桂枝 50 g，马钱子 15 g。

(2) 方法：以上方药共研细末过 45 目筛，用沸水充分搅拌混合成糊状，冷却后装瓶中备用。在患部及有明显放射疼痛的相应部位，将"金黄膏"平摊于芭蕉叶上外敷，包扎固定，每日换药 1 次。10 天为 1 个疗程。

4. 二藤平刺膏

(1) 处方：青风藤、海风藤、藤黄、麻黄、当归、川芎、生川乌、生草乌各 20 g，独活、地龙、土元、补骨脂、红花各 15 g，木瓜 25 g，乳香、血竭、没药各 10 g，樟脑、冰片各 5 g，藿香 2.5 g，黄丹 100 g，麻油 2400 mL。

(2) 方法：以上方药碎断，与食用植物油 (小磨麻油最佳) 同置锅中。先用武火煎，并不断搅动，冒出生烟，炸枯后，去渣过滤，再炼至滴水成珠。另取黄丹加入油锅内搅拌匀。再取乳香等药研成细粉，过筛混匀，置放油锅内。待稍冷却后，另加吸收促进剂二甲基亚巩适量搅匀，分摊已备好的膏基上 (如布料) 即成。每张膏药净重 15 g 或 30 g。放阴凉处干燥备用。用时外敷患处或主要疼痛部位，7 天换药 1 次为 1 个疗程。

5. 温经散结膏

(1) 处方：灵仙、五加皮、姜黄、三棱、羌活、独活、穿山甲、细辛、珍芄、紫威、文术各 30 g，血竭花、牛膝、皂刺、蒺藜、乳香、没药、茜草、透骨草、赤芍各 15 g，生马钱子 240 g，生草乌、生川乌、生桃仁、生香附、木鳖子、冰片各 60 g，木瓜、川芎各 12 g，红花、三七、五灵脂、防己、白芥子、路路通各 9 g，藿香 1 g，广丹 750 g(夏天加 10 g，冬天减10 g)，香油 1500 g。

(2) 方法：先将麝香、血竭花、冰片、三七研细末，密封备用。再将生马钱子、生川乌、生草乌、生山甲、生香附入油锅内浸泡 1 周。然后慢火煮煎，待药液呈灰黑色后将药渣捞出，把余下的药 (除黄丹外) 入油锅内改用小火煎焦后捞出，将油过滤。再慢火煮至滴水成珠，入黄丹，这时要不断地搅拌，待油由红色变为绛色，锅内烟弥漫，速将锅撤离火炉，继续快速搅拌，以防接近铁锅部分热极老化失效。待油的温度冷至 60℃，将麝香、血竭花、冰片、三七药末倒入，继续搅拌至油完全冷却凝固即成。用时把膏药摊于较密的布上 (约 0.2 cm 厚度)，用时熏热揭开，撒入少许冰片粉末，贴于患处。每张膏药可贴 5 ～ 7 天，贴 5 ～ 6 贴为 1 个疗程。

6. 五龙威灵膏

(1) 处方：威灵仙、穿山甲、穿山龙、凤仙草、伸筋草、没知、乳香、老鹳草、白芥子、白芷、珍芄各 30 g，川乌、草乌、羌活、独活、麻黄、五味子各 20 g，血竭 15 g，麝香 5 g，铅丹适量。

(2) 方法：以上方药除麝香、乳香、没药、血竭外，其余药全部放入植物油内 (药油比例为 1 ∶ 5) 浸泡 10 天左右，然后把药和油全部置于锅内，用文火熬至药物枯焦呈黑色时，捞去药渣过滤药液，再把过滤后的药油倒入锅内，熬至药油滴水成珠不散时，投入铅丹，熬至药油呈黑色，离火，再把麝香、乳香、没药、血竭研细末加油内。浸入水中 10 天左右，取一定量摊于纸背或布背，对折即成。治疗时把膏药拆开，加热使膏药软化。同时用乙醇或白酒棉球擦洗患处，晾干后，再用鲜姜片擦至皮肤略呈红色，即可贴敷，贴敷时间 10 天左右。

7. 鹅透外敷方

(1) 处方：鹅不食草、透骨消各 2500 g，水泽兰 5000 g，生川乌、生草乌、马钱子各1500 g。

(2) 方法：以上方药研细末备用。治疗时取药粉 60 g，加水 200 mL 煮沸后，再炒 5 ～ 8 分钟，加 45% 乙醇 20 mL 调匀，装入纱布袋中，外敷患处 2 ～ 3 小时，每日 1 次。3 日换药 1 次，6日为 1 个疗程。

8. 乳杜渗透方

(1) 处方：乳香、杜仲、草乌、羌活、川芎、桃仁各 20 g，珍芄 12 g，川牛膝、防己、白芷各 15 g，威灵仙、蒲公英、干姜各 30 g。

(2) 方法：以上方药加水 3000 mL，浸泡 3 小时左右，文武火交替煎 80 分钟，纱布过滤，药液备渗透用。每次治疗 15 分钟，每日 1 次，12 次为 1 个疗程，两疗程之间间隔 5 天。

9. 羌独二乌汤,

(1) 处方：羌活、独活、制川乌、制草乌、苏木、威灵仙、珍芄、防风、桂枝、木瓜、伸筋草、艾叶、松节、透骨草各 100 g。

(2) 方法：先在蒸浴箱内加热水约 20 kg，然后将上药放入箱内。接通电源，调节恒温器。待浴罩内温度上升至 38℃～45℃后，令患者仰卧在蒸浴椅上，放下浴罩，头露在浴罩外。每次蒸浴 20～30 分钟，每日 1 次，10 天为 1 个疗程，休息 2～3 天后可继续蒸浴。

10. 离子透入方

(1) 处方

1) 颈椎方：川乌、苍术、防己、牛膝、葛根、透骨草、丹参、珍芄、羌活各 30 g，桂枝、红花、没药各 15 g，杜仲 20 g。

2) 腰椎方：草乌、川乌、苍术、防己、牛膝、丹参、珍芄、木瓜各 30 g，桑枝、杜仲各 20 g，红花、没药各 15 g。

(2) 方法：将上方诸药分别放入砂锅内加温水 600 mL，浸泡 1 小时，用大火煮沸，再用文火煎 30 分钟，滤出药液 300 mL，再加水 400 mL，煮沸后再煎 20 分钟，滤出药液 200 mL，两煎混匀备用。操作时患者取舒适体位，将布垫蘸满药液放在患部，根据药液的离子性将正极或负极铅板相连的布垫盖在药垫上面，另一电极布垫放于患部附近相应的穴位或部位上，注意布垫厚的一面和皮肤或药垫紧贴，用绷带或沙袋固定好，打开电流按频率开关，顺时针方向徐徐转动，逐渐增大电量，治疗量一般为 0.5 mA，患者自感局部刺激。治疗时间为 25～30 分钟，每日 1 次，12 天为 1 个疗程，休息 3 天，再做第 2 疗程。

(三) 推拿治疗法

1. 推拿正脊法

(1) 推脊柱法：患者俯卧位，术者立于患者头前侧方，以右手拇指侧端与大鱼际和掌根部着力，在第 1 胸椎至第 2 腰椎棘突的联结上涂以油剂或滑石粉，分别自上而下，反复直推 20～30 次，用力均匀而不可太重，频率为 30～60 次 / 分。

(2) 滚脊柱法：术者在患部用双手或单手小鱼际部位滚动，来回均匀用力拔 3～5 分钟。

(3) 拇指运气点按揉夹脊法：患者俯卧，术者将气运于双拇指端的桡侧面或单手拇指端桡侧面，在脊柱旁开约 1.5 cm 的两条平行线上，自上而下点按揉，每一移动点按揉 2 分钟，用力方向要始终朝向脊柱的前内方，两侧平行线各操作 3～5 遍。

(4) 双掌交叉分推脊柱法：术者位于患者侧方，以双手平掌的掌根部为着力点，分别自上而下作反方向用力推按 50～100 次。

(5) 叠掌颤压脊柱法：术者位于患者侧方，以重叠为着力点，上身前俯，两肘挺直，以上身加手背按力，分别按压脊柱的患部 1～3 分钟，按压时手臂要做小幅度弹性震颤。

(6) 拇指运气点按患者腧穴法：首先重点按肩井，接着点按大椎、命门、气海俞、阳关、大肠俞、关元俞、八髎、环跳、委中、阳陵泉、承筋、承山、昆仑、悬钟穴。

(7) 掌分腰法：术者位于患者侧方，先以双手平掌的掌根部或大鱼际为着力点，分别自腰椎棘突线开始，向两边分抹 30～50 次，如果病证为虚，手法宜轻。

(8) 掌拍脊柱法：术者位于患者侧方，以右手空拳拍法自上而下快速拍击，反复 3 ～ 5 遍，拍力要以腰劲为主，频率较快，声音清脆富有节奏感。

(9) 侧扳腰法：患者俯卧，术者立于患者患侧，一手臂挺直按住腰部，另一只手托两大腿远端用猛力将两下肢抬高 20° ～ 30°，迫使患者腰部后伸，重复 2 ～ 3 次。

(10) 屈膝屈髋牵拉法：患者仰卧位，术者立于侧方或后方，一只手握患者脚踝部，一只手按患膝部下面，做外旋和内旋屈膝屈髋 8 ～ 10 次，接着两手协同患者向后上方牵拉，反复 3 ～ 5 次。

2. 理筋牵扳法

(1) 松解法：先以滚法、揉法施于患者背、腰及臀部和双下肢，自上而下往返 10 余次。

(2) 弹拨法：在患者脊柱两侧，沿膀胱经用拇指做理筋弹拨法，在两侧胃俞、三焦俞、肾俞、大肠俞、小肠俞、膀胱俞、次髎等穴位上加重力量弹拨，进行 4 ～ 5 次后，再点压数次。

(3) 抚颤法：以右手掌根置于患者腰部，左手掌压于右手背上，用力抚颤，频率约 200 次 / 分，速度要均匀，约 2 分钟。

(4) 扳摇髋关节法：一只手按压住腰部，另一只手托起一膝关节，做扳、摇、旋转动作，同法施于对侧各 10 次；再以一只手抵按腰部，一只手托起双侧大腿，向上做扳、左右摇、旋转 3 ～ 5 次，注意用力大小以患者能耐受为限。

(5) 斜扳法：取侧卧位，上腿屈膝，下腿伸直，以一只手或肘后按住肩前，一肘抵住髂骨翼后侧，同时将肩臂向后推，骨盆向前推，慢慢摇动数次后突然用力，可闻到腰部有弹响声，同法施于另侧腰部。

(6) 牵拉法：取侧卧位，一只手抵按腰部，一只手握住上面腿的踝关节，向后做牵拉 3 ～ 4 次，同法施于对侧。

(7) 屈膝摇髋法：取仰卧位，让患者屈双膝，两足平放于治疗台上，使其腰骶部腾空 3 ～ 4 次。

(8) 抬腿法：取仰卧位，一只手按住一侧膝部，另一只手抬举同侧足跟，尽力向上抬，同法施于对侧后，一只手按住两膝，另一只手抬举双足跟，尽量让双腿伸直，各 4 ～ 5 次。

(9) 提抖法：患者仰卧，术者双手抱住腰部，做提、抖运动各 5 ～ 7 次；再以双手握住一踝部作抖动，同法施于另侧后，双手握住两踝部，用力提抖，尽量使腰部抖动，各 5 ～ 7 次。

第五章 下肢疼痛疾患

第一节 膝关节骨性关节炎

膝关节骨性关节炎亦称退行性骨关节病、骨质增生，在临床上是一种常见多发病，是引起膝关节疼痛的主要原因之一。它是一种退行性骨关节病，其特征是关节软骨发生原发性或继发性退行性病变，并在关节边缘有骨赘形成。其病理变化以软骨变性及软骨下骨质病变为主。病因大多为外伤受损、关节间隙不对称所致力线改变、关节面破坏及骨质疏松、骨质增生等因素。临床表现为局部疼痛、关节僵硬、行走跛行等一系列症状。

临床上以中老年发病最常见，女性多于男性。调查结果表明，50 岁以上约 80%，60 岁以上约 90%，70 岁以上约 100% 有这种增生性改变。其中有症状者占 15% ~ 20%；不得不求医生，占 5% 左右。外观多伴有关节肥大或畸形，故有人称之为变形性关节炎。

【病因病理】

中医学认为膝关节骨性关节炎的病因一是年老体弱，肝肾亏损，气血不足，而致筋骨失养；二是因慢性劳损，感受寒湿或轻微外伤等因素诱发所致局部气机阻滞，经络不通，血行不畅而引起筋骨、肌肉、关节疼痛酸楚、麻木或关节肿胀。西医学则认为人体内部平衡失调是导致骨质增生的主要原因。由于膝关节的退行性病变，使膝部肌肉、韧带出现退变，股四头肌等肌力明显减退，膝关节活动时各关节软骨出现异常滑动，造成软骨面摩擦力明显增加，使关节软骨软化、剥脱。关节软骨退变产物刺激滑膜，并能引起膝关节软组织病理改变，骨膜渗出增加，导致膝关节内压升高，使骨与关节的血流受到影响而产生疼痛。软组织粘连会进一步加重局部血运障碍，从而加重肿痛和功能障碍。

【临床表现】

（一）病史

本病发病年龄多在 50 岁以上，肥胖女性多见。

（二）症状

关节疼痛，尤以行走和上、下楼梯时疼痛明显。随着病情的进展，可逐渐出现始动痛、负重痛、无活动痛、夜间痛、休息痛。疼痛可为间歇性，病情严重者可呈持续性钝痛或胀痛，甚至出现撕裂样或针刺样疼痛。活动过多、天气变化、情绪改变可使疼痛加重。疾病晚期会出现关节肿胀、关节积液、关节畸形。此外，患者还会出现关节活动受限，严重者下蹲、蹲后起立、如厕、洗足、穿袜等动作困难，影响老年人的日常活动。

（三）体征

1. 关节肿胀可有关节积液

关节肿胀分为三度，略比健侧肿胀为轻度，肿胀组织与髌骨相平为中度，高于髌骨为重度。

2. 压痛

多在膝关节周围韧带、肌肉起止点处出现。

3. 畸形膝内翻

多见，也可有小腿内旋、髌增大、肌肉萎缩。

4. 关节活动障碍

关节局部有轻度晨僵，持续时间短，一般为数分钟，极少超过 30 分钟。活动时有各种不同的响声，如吱嘎声、摩擦声、关节僵硬、关节不稳。

【诊断要点】

1. 症状

最早出现的主要症状为疼痛，经常出现于活动之后，始为钝痛或酸痛，以后逐渐加重。若系髌骨关节损伤，上、下楼梯时疼痛加重，休息后感觉关节僵硬，坐后站起时关节剧痛，有时有滑脱感。此外，重劳动、激烈体育活动、气候变化时均感膝痛加重。关节活动不灵活，继而出现各种响声。严重者，可呈现跛行，上、下楼梯困难。时有膝关节肿胀、关节积液。

2. 体征

膝关节可有轻度肿胀，股四头肌轻度萎缩。关节周围有压痛，关节活动稍有限制，可触知关节响声。后期可有关节畸形，如膝内、外翻，关节骨缘增大。有些患者不能完全伸直膝关节，呈屈曲挛缩状态。

3. 辅助检查

(1)X 线检查：早期常为阴性，偶尔侧位片可见髌上、下缘有小骨质增生；以后可见关节间隙变窄，软骨下骨板致密，关节边缘及髁间骨崤增生，软骨面不平整，软骨下可见圆形囊性改变，囊壁骨致密。

(2) 实验室检查：关节穿刺液呈清亮或血色，镜下可见白细胞增多，偶尔可见红细胞。

4. 鉴别

注意与髌骨软骨软化症、半月板损伤、髌下脂肪垫损伤等相鉴别。

【外治方法】

(一) 中药外治方

1. 祛痛消肿汤

(1) 处方：透骨草、乳香、没药、独活、车前子 (包煎) 各 30 g，泽泻 20 g。若关节红肿热痛，加黄檗 15 g，土茯苓 30 g，防己 20 g；若膝关节肿胀而皮色不变，无热感，加桂枝、川椒各 15 g。

(2) 方法：以上方药先用 500 mL 水浸泡 1 小时，文火煎取汁 300 mL，二、三煎各加水 350 mL，文火各煎取汁 250 mL，三煎药液混合后加温至沸。药液较烫时先熏蒸患侧膝关节，待温度降至皮肤能耐受时再用药液泡洗膝关节，每次熏洗 30 分钟，每天 3 次。每日用药 1 剂，10 剂为 1 个疗程。

2. 活血舒筋方

(1) 处方：生大黄 40 g，透骨草、鸡血藤、伸筋草各 30 g，三棱、川牛膝、骨碎补、片姜黄、莪术各 15 g，全当归 12 g，穿山龙、威灵仙各 20 g，桂枝 10 g，食盐 80 g。如有损伤者加乳香、没药各 10 g，苏木 20 g，刘寄奴 30 g；如肿胀甚伴有滑膜炎，湿热者加苍术、黄檗、泽泻各 15 g，生薏米 30 g；寒湿者加川草乌各 15 g；兼风湿者加青风藤、海风藤、千年健各 15 g。

(2) 方法：将以上方药放在 25 cm×15 cm 布袋内包好，放在盆内加水浸过药包 2 cm，将药物浸泡 1 小时，然后把盆放在火中煎沸 15 分钟后取下，先熏洗后热敷 30 分钟。夏季将治疗后方药再煮沸后放在阴凉处，防止药物发霉变质，下次用再煎沸 10 分钟熏洗。每日 2 次，每剂药熏洗 3 日，3 剂为 1 个疗程。注意勿烫伤，如皮肤过敏则停药。

3. 熏洗湿敷方

(1) 处方：制川乌、制乳香、制没药、桂枝、麻黄各 30 g，细辛、独活、透骨草、伸筋草、海风藤、苏木、大黄、威灵仙、栀子、花椒各 20 g。

(2) 方法：将以上方药装入备好的布袋内 (不宜填得太紧)，将药袋放入铝锅内加水 2 500～3 000 mL，煎至沸后 20 分钟取下，将患膝置于药锅上 15～20 cm 处，膝上用塑料布或毛巾遮盖，使药水蒸气上熏患膝而不外溢，待水温降至 40℃ 左右，取出药袋敷在患膝上用药水反复泡洗 30～60 分钟，洗后擦干患膝，避其风寒。每剂药用 2 天，每天熏洗 2 次，10 天为 1 个疗程。

4. 温通熏洗方

(1) 处方：川乌、草乌、牛膝、威灵仙、海桐皮、苏木、姜黄、乳香、没药、当归、红花各 10 g，伸筋草、透骨草各 15 g，白芷 20 g。

(2) 方法：以上方药相混，装入大小适当的布袋中，扎口放入盆中，加水 1500～2000 mL，浸泡 2 小时，煮沸后文火煎 5～10 分钟，将病膝置于盆上用蒸气熏蒸，待水温下降，能为人体耐受时，将布袋挤干，置于患膝，凉后再加热，如此反复，每次持续 40～60 分钟。每天 2 次，每剂药用 2 天，6 剂为 1 个疗程。

5. 中药热熨方

(1) 处方：伸筋草、透骨草、威灵仙、当归、红花、川芎、赤芍、白芍各 15 g，独活、防风、乳香、没药、续断各 10 g，粗盐 20 g。

(2) 方法：将上药 1 剂混合，用白酒 250 mL 拌匀，装入缝制好的布袋。同药同法，制备另一药袋。使用时，将上述两药袋放入蒸笼，蒸热后，用毛巾包裹放于患膝 (温度以患者能忍受为度)10 分钟后，换另一药袋敷用，2 个药袋交替使用。一般每日热熨 2 次，每次 1 小时左右即可。1 个药袋可用 3～4 天，10 天为 1 个疗程，一般用 1～2 个疗程。

6. 平乐郭氏方

(1) 处方：当归、川芎、川断、木瓜、川牛膝、艾叶、透骨草、赤芍、红花、大黄、五加皮、防风、白芷、灵仙各 15 g，鸡血藤、伸筋草、制乳香、制没药各 30 g。

(2) 方法：以上方药用布包好，加水 3000 mL，煎沸约半小时后取出药包，把药液倒入盆内，加入芒硝 30 g，食醋 250 mL 搅匀。熏洗时先以热气熏蒸，并用毛巾蘸药液交替热敷痛处，待水温降至 50℃～60℃ 时，将患膝浸入盆内浸洗，若水温下降可加温再洗。每次熏洗约 1 个小时，每日 1～2 次，次日仍用原药液加热再洗。冬季 1 剂药可熏洗 3～4 天，春秋季 3 天，夏季 2 天。治疗 7 天为 1 个疗程。

7. 二乌芎归液

(1) 处方：川乌、草乌、川芎、当归、赤芍、乳香、没药、丹参、鸡血藤、珍芄、川牛膝、伸筋草、透骨草、胆南星、白芷、羌活、独活各 30 g，灵仙 60 g。

(2) 方法：以上方药加水 2500 mL，煎煮 40 分钟后滤出药液约 1000 mL，将药布浸泡入药液中待用。使用时把药液加热约 40℃，将药布取出，加上增效剂，放入治疗机的极板下面，开机后，患者感觉有热、麻、柔感为好。每次治疗 30 分钟，完后用 TDP 治疗机照射 30 分钟。10 天为 1 个疗程。

8. 活血消痛液

(1) 处方：马钱子 1 g，川乌、草乌、雷公藤、透骨草、伸筋草、红花各 20 g，细辛 10 g，威灵仙、苍术、木瓜各 25 g。

(2) 方法：以上方药用纱布包裹后加水 1000 mL，煎取 600 mL 药液，趁热熏洗患膝，并按摩患处。每日 2 次，每剂 5 天，5 剂为 1 个疗程。熏洗液温度以皮肤发红而无烫伤为度；急性炎症及皮肤溃疡者禁用，皮肤过敏者不要再使用；只能外用不可内服。

9. 中药食醋液

(1) 处方：荆芥、防风、伸筋草各 12 g，川乌、草乌各 3 g，红花、乳香、没药、牛膝、白芷各 6 g，桑枝、桑寄生、浮萍、五加皮各 10 g，花椒、透骨草各 20 g。

(2) 方法：以上方药加水 1000 mL，食醋 1000 mL，浸泡 20 分钟，煮沸后用蒸汽熏洗患处，10 分钟后将药液从火上取下，继续熏蒸，药液降温后再以药液洗浴，每次 1 小时。每日 2 次，每剂中药连用 2 天，7 天为 1 个疗程。

10. 离子透入液

(1) 处方：当归尾、赤芍各 15 g，红花、川断、独活、羌活、透骨草、防风、狗脊、路路通、牛膝、桂枝各 10 g。

(2) 方法：以上方药加水 500 mL，浸泡 2 ～ 3 小时后用文火煎煮 40 分钟左右，用纱布过滤药液，使用时加温至 30℃～ 40℃。将 8 cm×12 cm 的 8 层绒布垫两块，药液均匀浸湿在药垫上放置于病变部位，上面再放 6 cm×10 cm 导电硅胶电极。选用 K8 832 T 型电脑中频电疗仪，连接输出导线，两极板上压绝缘布及沙袋，然后开机治疗。每次 20 分钟，每日 1 次，10 次为 1 个疗程。

11. 乌蛇皂刺散

(1) 处方：乌梢蛇、细辛各 10 g，白花蛇 1 条，皂角刺、豨莶草、透骨草、穿山甲、生没药、杜仲、威灵仙、仙灵脾各 15 g，五灵脂 20 g，生川乌、生草乌各 9 g。

(2) 方法：以上方药共研细末备用。用时将上药末置瓷碗内，用陈醋或米醋 (如局部疼痛发冷者可用白酒或黄酒) 调成糊状。以杏核大小药膏置胶布中央，贴于增生部位或相应穴位上。隔日换药 1 次，10 次为 1 个疗程。

12. 骨痛散

(1) 处方：生牡蛎 30 g，冰片、铅丹各 0.03 g，麝香微量，血竭、乳香各 0.3 g，元胡 0.2 g，枯矾 3 g。

(2) 方法：先将牡蛎研成细粉，入水中浸泡 24 小时后，晒干研面过细筛。用醋浸泡元胡 1

天后晒干，再炒后研为细末。取 7 层草纸衬于锅内，然后把乳香放于纸上，用微火焙干。并入少许麝香、冰片、血竭混合，研为细面。最后将 3 组药粉同铅丹、枯矾面和匀，装瓶备用。根据骨质增生所在部位，找出痛点，按疼痛部位大小选用胶布 (一般胶布即可)。

(3) 敷法

1) 先将药粉均匀地撒在胶布中央，然后将胶布中心对准痛点贴上，并加以固定。

2) 取 0.5 ～ 1 cm 宽的胶布，将压痛点四周围起来，再将药粉撒在该痛点区，然后用一块与痛点区大小相仿的胶布覆盖，稍加固定即可。每次药敷贴 7 天，10 次为 1 个疗程。

13. 灵仙膏

(1) 处方：威灵仙 60 g，生川乌、生草乌、生马钱子、麻黄、元胡、鹿衔草各 30 g，细辛15 g，肉桂 8 g，蜈蚣、土鳖虫各 15 g，全蝎、乳香、没药、骨碎补各 20 g，麝香少许。

(2) 方法：生马钱子放在凉水中浸泡 5 ～ 7 个月，每天换水 1 次，然后刮去外皮，切成薄片晾干。将上药共研细末，按黑膏药传统熬制法制成膏药。每贴重 30 g，内含生药 12 g。贴药前用小火将膏药熏烤适度，然后贴在症状最明显的部位。10 天换药 1 次，3 次为 1 个疗程。

14. 蠲痹膏

(1) 处方：生川乌、生草乌、灵仙各 50 g，透骨草、红花、当归、葛根、三棱、生乳没各 30 g，皂刺 100 g，骨碎补、生山甲各 40 g，白芥子、牛膝、姜黄、细辛各 20 g，生马钱子60 g，全虫、蜈蚣、冰片、樟脑、丁香、肉桂各 15 g，麻油 1250 g，铅丹粉 350 g。

(2) 方法：将生川乌等 14 味粗料药 (生乳没、全虫、蜈蚣、冰片、樟脑、丁香、肉桂等 8味除外)，用水煎 2 次，滤过后浓缩为稠膏备用；将生乳没等 8 味分别研成粉备用；将生马钱子、生山甲置入麻油中浸泡 3 日，然后加热熬油至油冒黑烟，待生马钱子呈外黑内黄，生山甲炮起时，将药渣捞去，继续加热熬油至滴水成珠时，加入黄丹粉制成膏药基质，基质入冷水中浸 10 余日，每日换水以去火毒；将去毒后的青药基质加热融化后，按适当比例加入水煮稠膏，稍冷加入生乳没等细粉充分搅匀后，再加入二甲基亚砜，充分搅拌后即成黑漆色黏膏，然后制成青药丸备用。用时根据增生部位贴敷，每 3 天换药 1 次，10 次为 1 个疗程。

15. 乌鸡膏

(1) 处方：乌鸡 1 只，白花蛇 2 条，蛤蚧 1 对，蜈蚣 30 条，甲鱼 1 个，穿山甲、海桐皮、千年健、贯众、当归、川乌、天麻、红花、细辛、枸杞子、地骨皮、苍耳子、枳实、五灵脂、海马、珍芜、荆芥、良姜、乌药、阿魏、桔梗、威灵仙、桃仁、五味子、皂角刺、生地黄、补骨脂、阿胶、藁本、牛膝、土鳖虫、钩藤、公丁香、血余炭、儿茶、狗骨、沉香、象皮、熟附子各 60 g，商陆、鹿茸、琥珀、三七、马钱子各 30 g，干姜、乳香、没药、陈皮、全蝎、桂枝、肉苁蓉、川芎、防风、防己、透骨草、巴戟天、地风子、杜仲、紫草、五加皮、血竭、苍术、木瓜、苏木、自然铜各 90 g。

(2) 方法：以上方药按《中药制剂手册》规范制成固体硬膏剂约 30 kg，每次每膝应用100 g。治疗时将 100 g 膏药放入 80℃～ 90℃水中烫 5 ～ 10 分钟，膏药黏软后将其摊于白布上，厚约 0.3 cm，面积约为 20 cm×25 cm，包裹患膝。2 周更换 1 次，少者只用 1 次，最多不超过 3 次。

16. 灵脂膏

(1) 处方：五灵脂 10 g，制南星、川芎、白芷各 5 g，冰片 3 g，松香 100 g，麻油 20 g，蜂蜡 9 g。

(2) 方法

1) 将上述五灵脂等 4 味中药粉碎过 80 目筛备用。

2) 将冰片研细过 80 目筛备用。

3) 将麻油、松香、蜂蜡一同熬炼至滴水成珠，出现白色浓烟时，离火。

4) 降温至 12 ℃左右时，在不断搅拌下徐徐加入五灵脂等 4 味中药粉 (注意：加入药粉不宜过快，以免药油外溢)，充分拌匀后即成膏。

5) 将制成的膏药徐徐倾入冷水中，每天换水 1 次，连换 7 天，以去火毒。

6) 将膏药阴干，除去水分，水浴加热融化后，加入冰片粉拌匀，摊涂于牛皮纸或厚布上备用，每贴重约 7 g。用时选准患者最痛部位或压痛点明显处，将膏药加温软化的同时，用乙醇或乙醇棉球擦洗患处，晾干后，再用鲜生姜片擦至皮肤略发红色，即可贴药。每帖贴敷时间 4 天，5 帖为 1 个疗程。贴药期间所有患者停用非甾体类消炎药及激素药等治疗。避免过量活动，预防重复损伤。

(二) 针灸治疗法

1. 毫针法

(1) 取穴：鹤顶、膝下、膝眼、梁丘、足三里、阳陵泉、阴陵泉。

(2) 操作：均用平补平泻手法，留针 20 分钟，隔日 1 次，病情较重者，每日 1 次，10 次为 1 个疗程。其中，膝眼可直刺，从前向后内直刺，或从前内向后外刺入，深 1.5～2 寸，针感为局部发胀，有时可向下扩散；亦可斜刺，自外膝眼对准内膝眼透刺，进针 2～2.5 寸，针感为局部酸胀感。阳陵泉可向胫骨后缘斜下刺入，深 1～3 寸，使局部产生酸胀感并向下扩散，亦可透阴陵泉。

2. 电针法

(1) 取穴：鹤顶、膝下、梁丘、足三里、阴陵泉、阳陵泉。

(2) 操作：每次选用 2 个穴位，常规消毒，针刺得气后用密波 5 分钟，再改为疏密波。每日 1 次，每次 10～15 分钟，10 次为 1 个疗程。

3. 温针法

(1) 取穴：主穴取犊鼻、内膝眼、鹤顶；配穴取血海、足三里、阴陵泉、阳陵泉、绝骨。

(2) 操作：令患者取仰卧位，患膝屈曲成 60°～80°，常规皮肤消毒后，选用 28 号 1.5～2 寸长毫针，直刺 1～1.5 寸，犊鼻、内膝眼需向膝中斜刺，手法平补平泻，各穴以局部酸胀为度；然后留针 30 分钟，并在针柄上插一段长约 2 cm 艾条，点燃温灸，艾条燃完后除去灰烬，连灸 2～3 段。每日 1 次，10 次为 1 个疗程，疗程间休息 3～5 天。

4. 齐刺法

(1) 取穴：大轮穴 (经外奇穴，相当于股骨内上髁上缘，膝内侧压痛点)、膝阳关穴。

(2) 操作：局部常规消毒，取 40 mm 毫针，穴位正中直入 1 针，两侧旁开各 1 寸向正中斜刺 2 针，以得气时酸麻感觉至膝部为宜，留针 20 分钟，必要时加艾柱灸 3 壮。隔日治疗 1 次，5 次为 1 个疗程。

5. 膝三针法

(1) 取穴：阳陵泉、阴陵泉、梁丘。

(2) 操作：患者仰卧，患侧下肢半屈曲位 (腘窝下用软物支持，以使下肢肌肉放松)。常规消毒穴位，取 30 号 2 寸不锈钢毫针，阳陵泉直刺 1.2 寸，阴陵泉直对阳陵泉刺 1.5 寸，梁丘直刺 1.2 寸。手法为平补平泻，得气后留针 30 分钟。留针期间 3 穴均于针尾插艾条段温灸。隔日 1 次，10 次为 1 个疗程，休息 3 ～ 5 天进行下一个疗程。

6. 针刀疗法

(1) 术前准备：参考 X 线找准压痛点。用泼尼松龙液 5 mL、维生素 B_{12} 500 ～ 1000 μg、2% 利多卡因 5 mL、注射用水 5 mL，配制成混合液备用。患者取仰卧位，常规消毒皮肤。

(2) 施术方法

1) 双膝眼。位于髌韧带两侧中段，若肿胀，先穿刺抽出积液，每点注入混合液 3 mL 后，刀刃与韧带平行刺入，在脂肪垫上髌骨下横切滑膜 2 ～ 3 刀，入关节腔左右分离 2 下出针。注意不可伤脂肪垫相连的滑膜皱襞。

2) 膝内外侧压痛点。以内侧为例，先注射混合液 2 ～ 3 mL 后，刀刃平行于内侧副韧带刺入，达股骨或胫骨内侧髁，在半月板上或下方横切该处增生骨刺数刀，退针于韧带下，上下左右分离韧带下滑囊 2 下出针。注意不可伤及隐动脉。外侧痛点治疗注意腓总神经走向。

3) 腘窝内外侧压痛点。以外侧为例，多在股二头肌腱内侧 1 ～ 1.5 cm 处，在腓总神经内侧切压痛点，并做内外拨动无触电感，拇指向外推挤股二头肌腱，刀刃平行于神经血管走向，刺入皮下后，如遇触电感，应略退针，达股骨外踝后缘时，纵切腘后韧带 2 ～ 3 刀，并纵行、横行各分离 2 下。注意切割时不可离开骨面，禁横切。出针后再注射混合液 2 ～ 3 mL。内侧痛点多在半膜肌、伞腱肌肌腱外侧，针刀法同外侧。

4) 其他治疗点。小针刀达相应的局部骨面，如髌骨内外缘后做切开分离 2 ～ 3 刀，并将相应处之滑膜囊贯通即可。单膝治疗首次不超过 5 个痛点，皮质激素用量不超过 2 mL 为好。术毕做被动伸屈关节数下，术后适当配合休息。一般 5 ～ 7 天 1 次，3 ～ 4 次为 1 个疗程。不愈者半月后可开始第 2 疗程，最多两个疗程即可。

7. 银质温针法

(1) 定位：患者取仰卧位，选患肢双膝眼穴及髌骨下缘正前方凹陷处。

(2) 操作：术者取 2 根 14.5 cm 长银质针，先后从患肢双膝眼穴进针，斜刺交叉透过髌骨深面至对侧表皮。另取一根 11.5 cm 长银质针从候骨下缘正前方凹陷处进针，直刺约 5 cm 深，捻转，使患者有酸胀痛感，针感上达臀部，下抵足趾，留针。在针柄上装上艾绒，点燃。以 3 壮为度，患者在银质针温灸过程中有温热行窜之感。每周针刺温灸 1 次，3 次为 1 个疗程。

8. 火针治疗法

(1) 取穴：以阿是穴为主，配足三里、阴陵泉、阳陵泉、犊鼻、血海穴。

(2) 操作：取屈膝位，常规消毒后，选用细型贺氏火针，将针体、针尖烧至通红，快速在阿是穴处散刺 2 ～ 3 针，尔后选配穴 2 ～ 3 穴快速针刺。火针未选取的穴位可再用毫针针刺，留针 30 分钟，平补平泻。膝关节积液者令其绷紧膝关节，用细火针点刺犊鼻、膝眼后，可有血液或液体顺针孔流出现象，此时挤压穴周，令血液、液体自然流尽，再用干棉球压堵针孔。

当日不可洗澡。隔日治疗 1 次，2 周为 1 个疗程，疗程间休息 1 周。

9. 穴位注射法

(1) 取穴：膝眼、阳陵泉、足三里、梁丘、阿是穴。

(2) 操作：将患肢上述诸穴严格消毒，用当归或威灵仙注射液进行穴位注射，针刺得气回抽无血推注药液，每穴 0.5 ～ 1 mL。隔日 1 次，10 次为 1 个疗程。

（三）推拿治疗法

1. 点按法

先用拇指、示指或中指分别卡握在髌骨关节内、外侧间隙处，两力相挤持续 1 ～ 2 分钟，然后点按内外膝眼、髌骨下极、鹤顶、血海、梁丘及风市穴，对痛点明显者可持续点按 2 分钟。每次 20 ～ 30 分钟，每日 2 次。

2. 捶击法

双手握空拳在髌骨周围快速捶击 50 次，速度由慢到快，再由快到慢，要有反弹感。可促进关节积液的吸收。每日操作 1 次，每次 5 ～ 10 分钟。

3. 推揉法

患者仰卧或坐位，术者立于患膝外侧，一只手扶按患肢固定，一只手拇指压推揉患膝，沿膝前关节囊、髌韧带、双侧副韧带、髌后关节囊等部位行指压推揉治疗，指力由轻到重，以局部酸胀为度，每次 5 ～ 10 分钟，每日 1 次。

4. 拨筋法

患者仰卧或坐位，术者右手摊指与其余 4 指相对分置于膝外、内侧，先把拇指自外向内弹拨捏提膝外侧肌筋数次，再用其余 4 指由内向外弹拨膝内侧肌筋数次，最后术者将右手置于膝后，弹拨腘后肌筋数次。每日 1 次，每次 30 ～ 60 分钟。

5. 松筋法

患者仰卧于诊疗床上，先行拿揉、滚等手法放松患肢肌肉，一助手握患者股骨下端，术者握患足进行对抗牵引，然后在持续牵引下进行患膝屈、伸、内、外旋活动，并重复 1 ～ 2 次，最后以拿揉及叩拍法放松患肢，结束手法治疗。

6. 推髌法

患者取坐位，术者双手搏、示指相对捏握髌骨，先横向推运，再纵向推运，最后环转推运髌骨，反复数次。每日 1 次，每次 20 ～ 30 分钟。

7. 扳屈法

患者取俯卧位，术者一只手扶按患侧腘窝部，另一只手握患踝，向后扳屈小腿，逐渐加大膝关节屈曲度，以患者能忍受为限。每次 15 ～ 20 分钟，每日 1 次。

8. 屈伸法

患者仰卧位，术者一只手握住患侧大腿下端向下按压，另一只手握住足踝部向上提拉，使膝关节过伸，到最大限度时停留数秒或同时轻微震颤数次，放松后再重复 1 ～ 2 次；患者俯卧位，术者一只手放在大腿右侧，另一只手握患踝部尽量屈膝关节到最大限度时停留数秒，放松后再重复 1 ～ 2 次。行上述手法每周 2 ～ 3 次，每次 10 ～ 15 分钟。

9. 牵引法

患者俯卧，患肢上踝套，牵引装置的滑轮架安放在床头侧，行屈膝牵引，床头侧摇高，以体重对抗牵引力量。牵引时医生扶按患膝紧贴床面固定，随屈膝度增大，小腿前侧垫枕，以稳定牵引。牵引重量为 10 ~ 15 kg，牵引时间为 20 ~ 30 分钟，每日 1 次。

10. 弹拨法

患者俯卧位，患侧大腿下段前方垫枕，使膝前悬空。术者立于患侧，先用拇、中指按压环跳、承扶、殷门、委中、承山、三阴交等穴，然后弹拨腘绳肌和腓肠肌，其中腘绳肌肌腱重点弹拨。每周行手法弹拨 2 次。每次每膝 10 ~ 15 分钟。

第二节 膝关节侧副韧带损伤

膝关节侧副韧带损伤，多由直接撞伤或在屈膝旋转位突然跌倒引起。轻者部分损伤，重者可完全断裂或伴有半月板或十字韧带损伤。若不及时诊治，会严重地影响关节功能。

侧副韧带包括胫侧副韧带和腓侧副韧带，是关节外起稳定作用的主要韧带。其稳定作用主要有两方面：一是通过韧带内神经纤维及反射弧，通过反射，引起相应的肌肉收缩，防止膝关节超范围活动；二是当肌肉力量不足以防止关节超范围活动时，侧副韧带则机械性地起到限制作用。当暴力超过副韧带或其附着点所受的限度时，即会产生副韧带的损伤。临床上膝侧副韧带损伤较多见，而内侧副韧带损伤更为常见。若与交叉韧带损伤和半月板损伤同时发生时，则称为膝关节损伤三联证。

【病因病理】

由于膝部韧带较多，故中医有"膝为筋之府"之称。膝内侧副韧带损伤属于中医"膝里缝伤筋"的范畴，膝外侧副韧带损伤属于"膝外缝伤筋"范畴。膝侧副韧带损伤属中医学"伤筋"范畴。其主要病理机制为气滞血瘀，脉络不通。《素问•阴阳应象大论》指出："气伤痛，形伤肿"。膝侧副韧带损伤后脉络受损，气机凝滞，血溢脉外，瘀滞于肌肤腠理，形成血肿或炎性反应。

1. 暴力所伤外伤

致膝关节脉络受损，血溢脉外，伤及气血，气滞血瘀，肿痛并见。伤及膝筋而出现活动不利。

2. 外感邪气

患者因膝部外伤，瘀血内停，复感寒湿之邪，邪瘀互结，而为肿为痛，活动受限。

【临床表现】

1. 症状

多有明显外伤史。可见局部肿胀、疼痛、有皮下瘀血及明显压痛。膝关节胫侧副韧带损伤后，膝关节成 135° 半屈曲位，主动或被动活动受限，小腿外展时疼痛加重。若合并半月板损伤，膝关节出现交锁痛。晚期可出现关节不稳定、膝关节积液、交锁及股四头肌萎缩等。一般腓侧副韧带损伤症状较轻，多不合并半月板损伤，而易合并腓总神经损伤，可见足下垂和小腿外侧下 1/3 及足背外侧面的感觉障碍。

2. 体征

(1) 压痛：胫侧副韧带损伤时，压痛点在股骨内上髁，腓侧副韧带损伤时，压痛点在腓骨小头或股骨外上髁。

(2) 膝关节侧方应力试验阳性。膝关节侧向挤压试验 (又称膝关节分离试验)：患者仰卧，膝关节伸直，医生一只手按住股骨下端外侧，一只手握住踝关节向外拉，使内侧副韧带承受外展张力，若有疼痛或有侧方活动，为阳性征，表明内侧副韧带损伤。以同样的方法检查外侧副韧带。

(3) 韧带断裂时可触及凹陷。

【X 线检查】

需要两侧膝关节同时拍摄 X 线，以便对照。膝关节胫侧副韧带损伤，患侧膝关节于极度外翻位拍摄 X 线正位片，可见膝关节内侧关节间隙异常增宽。腓侧副韧带损伤，膝关节的诊断并不困难，主要应鉴别有无合并损伤。如合并半月板损伤检查可见麦氏征阳性，如合并交叉韧带损伤检查则见抽屉试验阳性，结合 X 线检查，可以鉴别有无撕脱性骨折。

【鉴别诊断】

主要与交叉韧带损伤相鉴别。交叉韧带损伤时抽屉试验、Lachman 试验、轴移试验呈阳性。膝关节副韧带损伤时膝关节侧方应力试验阳性。胫侧副韧带损伤时，压痛点在股骨内上髁，腓侧副韧带损伤时，压痛点在腓骨小头或股骨外上髁。交叉韧带损伤一般无压痛点。

【治疗】

(一) 中药内治

可参照膝关节交叉韧带损伤治疗。

(二) 中药外治

1. 熏洗法

(1) 伸筋洗剂：伸筋草 15 g，透骨草 15 g，红花 12 g，独活 10 g，续断 10 g，桑枝 10 g，细辛 3 g，海风藤 10 g，生川乌 10 g。

制法：将上药水煎令沸 10 分钟，移火。

用法：先熏后洗，每次 0.5 小时。1 剂药洗 1 日，7 日为 1 个疗程。

功用：温经散寒，祛风通络，活血化瘀止痛。

(2) 热敷方：伸筋草、海桐皮、川椒、木瓜、红花、徐长卿、防风、丹参各 60 g。

制法：混匀装袋放于圆形保温桶内，加水 6000 mL 浸泡 30 分钟，加热至沸，约 20 分钟后，改用微火保温。

用法：术后 6 周去石膏固定后，取药液适量，加醋 100 mL，将 2 块 50 cm×30 cm 大小的棉垫浸湿后轮换敷于膝关节，温度保持在 40℃～ 60℃为宜，稍后即更换。

2. 敷法

(1) 黄檗石膏粉：黄檗粉 3 份，石膏粉 1 份。

制法：上药放入药碗或水杯中，缓慢加入 3% 樟脑酒适量，调制成糊状，即可应用。

用法：使用时先将患部用温水洗净、擦干，敷患部即可，为防止药物干燥失去作用，可上盖油纸，然后用纱布或绷带包扎，每日换药 1 次。

(2) 醋膏：方用乳香、血竭、白芷、红花、天南星、骨碎补、自然铜、血余炭、牛膝、桂枝、杜仲各等份粉碎放入砂锅，加优质米醋适量，熬至较稠且冒出大泡时取出平摊于棉布上稍冷即贴。急性期将冰片 10 g 研面撒于膏药表面。隔日换 1 次，根据病情共 1 ～ 3 贴。

(三) 针灸治疗

1. 毫针

对新伤肿痛明显者，取内膝眼、曲泉、膝关及阿是穴，用毫针直刺，行捻转泻法 5 分钟，加电针治疗 30 分钟以祛瘀止痛；陈伤者则针刺血海、阴陵泉、三阴交行捻转泻法并加电针治疗以活血止痛。

2. 三棱针刺法

患者平卧且将患肢伸直。在压痛最敏感处轻轻揉按 5 ～ 10 分钟后，局部严格消毒，以三棱针迅速点刺皮肤浅层 3 ～ 5 下，拔罐使瘀血出，用干棉球擦去瘀血后以敷料保护并包扎创口，每日 1 次。

(四) 推拿治疗

损伤初期一般不做手法理筋，撕裂伤如需理筋者，可予伸屈膝关节一次，以恢复轻微之错位，舒顺卷曲的筋膜，但这种手法也不宜多做，否则有可能加重损伤。断裂伤者禁用推拿治疗。在中后期应做局部按摩舒筋，可先点按血海、梁丘、阴陵泉、阳陵泉及内外膝眼、悬钟等穴。

(1) 内侧韧带损伤：患者屈膝垂足，端坐床边。助手坐在伤侧，双手固定患者大腿下端。医生半蹲在患者前方，一只手由外侧用拇、示二指圈住髌骨，并用拇指按住内侧副韧带损伤处，余三指在腘部拿住伤肢，另一只手由两侧握住伤肢足踝部，轻轻环转摇晃伤肢 6 ～ 7 次，然后医生站在伤肢外侧，与助手用力相对拔伸，使伤肢盘膝，大腿外展外旋，使足踝尽量靠近腱侧腹股沟部，拿膝之手拇指沿内侧关节间隙推捋，最后将伤肢拔直，用捋、顺、推、揉法按摩拿筋。

(2) 外侧副韧带损伤：患者面向医生，侧卧床边，伤肢在上。助手固定大腿下端，勿使晃动。医生用一手拇指按住外则副韧带损伤处，余四指在膝内侧拿住伤节，另一只手握住足踝部，将小腿环转摇晃 6 ～ 7 次，再与助手用力相对拔伸，然后将膝关节屈曲，应膝靠近胸部，足跟靠近臀部。拿膝之手的拇指用刀向内归挤。最后将伤肢拔直，用捋、顺、揉、捻法按摩舒筋。

(五) 小针刀疗法

在膝关节侧副韧带上找准压痛点，做好标记。将局部皮肤严格消毒。行浸润性麻醉，将小针刀刀口线和韧带纵轴平行刺入，在刀口接触骨面时即开始剥离。若病灶部位在副韧带的附着点处，则同时做纵行切开和横行剥离；若不在其附着点处，则用横行铲剥法，把粘在骨面上的韧带掀起来，若粘连范围较大，且有板结的条索状物，则用通透剥离法，使粘连尽可能分离。手术完毕后压迫创口并外敷无菌纱布。若 5 日后不愈，以上方法重复 1 次。

(六) 外固定治疗

对侧副韧带部分撕裂者，可先行膝关节穿刺，将关节内血肿抽吸干净，用弹力绷带包扎膝部，再用石膏托固定膝关节屈曲 30° 位，4 ～ 5 周后去石膏进行功能锻炼。

(七) 封闭治疗

损伤后期，膝部肿痛反复不消者，可用泼尼松龙 0.25 mL 加 2% 普鲁卡因 2 mL 做局部封闭。

【预后】

轻微的韧带损伤保守治疗可以达到痊愈的效果，如果损伤严重时应行手术治疗，效果肯定，预后效果佳。

【预防】

韧带损伤初期应鼓励患者做股四头肌的收缩活动，以防止肌肉萎缩和软组织粘连。损伤后期则应注意膝关节屈伸活动锻炼，并注意配合手法及中药熏洗治疗，以促进膝关节功能恢复。后期注意膝关节保暖，防止感寒受凉，并应避免膝部重复扭伤。

第三节　股骨头坏死

股骨头坏死是股骨头血供中断或受损，引起骨细胞及骨髓成分死亡及随后的修复，继而导致股骨头结构改变、股骨头塌陷、关节功能障碍的疾病。股骨头坏死可分为创伤性和非创伤性两大类，前者主要是由股骨颈骨折、髋关节脱位等髋部外伤引起，后者在我国的主要原因为皮质类固醇的应用及酗酒。

股骨头坏死亦称股骨头无菌性坏死和股骨头缺血性坏死，它是骨伤科临床常见而又难治的慢性疾病之一。股骨头坏死是由于髋部外伤，长期应用激素类药物，乙醇中毒等原因，引起股骨头血液供应障碍，股骨头骨组织不能得到正常的营养，使股骨头组织中的骨细胞，骨髓造血细胞，脂肪细胞发生坏死。因此股骨头坏死的根本治疗方法是改善股骨头内的血液供应，恢复股骨头内的血液循环，保证股骨组织的营养充足，从而促进死骨吸收、新骨形成、防止和纠正股骨头塌陷。由于坏死的骨组织脆弱，加之髋关节需要负重，日久就会发生股骨头塌陷，影响全部髋关节。本病有"轻则致残，重则致瘫"的说法。

概述股骨头坏死在中医上被称为"骨蚀"。中医认为肌体体质虚弱，抗病能力低下，肝肾精血不足，致使骨质疏松，是股骨头缺血性坏死的潜在原因。病变涉及肝、脾、肾。肾为先天之本，主骨生髓，肾健则髓生，髓满则骨坚。反之，则髓枯萎，失去应有的再生能力。肝主筋藏血与肾同源，两者荣衰与共，若肝脏受累、藏血失司，不能正常调节血量，血液营运不周，营养难济，是造成股骨头坏死的重要因素。脾主运血，脾失健运、无化气源，则筋骨肌肉皆无气以生。病变发生后，骨与软骨挫裂伤，气血不通畅，经脉瘀阻，血行障碍，肢体失去营养，再生和修复能力减退，因而产生本病。

中医理论认为，股骨头缺血性坏死早期、中晚期以筋脉瘀滞为主，晚期常伴有肝肾不足，激素型或酗酒型常伴有滞湿蕴藉。股骨头坏死一旦发生，多数患者会经历"缺血坏死－塌陷－骨性关节炎"的"痛苦三部曲"，病程从数月到数年不等。

自 1888 年世界医学界首次认识股骨头坏死这一疾病至今，股骨头坏死已由少见病转变为多发病、常见病。尤其是激素的问世及其广泛应用以来，股骨头坏死的发病率逐渐上升。加之交通工具变革后变通事故的增多，人们生活方式的改变均使得该病患者数量剧增。据不完全统计，目前全世界股骨头坏死 3000 万人，我国约有 400 万人。最新的调查表明，股骨头坏死的发生无明显性别差异，任何年龄均可患病，而有过激素应用史、髋部外伤史、酗酒史、相关疾病史者发病的概率明显增多。

股骨头坏死可发生于任何年龄但以 31～60 岁最多，无性别差异，开始多表现为髋关节或其周围关节的隐痛、钝痛，活动后加重，进一步发展可导致髋关节的功能障碍，股骨头坏死严重影响患者的生活质量和劳动能力，若治疗不及时，还可导致终身残疾。

股骨头坏死在西医上一直是"无药可医"，目前西医对早中期股骨头坏死患者几乎束手无策，作为短期缓解症状，国内外专家均主张早期坏死采取姑息手术，如：核心减压、带血管骨移植术、血管植入术、骨支架术等。晚期不可避免的行人工关节置换术等。但总体看来，手术疗法因其痛苦大、费用高、恢复期长、局限性广、远期效果不能尽善尽美等而不被众多患者所接受。真正股骨头坏死并不多见，大多数是将远伤 (久远的软组织损伤) 误诊为股骨坏死。其症状基本相同，但治疗方法则完全不一样，是比较容易治好的疾病。

据美国弗吉尼亚大学专家统计，全世界股骨头缺血性坏死患者，大约 50% 在 40 岁以前只换了人工股骨头，术后 5 年内失败率为 10%～50%。而且目前最好的人工股骨头也只能使用 10～15 年。一生中多次更换人工股骨头不仅费用高，而且对患者伤害大，心理上也难以接受，而且部分患者手术置换人工股骨头后远期疗效仍然不尽如人意，数月和数年后还会出现疼痛。

【病因病理】

股骨头坏死病因不外有两种：一种发生在股骨颈骨折复位不良的愈合，股骨头内的负重骨小梁转向负重区承载应力减低，出现应力损伤，所以坏死总是发生在患者骨折愈合，负重行走之后。另一种是骨组织自身病变，如最常见的慢性乙醇中毒或使用糖皮质激素引起的骨坏死，同时骨组织的再生修复能力障碍。此外还包括儿童发育成长期股骨头生发中心－股骨头骨骺坏死，又称儿童股骨头坏死，扁平髋。

【临床表现】

1. 症状

(1) 疼痛：股骨头缺血坏死早期可以没有临床症状，而在拍摄 X 线时发现。最早出现的症状是髋关节或膝关节疼痛。疼痛可为持续性或间歇性。逐渐或突然出现髋部或膝部疼痛、钝痛或酸胀不适等，常向腹股沟区或臀后侧或外侧，或膝内侧放射，该区有麻木感。疼痛性质在早期多不严重，但逐渐加重，也可受到外伤后突然加重。经过保守治疗后可以暂时缓解，但经过一段时间会再度发作。原发疾病距离疼痛出现的时间相差很大。

(2) 髋关节活动障碍：早期患者髋关节活动正常或轻微丧失，表现为向某一方向活动障碍，特别是内旋。随病情发展活动范围逐渐缩小，晚期由于关节囊肥厚挛缩，髋关节向各方向活动严重受限，髋关节融合，出现髋关节僵直，髋关节功能完全丧失，甚至卧床。

(3) 跛行：是由于股骨头坏死后，髋关节内压力增高或下肢负重，髋关节负担过大而导致。早期出现间歇性跛行，主要表现是行走疼痛，行走距离越大，疼痛越重，休息后疼痛减轻。中期股骨头塌陷。跛行特点是晨僵，休息后初活动跛行加重，稍活动后减轻，行走过久疼痛加重。后期出现关节畸形，肌肉挛缩，跛行加重。为了缓解股骨头压力，股骨头患者应扶双拐行走。

(4) 患侧臀部皮肤温度低于正常温度，个别患者患肢畏寒。

2. 体征

局部深压痛，内收肌止点压痛，部分患者轴叩痛可呈阳性。早期由于髋关节疼痛、Thomas 征、"4"字试验阳性；晚期由于股骨头塌陷、髋关节脱位、Allis 征及单腿独立试验征可呈阳性，双下肢不等长。其他体征还有外展、外旋受限或内旋活动受限，患肢可以缩短，肌肉萎缩，甚至有半脱位体征。伴有髋关节脱位者还可有 Nelaton 线上移，Bryant 三角底边小于 5 cm，Shenton 线不连续。

3. 辅助检查

(1)X 线检查：X 线可对关节面形态、关节间隙及骨结构进行观察研究。它反映了骨小梁结构功能性改变，是所有骨关节疾病诊断的初步检查方法。在股骨头缺血性坏死的早期阶段（Ⅰ期）只有骨组织的死亡而无骨吸收即修复，此时无骨的矿物质含量变化，因而无法在平片上显示。只有活骨组织对坏死组织进行修复，引起骨坏死区及周围的矿物质含量有较大变化时，在 X 线上才能显示。

(2) 核素三相骨扫描检查：核素三相骨扫描既能测定股骨头动脉和静脉回流情况，又可反映骨细胞的代谢状态。对早期诊断，早期确定股骨头坏死范围及鉴别诊断均有重要意义。早期表现为坏死区的放射性稀疏或缺损，即相对"冷"区；再生期可见局部放射性浓集。

(3) 骨髓功能检查：骨内压改变与静脉造影都有异常，则提示有缺血性骨坏死可能，但骨内压的变化较大，干扰因素多，而静脉造影较客观。

(4) 髓芯活检

(5) 磁共振成像 (MRI)：目前认为 MRI 是早期诊断最先进的方法。股骨头缺血性坏死的 MRI 表现有以下几种。

1) 于关节面下方呈均匀一致的低信号区，边界清楚，位置浅表。

2) 呈较大、不规则且不均匀的低信号区，可自关节面下方延伸至股骨颈。

3) 呈带状低信号区，横越股骨颈之上部或下部。

4) 环状低强度区环绕正常强度区。此外，大多数病例有关节积液。当髋部有金属内固定物时，不宜做 MRI 检查。

(6) 数字图像分析：用普通髋关节 X 线，置于多光谱彩色数据系统上进行校正处理，可使在普通 X 线上不能识别的坏死病灶，在彩色图像上显示出来。坏死区在彩色图像上呈现蓝色，较 X 线上显示出股骨头坏死的时间提前 9 ～ 18 个月。

【诊断要点】

(1) 有明显的髋部外伤史或无髋部外伤史但长期服用激素，过量饮酒等。

(2) 髋部疼痛，以内收肌起点处为主，疼痛可呈持续性或间歇性，可向下放射痛至膝关节。行走困难，呈跛行，进行性加重。髋关节功能障碍，以内旋外展受限为主，被动活动髋关节可有周围组织痛性痉挛。

(3) X 线摄片检查可见股骨头密度改变及中后期的股骨头塌陷。

【治疗】

目前该病的治疗方法很多，但还没有一种被公认和满意的。大部分早期股骨头骨缺血性坏死可采用非手术治疗的方法。

（一）中药内治

中药治疗适用于Ⅰ期、Ⅱ期的治疗，或Ⅲ期、Ⅳ期的配合治疗。其作用机制包括改善骨的微循环，增加血流量，降低骨内压，抑制血小板聚积，减轻骨坏死程度，促进骨坏死修复等作用。较近的研究还发现，中药有促进血管生长和保护微循环的作用。临床上将股骨头缺血性坏死分为以下四型进行辨证施治。

(1) 气滞血瘀：髋部疼痛，或酸楚困重，隐隐作痛，动之痛甚，静之痛减。或痛如针刺，痛有定处，昼轻夜重。甚或疼痛突然加剧，而见痉挛，不可直行。舌紫暗或有瘀斑，脉涩。

治法：行气止痛，活血散瘀。

方药：桃红四物汤（《医宗金鉴》）加减。

组方：当归、川芎、薏苡仁、赤芍各15 g，延胡索、木通、桃仁、红花、川牛膝各12 g，枳壳、香附、制没药各10 g，制草乌、细辛各6 g。

(2) 湿热浸淫：髋部疼痛，或酸楚困重，隐隐作痛，动之痛甚，静之痛减。或痛如针刺，痛有定处，昼轻夜重。甚或疼痛突然加剧，而见痉挛，不可直行。或有发热，口渴，便秘；舌红苔黄燥，脉洪大或滑数。

治法：清热化湿，消瘀散结。

方药：补筋丸（《医宗金鉴》）加减。

组方：五加皮15 g，当归15 g，牡丹皮12 g，熟地黄15 g，沉香6 g，丁香6 g，茯苓12 g，肉苁蓉12 g，蛇床子12 g，木香10 g，党参15 g，丹皮10 g，白莲蕊10 g，牛膝10 g，山药15 g，木瓜15 g，骨软筋疲者，杜仲12 g，续断12 g。

(3) 气血亏虚：患者髋部间歇性疼痛、下肢乏力、关节屈伸不利，伴面色少华、神疲气短，舌苔薄白，脉细滑。

治法：气血双补。

方药：八珍汤（《正体类要》）。

组方：人参、白术、茯苓、当归、川芎、白芍、熟地黄各9 g，炙甘草6 g，生姜6 g，大枣5枚。

(4) 肝肾亏虚：髋部隐隐作痛，活动受限，以劳累后为重，下肢乏力、酸软。偏阳虚者，面色无华，神疲气怯，畏寒恶冷，痿软无力，舌淡、有齿痕，苔薄白，脉沉迟。偏阴虚者，头晕，耳鸣，腰膝酸软，倦怠乏力，虚热，自汗、盗汗，口舌干燥，舌淡，苔薄白或苔白腻，脉沉细。

1) 肾阳虚

治法：温补肾阳，填充精血，强筋壮骨。

方药：右归丸（《景岳全书》）加减。

组方：熟地黄24 g，炒山药12 g，山茱萸9 g，枸杞子2 g，菟丝子12 g，杜仲（姜汁炒）12 g，鹿角胶（炒珠）2 g，当归（便溏者勿用）9 g，熟附子6～18 g，肉桂6～18 g。若血瘀证较甚，加川芎12 g，丹参30 g。

2) 肾阴虚

治法：滋补肾阴，填精补髓，强筋壮骨。

方药：左归丸（《景岳全书》）加减。

组方：熟地黄24 g，炒山药12 g，山茱萸9 g，枸杞子12 g，菟丝子12 g，鹿角胶（炒珠）11 g，

龟胶 (炒珠)12 g，牛膝 (精滑者不用，酒洗蒸熟)9 g。

（二）中药外治

(1) 热熨法：腾药 (《刘寿山正骨经验》经验方)

当归、羌活、红花、白芷、防风、制乳香、制没药、骨碎补、杜仲、桑寄生、续断、木瓜、透骨草、花椒、三七、木槿花、芙蓉叶、金果榄各等量。上药共为粗末，每用 120 g 加入大青盐、白酒各 30 g，拌匀装入白布袋内缝妥，干蒸热后轮换敷在患处，每次持续 1 小时左右，每日 2 次。用后药袋挂在通风阴凉处，翌日再用时在药袋上洒上少许白酒，每袋可用 4～7 天。

本方活血散瘀，温经通络，消肿止痛。

(2) 敷法：活血止痛膏 (陕西中医学院附属医院经验方)

连翘 60 g，当归 30 g，大黄 60 g，独活 30 g，赤芍 30 g，白薇 30 g，川芎 30 g，生地黄 60 g，甘草 15 g，乳香 90 g，麦芽 70 g，自然铜 120 g，木鳖子 150 g，木瓜 90 g，儿茶 150 g，三七 60 g，无名异 90 g，龙骨 90 g，麦冬 90 g，地龙 150 g，川断 90 g，延胡索 60 g。上药置于大锅内，放入麻油 5000 g，用文火将药炸透。过滤去渣，再放入锅内武火烧熬，放铅丹 2180 g，冰片 60 g，煎至滴水成珠为宜。去火毒，摊药备用。

本方通经活络，祛瘀止痛。可用于一切跌打损伤，瘀血留滞及无名疼痛。

（三）针灸治疗

1. 毫针

(1) 取穴：秩边、环跳、承扶、委中、承山；伏兔、血海、风市、阴陵泉、足三里、丰隆、解溪、太冲。

(2) 方法：以上两组穴位交替使用每日 1 组。补法或平补平泻，留针 30 分钟。半个月为 1 疗程，其间休息 5 天。

2. 温针

(1) 取穴：环跳、秩边、居髎、冲门、风市、足三里、绝骨。

(2) 方法：针刺后髋部加拔火罐。7 天为 1 疗程。其间休息 3 天。

（四）推拿治疗

对松解软组织、舒经活血止痛、增加关节活动度均有很好效果。另外，推拿治疗通过对髋关节周围经络筋脉、穴位等起刺激效应，促使血流动力学及微循环等发生变化，以改善骨内静脉淤滞，降低骨髓内压力，最终改善骨的血供，为新骨生成提供必要的微环境。

俯卧位，医生在患者一侧，以双手拇指由腰背部至腰骶部、臀部及大腿部，反复操作 3～5 分钟。再用拇指点按法或一指禅推法施术于肝俞、脾俞、肾俞、秩边、环跳、承扶、风市、委中等穴，以酸胀为度，每穴 1～2 分钟。然后施以柔和、深透的滚法于臀部，侧重于股骨头处，并配合髋关节内收、外展、旋转等被动活动，操作 4～5 分钟，再以轻快的弹拨法弹拨股骨大转子内下方部位，以酸胀并向下放射为度，操作 2～3 分钟。

仰卧位，屈髋屈膝，医生在患者一侧，以按揉法施术于腹股沟至大腿部，反复操作 3～5 遍。用点按或一指禅推法施术于冲门、箕门、髀关、血海等穴，每穴 1～2 分钟。并在内收肌上方处行轻快的弹拨法，以酸胀向下肢放射为度，施术 1～2 分钟。最后行髋关节摇法，以滑利关节。并用双手搓揉髋臀部以放松肌肉。

侧卧位，患肢在上，医生在患者后侧，在腰骶部施以小鱼际擦法，透热为度。施用手法要轻柔、缓慢，由轻到重，深透有力，切忌粗暴施术。对股骨头坏死修复有促进作用。

（五）中药离子导入疗法

(1) 药液制备：防己、红花、威灵仙、乳香、没药、薏苡仁、川牛膝、杜仲、续断、海桐皮、川芎、血竭各 10 g，浸泡 10 小时，煎煮 30～60 分钟，滤渣，药液装入瓶中，放入冰箱保存备用。

(2) 操作方法：将药液加热至 40℃ 左右，将纱布药垫浸入药液后，取出拧成半干，置于患肢腹股沟中点偏下方，将中药离子导入机正极放在药垫上，负极放在与之相对应的环跳穴，用沙袋固定。离子导入时的电流剂量以患者有麻震感并能承受为宜。每日 1 次，每次 30 分钟。每 2 周为 1 疗程，其间休息 3 天。

（六）功能锻炼

患者在被诊断为股骨头坏死后，应行患肢限制负重，卧床休息，进行手术或非手术疗法。在非手术疗法中，股骨头坏死靠修复就需 1～3 年的时间，修复快者只需半年。然而长期不负重卧床休息，不易实行，也不提倡。功能锻炼可防止失用性的肌肉萎缩，增强肌力，恢复肌容量和髋关节的功能，改善微循环，为骨坏死的修复创造良好的条件，是促使早日恢复功能的一种有效手段。功能锻炼应以自动为主，被动为辅，由小到大，由少到多，逐步增加，并根据股骨头缺血坏死的期、髋关节周围软组织的功能受限程度以及体质，选择适宜的坐、卧锻炼方法。

(1) 坐位分合法：坐在椅子上，双手扶膝，双脚与肩同等宽，左腿向左，右腿向右同时充分外展内收。

(2) 卧位抬腿法：仰卧，抬患腿，合大小腿成一直线，并与身体成一直角，动作反复。

(3) 坚持扶拐步行的训练或骑自行车的锻炼。

【预后】

股骨头坏死早期，应尽量采用保守治疗的方法，延迟股骨头坏死过早的时间。后期股骨头坏死严重的患者，可行人工髋关节置换术，避免累及髋关节。手术能较早活动，提高生活质量。

【预防及调护】

在对股骨头坏死的治疗期间，预防及调护的目的是为了改善股骨头的血运，保持或改善股骨头的塑形，使之与髋臼形成的关节不失功能，保持应力特性，负重时力线不改变，防止脊柱畸形及股骨头变形，阻止继发性骨关节炎的发生。

(1) 限制负重，制动：患肢在高度怀疑本病尚未得到明确诊断之时，或诊断后尚未得到彻底治疗以前，应嘱患者患肢尽可能少负重，尤其对于股骨头坏死区还未发展至塌陷、变形的患者，限制其髋关节的负重，能在一定程度上推迟或延缓病程的发展，在不可逆的病理变化到来之前，为治疗争取时机。可配合小重量牵引，以减少肌肉痉挛对股骨头的压力，甚至卧床休息。

(2) 拐杖与矫形石膏的应用：下床行走时使用双拐。卧床时可借用矫形石膏对抗肌张力及预防髋内翻。

(3) 减停激素：正在服用糖皮质激素的患者，在可能的情况下，应换用其他西药或改用中药治疗，同时在医嘱下逐渐减少激素的用量，以致最终停用。

(4) 心理调护：患者因久病不愈，其心理负担及经济均较重，往往有较大精神压力，应经常开导患者，减少思想顾虑，积极配合治疗。

第四节　梨状肌综合征

梨状肌在人体上体积并不大，作用也不是很重要，并不为人们所注意。但由于梨状肌发生解剖变异，或因外伤、劳损等原因引起水肿、肥厚、变性及挛缩，压迫梨状肌内坐骨神经及其营养血管，致局部循环障碍及瘀血、水肿等病变，给人们造成的痛苦和不良后果在软组织诸伤病中较为严重，表现也较复杂，所以临床上把由于梨状肌病变而引起的疾病统称为梨状肌综合征。其属于中医痹证或伤筋范围，绝大多数患者为中老年人。在临床实践中，一些临床医生对此病认识不足，往往误诊为坐骨神经痛、湿性坐骨神经炎、臀肌筋膜炎、风湿性肌炎等，致使治疗措施不妥，病程拖延，使急性损伤转为慢性损伤，从而增加了患者的痛苦。

【病因病理】

(1) 劳累闪挫，筋脉受损：为发病的常见外因。因闪挫、扭转，导致梨状肌急性筋伤，局部气滞血瘀，肿胀疼痛。筋伤日久，瘀化未尽，以致瘀血干结，筋脉挛缩，活动不便，或积累性劳损而致经络痹阻疼痛。

(2) 肝肾不足，外邪侵袭：久病气血亏损，元气耗伤，使肾气渐损，肾精不足，筋肉失于肝血肾精的濡养，而渐萎缩。肝肾不足，筋肉失养，易受外邪侵袭，风、寒、湿邪痹阻经络，气血运行不畅，而致使臀、腿发生疼痛、麻木。因感受风、寒、湿邪偏盛之不同，临床表现也有差异。此外，若机体素阳盛或阴虚有热，湿邪侵及，易从热化。寒湿之邪留滞于经络关节，久则郁而化热，而成湿热。或因伤后而复感风寒湿邪，使梨状肌产生痉挛、肥厚，痹阻经脉，而引起臀腿部疼痛麻木者。

【临床表现】

梨状肌损伤后常累及梨状肌上孔、梨状肌下孔所通过的神经、血管，所以除局部症状外常表现出对应的神经压迫症状。

(1) 有长期慢性反复发作史，可长达数年或数十年，青壮年男性多见。大部分患者长期扛重物或蹲、站，或有下肢"闪""扭"等外伤史；也有的仅有夜间受凉史或女性有盆腔炎病史。

(2) 自觉患肢变短，行走跛行。患侧臀部有深在性酸胀感，伴一侧下肢沿大腿后面、小腿后外侧的放射性疼痛，偶有小腿外侧麻木。

(3) 腰臀部疼痛向小腹及大腿外侧放射，会阴部不适，阴囊、睾丸抽搐，举阳不能（由于梨状肌弥漫肿胀或痉挛，压迫阴部神经或影响阴部神经的血液供应所引起），使患者处于强迫体位，走路时身体半屈曲，呈鸭步移行步态。双足并拢，患肢外旋时疼痛加剧，这主要是梨状肌紧张刺激坐骨神经所致。

(4) 严重者臀部呈刀割样、跳脓样剧痛，双膝跪卧，夜不能眠，双下肢屈曲，生活不能自理。

(5) 进行大小便或大声咳嗽等增加腹压动作时，压力经小骨盆腔累及损伤的梨状肌，并使梨状肌与坐骨神经紧密接触，造成一侧下肢窜痛。

【诊断要点】

(1) 有髋关节过度内外旋、外展病史。

(2) 坐骨神经痛或臀部疼痛，髋内旋、内收受限，并可加重疼痛。俯卧位可在臀中部触到横条较硬或隆起的梨状肌。

(3)X 线检查，排除髋部骨性疾病。

【鉴别诊断】

(1) 腰椎间盘突出症：腰椎间盘突出症多有不同程度的腰部外伤史，少数患者腰部受凉史。而梨状肌综合征则为臀、髋部外伤史。在症状方面，腰椎间盘突出症腰部疼痛及下肢放射痛，腰痛常在腰骶部附近，并在腰椎下段棘突和棘突间有深压痛，并沿下肢出现坐骨神经痛。而本病的疼痛主要在臀及下肢。在体征上，腰椎间盘突出症腰生理前突减少或消失，直腿抬高有不同程度的障碍，甚至抬高 20°～30°，在超过 60°，疼痛加重，就出现坐骨神经痛，伴有下肢神经系统症状。而本病则相反，直腿抬高超过 60° 时疼痛反而减轻。腰椎间盘突出症 X 线摄片可见腰椎间盘突出症生理前凸消失，病变椎间隙变窄，相邻边缘可有骨质增生，MRI 和 CT 可显示椎间盘突出部位和程度，具有确诊意义。

(2) 腰椎管狭窄症：由于腰椎管狭窄使根神经受到卡压而产生坐骨神经痛，故须与本病鉴别。腰椎管狭窄症具有间歇型跛行，及有主诉多而体征少、腰椎后伸受限及压痛之三大症状。坐骨神经盆腔出口综合征腰部无明显压痛，鉴别诊断并不困难，但最终鉴别要靠影像学检查。

(3) 坐骨神经炎：坐骨神经炎多由细菌、病毒感染，风寒湿侵袭，维生素缺乏而使神经发炎水肿所致，除坐骨神经征外，以有沿坐骨神经径路的压痛为其特点。

(4) 腰椎小关节紊乱：起病突然无明显外伤史，一般不出现坐骨神经痛。但是，因为小关节的前方靠近神经根，所以当小关节周围发生炎症浸润水肿时，可影响到神经根，此时如做腰后伸动作时，也可出现放射性坐骨神经痛。

(5) 臀上皮神经损伤：以一侧臀部及大腿后侧疼痛为主，痛不过膝，在髂嵴中点下方 2 cm 处压痛明显，梨状肌紧张试验阴性。

(6) 臀中肌综合征：患者腰臀部酸痛，深夜、晨起、活动、劳累、阴冷均可诱发或加重。臀中肌处压痛，可找到痛性筋结、筋束、激痛点，无神经根刺激证，臀中肌压迫试验阳性。

(7) 大转子疼痛综合征：髋外侧疼痛不适，跑跳走长路时明显。患髋常处于屈曲外旋外展位。大转子处肿胀，其后侧凹陷消失，局部压痛，重者可触及囊性感。髋关节活动不受限，患侧被动内旋痛。

(8) 股外侧皮神经卡压综合征有腰臀部闪挫扭伤或劳损史，臀部酸痛、刺痛或撕裂样痛，急性期较剧烈，并向大腿前外侧放射，疼痛超过膝部。疼痛部位深，分界不清，伴麻木感。起坐、弯腰、患侧直腿抬高均受限，但无神经根痛症。髂嵴中点直下可触及一滚动条索状，增粗的股外侧皮神经，并有疼痛和压痛，其周围组织有炎性肿胀。

(9) 盆腔疾病

女性因盆腔疾患所引起的骶丛神经受压，除坐骨神经受刺激而引起的症状和体征外，臀上神经、股神经、阴部神经、闭孔神经及股外侧皮神经等皆可同时被累及。因此，盆腔疾患所引起的症状更广泛，与骶丛神经分布相一致，一般不难诊断。必要时，进行妇科检查可做最后诊断。

【治疗】

（一）中药外治

1. 贴法

(1) 伸筋膏（山东中医学院经验方）：马钱子9g，地龙12g，透骨草9g，红娘子12g，生穿山甲9g，僵蚕12g，汉防己9g，威灵仙12g，当归尾15g，生大黄12g，泽兰叶12g，乳香9g，没药9g，生姜9g，王不留行9g，细辛9g，五加皮9g，豨莶草9g，十大功劳叶30g，蜈蚣4条，丝瓜络12g，麻黄12g，土鳖虫12g，独活9g，生草乌9g，甘遂30g，五倍子9g，肉桂9g，防风12g，枳实9g，牛蒡子9g，血余炭9g。取麻油2000 mL，置锅内。将以上各味放入锅内炸枯去渣，炼油滴水成珠，下铅丹1000 g，搅匀即成。取药膏适量摊于布上，外贴患处。

本方散瘀止痛，舒筋活血，疏风通络。

(2) 舒筋止痛膏：生马钱子、透骨草、伸筋草、穿山甲、汉防己、乳香、没药、王不留行、细辛、五加皮、豨莶草、独活、生草乌、五倍子、肉桂、枳实、牛蒡子、姜黄各10 g，地龙、当归、生大黄、泽兰叶、白芍、威灵仙、丝瓜络、防风、木瓜、桂枝、僵蚕、白芷各15 g，甘遂30 g。取麻油2000 mL，置锅内。将以上各味放入锅内炸枯去渣，炼油滴水成珠，下铅丹1000 g，搅匀即成。用时取制成的舒筋止痛膏适量，摊涂于牛皮纸上，厚度2～3 mm为宜，直径约10 cm，贴敷于隆起的条索状梨状肌上，条索状不明显者以臀部压痛点最敏感处为中心贴敷。每帖使用7日，连续应用2帖为1个疗程。

本方活血化瘀止痛，舒筋通络，兼以祛风除湿消肿。用于梨状肌综合征等引起的腰腿痛。

(3) 狗皮膏、止痛热敷灵、伤湿止痛膏等成药外用。

2. 敷法热敷散（陕西中医学院附属医院经验方）

3. 熏洗法

荆芥20 g，防风15 g，珍艽15 g，独活20 g，伸筋草30 g，桃仁15 g，桂枝15 g，苏木15 g，乳香20 g，没药20 g。将上药放入锅内或面盆中，放入适量水煎煮20分钟，倒入小浴盆或洗衣盆中，捞出药渣，另放。待药液温度适当时，患者先坐到盆上熏洗，然后再坐入盆中泡洗，每次30分钟，每天2次。每剂药可用3日，夏季用2日，每次使用前重新加温药液。泡洗过程中患者自己可按揉、活动髋部肌肉关节。

（二）中药内服

1. 辨证论治

(1) 气滞血瘀：多为急性损伤后出现，臀腿部轻度肿胀，疼痛如刀割或似针刺、电灼样，痛处拒按动则痛甚，关节活动不利，舌暗或有瘀点，脉弦或沉涩。

治法：治血祛病，消肿止痛。

方用：桃红四物汤（《医宗金鉴》）加减。

组方：当归、川芎、赤芍各15 g，桃仁、红花、川牛膝12 g，枳壳、制没药各10 g。兼寒邪者，加制草乌、细辛；夹湿者加木通、薏苡仁。

(2) 寒湿阻滞：见臀部酸痛，遇冷加重，得温痛减，肢重无力，筋脉拘急。或见口淡，便溏，尿清长，舌淡，苔白腻，脉滑或缓，或沉细。

治法：散寒除湿，祛风通络。

方用：蠲痹汤加味（《医学心悟》）。

组方：羌活 9 g，独活 9 g，桂心 6 g，珍芃 12 g，当归 12 g，川芎 9 g，海风藤 12 g，桑枝 15 g，乳香 9 g，木香 6 g，川牛膝 9 g，炙甘草 3 g，风胜加防风、白芷；寒胜加附子、川乌、细辛；湿胜加萆薢、薏苡仁。气虚者加党参、黄芪；血虚者加当归、鸡血藤。

(3) 阴虚内热：臀腿部疼痛，酸胀麻木，筋脉拘急，屈伸不利。兼见口燥咽干，头目眩晕，心烦耳鸣，夜寐多梦，舌红苔薄黄，脉细数。

治法：滋阴养血，祛湿通络。

方用：大补阴丸（《丹溪心法》）加减。

组方：知母、黄檗、当归、牛膝、地龙（研末冲服）各 10 g，鹿衔草、龟板各 15 g，薏苡仁 30 g，蜈蚣 2 条（研末冲服）。

(4) 湿热阻络：筋部重坠胀肿，局部反复肿胀，时轻时重，或有灼热，活动时疼痛加剧，舌红苔黄腻，脉滑数。

治法：清热除湿。

方用：加味二妙散（《丹溪心法》）加减。

组方：苍术、防己各 15 g，黄檗 20 g，薏苡仁、怀牛膝各 30 g，当归、萆薢、桃仁 10 g，龟板 8 g。

2. 中成药

伤科胶囊，口服，1 次 3 粒，1 日 2 次。小儿酌减，孕妇忌用。

(三) 推拿治疗

患者俯卧，医生首先用滚揉法松解腰臀部肌肉 5 ～ 10 分钟，使有温暖舒适感。然后采用以下手法。

(1) 点揉法：以拇指点按臀部阿是穴及腰、下肢诸穴如肾俞、大肠俞、秩边、阳陵泉等，以局部有酸胀感为度，每穴点按 0.5 ～ 1 分钟。

(2) 弹拨法：对急性损伤或慢性损伤急性发作，局部组织充血水肿等无菌性炎症严重，疼痛剧烈者，可用轻弹法。即以拇指指腹在梨状肌走行方向上垂直深按，拇指尖触及梨状肌肌腹后，来回轻轻弹拨约 1 分钟。慢性损伤局部组织以变性挛缩、粘连为主要病理改变者，可用重弹法。即以双手中指重叠或肘尖施较重力量于梨状肌进行弹拨 2 ～ 3 分钟。

(3) 按压法：双手重叠，沿梨状肌走行方向用手掌推按 1 ～ 3 分钟。最后医生双手握住患者踝部，微用力做连续小幅度上下牵抖 10 ～ 20 次。急性损伤每日 1 次，慢性损伤 3 日 1 次。5 次为 1 个疗程。本法具有通经活络，消瘀止痛的作用。

(4) 屈髋牵拉：医生一只手握住患肢踝部，另一只手按压屈曲的膝关节下方处，双手协力将患腿屈曲触及胸前为止，并做内、外旋转运动 1 ～ 2 次。然后做被动伸屈髋关节运动 3 次。

(四) 针灸治疗

针灸治疗梨状肌综合征是临床主要治疗方法之一，无论是病因治疗或是止痛方面，疗效都是确切的。如能和推拿治疗配合，则疗效更为满意。由于本病多与足太阳膀胱经、足少阳胆经关系密切，选穴时应以近部取穴为主，亦可适当选用远端腧穴。

1. 毫针

(1) 取穴

主穴：环跳、秩边、承扶、殷门、委中。

配穴：阳陵泉、承山、悬钟、昆仑、阿是穴、足三里、阴陵泉。

(2) 操作：每次选用 3 ～ 5 穴，每日针治 1 次，均取患侧，各穴用强刺激或中等刺激，使传感向远端放射。其中环跳穴要直刺，针尖向外生殖器方向，探 2.5 ～ 3.5 寸，使局部酸麻胀感向下肢放射；秩边穴进针 2 ～ 2.5 寸，一般多为局部酸胀，若能使之向下肢放射则更佳。

2. 水针

(1) 取穴：环跳、秩边、阿是穴。

(2) 药物：当归、红花、防风、威灵仙等中药制剂，亦可用维生素 B_1、B_2 等西药注射剂。

(3) 方法：每次选 1 ～ 2 穴位，按各药不同用量准确注入穴位。注意勿注入血管内，严格消毒，掌握适当针刺深度。隔日注射 1 次，7 ～ 10 次为 1 疗程。

3. 耳针

(1) 取穴：臀、神门、交感、压痛点。

(2) 方法：每次选 2 ～ 3 穴，用强刺激捻转数秒钟后，留针 20 ～ 30 分钟，留针期间每隔 5 ～ 10 分钟捻转 1 次。急性期可每日治疗 1 次，缓解期可隔日 1 次，10 次为 1 疗程。

4. 头皮针

(1) 取穴：对侧下肢感觉区、足运感区。

(2) 方法：患者取坐位或卧位，快速进针，刺入一定深度后快速捻转，不提插。连续捻转 2 ～ 3 分钟，留针 5 ～ 10 分钟后重新捻转。反复捻转 2 次即可起针，起针后用于棉球压迫针孔部，以防出血。急性期每日 1 次，缓解期可隔日针 1 次。

5. 电针

(1) 取穴：同毫针，亦可用患侧梨状肌体表投影部位。

(2) 方法：选取 1 ～ 3 穴，患者卧位。或在患侧梨状肌体表投影部位找到最明显的压痛点 (阿是穴)，同时选取 1 ～ 2 穴，一般用疏密波，痛重者可用密波，调节电流应从小到大，每次 15 ～ 20 分钟，急性期可每日治疗 1 次，缓解期隔日治疗 1 次。操作过程严格掌握遵守电针器的操作规程。

6. 灸法

(1) 取穴：同毫针。

(2) 方法：常用艾条灸、艾柱灸，温针灸或温灸器灸。每次选 3 ～ 5 穴，灸 15 ～ 20 分钟或 5 ～ 7 壮，每日 1 次，10 次为 1 疗程。孕妇不宜灸秩边穴。

(五) 中药离子导入疗法

中药离子导入治疗本病有较好疗效，是中医综合治疗中重要的治疗方法之一。本法选用温通筋脉，活血化瘀，通络止痛类中药，综合直流电和中药离子两者的作用，促进局部血液循环，减轻创伤性炎症反应，消除水肿，改善局部代谢状态，使损伤梨状肌得以修复。

方药配制及操作如下：威灵仙 60 g，生栀子、赤芍、白芍、制乳香、制没药各 30 g，牛膝 15 g，研成细末，置醋水混合液 1500 mL 中浸泡 6 小时，再用文火煎至 300 mL，滤去药渣冷却后置冰箱中备用。治疗时用一块绒布浸透药液，置臀部疼痛部位，通过铅板衬垫连接电疗机的阳极，无关电极衬垫置于同侧委中穴处，接通电源，电流量为 5 ～ 10 mA，以患者有麻电感但能忍受为度。时间为 30 分钟，每日 1 次，10 次为 1 疗程，休息 5 ～ 7 天可进行下一疗程。

（六）小针刀疗法

患者侧卧，健侧腿在下、伸直，患侧腿在上、屈曲，人体略向前倾斜，使患侧膝部着床，找准梨状肌压痛点，即此处进刀。刀口线和梨状肌纵轴平行，针体和臀部平面垂直，当刀锋刺入皮下后，探索继续深入，如果患者诉有电击感、刺痛感，即将刀锋稍上提，移动 2 ～ 3 mm，继续进针刀。待患者诉有酸胀感时，说明已达梨状肌病变部位，先纵行剥离，再横行剥离，如有硬结，则用切开剥离法，做切开剥离。在做各种剥离手术时，要时时注意手下针感和患者主诉，凡诉有麻电感者，则立即上提刀锋，移动 1 ～ 2 mm，再刺入做剥离手法。

如果同时伴有臀中肌、闭孔内、外肌、腰部肌等处的劳损，亦应分批进行针刀松解，以提高疗效。针刀既有银针针刺的作用，又有手术刀的切割剥离作用，因此，对松解粘连、通经活络具有重要的特殊作用。针刀疗法的问世和推广应用，也使本病的手术治疗减少到最低限度。若配合手法推拿、中药内服则疗效更佳。

（七）局部封闭疗法

以大拇指沿梨状肌走行方向加压，找出疼痛最显著部位并用甲紫做标记。常规消毒铺巾，将醋酸泼尼松龙注射液 75 mg，2% 利多卡因注射液 10 mL，山莨菪碱注射液 10 mg，维生素 B_{12} 注射液 1 mg 加注射用水至 30 mL 混合，沿标记点先进行局封，后进针至髂骨，退针 1.5 cm，回抽无血。将混合液快速注入，通过压力让其渗透到病变周围。1 周注射 1 次，3 周为 1 个疗程。

【预后】

本病愈后良好，轻者保守治疗就能治愈。严重者及经长期保守治疗无效，而诊断确实者，可考虑进行手术探查，根据坐骨神经与梨状肌的解剖关系有无变异、有无粘连，而加以妥善处理。

【预防】

原则上本病以非手术疗法为主，极少数经长期保守治疗无效、严重影响工作和生活者可考虑手术治疗。对因腰椎间盘突出症等引起的继发性损害，则以处理原发病为主。

梨状肌改变的原因主要为急性损伤与慢性劳损，从而使通过该孔的坐骨神经和其他骶丛神经及臀部血管遭受牵拉、压迫出现症状，避免该肌肉过度劳损可以达到预防该病的目的。临床上，单纯由于外伤所致的原发性梨状肌综合征较少见，更多的是因腰椎间盘突出症、骶髂关节病变、髋关节炎、髋部滑囊炎、人工髋关节术后等疾病而继发；治疗时应注意治疗其原发病灶，以进一步地提高疗效。对疼痛严重的急性期患者，可配合采用封闭治疗，能缩短疗程。

第五节 股四头肌损伤

股四头肌损伤是指股四头肌遭受直接暴力打击而致的挫伤，以及因扭、挫所致肌纤维的撕裂伤，严重可致肌肉完全断裂，股四头肌的撕裂伤多见于中老年人。

股四头肌是全身最大的肌肉，覆盖在股骨的前方，由股内侧肌、股外侧肌、股中间肌和股直肌四部分组成。股直肌呈梭形，是股四头肌群中最前面的一条，它起于髂前下棘，而腱的弓状部起于髋臼上方的髂前，是股四头肌群中唯一越过髋关节而具有屈髋功能的肌肉。其他三肌的起点均始于股骨上端，在下部四肌互相融合成一坚强的股四头肌腱，总腱包绕髌骨，向下止于胫骨结节。肌腱的髌以下部分称为髌韧带。

【病因病理】

本病多因股四头肌猛烈收缩，或被过度牵拉所致，亦可由直接暴力撞击而引起。如膝关节半屈曲位，突然强烈收缩股四头肌，引起股四头肌的全部肌腱或其中、脱肌腱断裂伤，而以股直肌腱断裂较多见。当膝关节伸最后30°到60°时股四头肌用力收缩并受到阻力，可使股直肌在髌骨上缘或肌腱中部断裂。损伤轻者，形成较小的血肿或粘连，经治疗可使瘀肿消散，粘连松解；损伤重者，组织广泛出血，形成大的血肿、血肿机化或钙化，导致骨化性肌炎的发生。

【临床分型】

股四头肌损伤根据损伤程度可分为4种类型。

第一型，肌肉完全断裂。断裂处可见凹陷，而凹陷的两端高起，局部的皮肤可出现明显的压痕，此型损伤并不会很痛，但可出现伸膝功能的丧失，外观异常。

第二型，不完全断裂并造成间质性血肿。此型肌纤维、肌膜、血管受到损伤，血液因重力作用沿着组织间隙向远处流注，因而造成远端部位出现血斑的现象，且可出现移动性血肿。

第三型，不完全断裂并造成的肌肉内血肿。此型损伤往往造成肌肉内小动脉损伤，虽然出血量不是很多，但出血全积聚在肌膜内，使其压力不断增加，局部可看到明显的高起，压痛剧烈，膝关节不敢活动，动则剧痛。

第四型，股四头肌慢性劳损。过度用力伸膝屈髋，内收大腿，可引起股四头肌的劳损。股四头肌损伤若处理不当，或处理不及时，可造成局部的异位骨化及股四头肌的功能丧失。若没有进行适当的功能锻炼，也很容易发生股四头肌萎缩，特别容易发生股四头肌内侧头萎缩和肌力变小，患肢软弱无力在上下楼梯和上下坡时表现得尤为明显。严重时，要用手扶大腿，才能完成直立的动作，部分患者在行走时可发生膝部突然打软而跪倒的现象。查体可见丰满隆起的髌上内侧。

【临床表现】

(1) 症状：有明显外伤史。股四头肌受暴力直接损伤后，疼痛剧烈，有肿胀和压痛，数小时后可出现瘀斑。重者明显跛行，或需扶拐行走，膝关节屈曲多不能达到正常角度等。肌肉僵硬、血肿明显者，穿刺可抽出血液。血肿后期可被吸收，也可局限化而形成包囊。肌肉组织本身可机化为疼痛性瘢痕，影响下肢功能。

间接暴力使股四头肌急剧收缩致自发性破裂者，破裂部位多发生在肌腹，有时发生在肌腱与骨附着部，很少在肌肉与肌腱的联合部。伤后局部疼痛，肌肉收缩无力。完全断裂时可触及断端，髌上部股四头肌肌腱损伤常累及膝关节。单纯股直肌断裂常因肿胀不易触及断端，易造成漏诊。

(2) 体征

1) 肌腹形态变平，张力降低，按之发软；伸膝抗阻试验力量减弱，特别是在做0°～30°

之间的伸膝抗阻时最为明显 (因为股四头肌内侧头在此角度时才起伸膝作用)。股部周径较对侧明显变细。

2) 股四头肌在全屈位伸膝抗阻力和膝伸直位抗阻力试验中，多呈阳性。少数肌纤维损伤时肌张力正常，压痛点固定。若慢性劳损或陈旧性部分损伤者，大腿前侧压痛虽轻微，但跟臀试验 (俯卧位将足跟压向臀部) 时在大腿前部有不同程度的牵拉痛，股四头肌慢性劳损或陈旧性、部分性损伤对一般活动无影响，但不能完成大强度跳跃活动。肌电图可有异常发现。

【诊断要点】

(1) 大腿前方有明显扭伤或挫伤史。

(2) 局部肿胀、疼痛、瘀斑，伸膝时疼痛加剧。髋、膝关节活动功能受限，股四头肌抗阻试验阳性。

(3)X 线摄片检查排除骨折。旧伤出现钙化阴影，提示发生骨化性肌炎。

【治疗】

(一) 中药内治

(1)损伤初期、血瘀气滞：突然强力收缩或直接暴力撞击致伤。局部疼痛、肿胀、瘀斑、压痛。如肌肉断裂伤者，疼痛剧烈，在断裂处可扪及肌肉凹陷，伸膝功能障碍。舌暗红，脉弦。

治法：行气活血，通络止痛。

方药：顺气活血汤 (《伤科大成》) 送服七厘散 (《伤科补要》)。

组方：当归 15 g，红花 10 g，赤芍 15 g，桃仁 10 g，苏木 10 g，木香 10 g，枳壳 10 g，厚朴 10 g，砂仁 6 g，香附 10 g，苏梗 10 g。若兼见腿部疼痛重着者，加苍术 10 g，独活 10 g，桂枝 6 g，白术 10 g；若兼见腰膝酸软、神疲乏力者，加熟地黄 24 g，续断 12 g，狗脊 10 g，杜仲 10 g；若兼见腹胀，便秘，加大黄 12 g，枳实 10 g。

(2) 损伤中期、瘀热阻络：损伤后局部肌肉僵硬，关节强直，有条索状硬结，或灼热红肿，活动后肌肉疼痛加重。舌质红，脉弦数。

治法：活血散瘀，清热解毒。

方药：仙方活命饮 (《医宗金鉴》) 加减。

组方：穿山甲 (炙)、天花粉、甘草节、乳香、没药、赤芍、当归尾、皂角刺 (炒)、白芷、贝母、防风各 3 g，橘皮、金银花各 9 g。

(3) 损伤后期、气血虚损：股四头肌萎缩，伸膝无力，劳累后肌肉疼痛，面色苍白，少气懒言。舌淡，脉细无力。

治法：益气养血，逐瘀通络。

方药：八珍汤 (《正体类要》) 合复元活血汤 (《医学发明》) 加减。

组方：党参 15 g，白术 12 g，茯苓 12 g，当归 12 g，白芍 9 g，川芎 10 g，熟地黄 12 g，黄芪 15 g，炙甘草 9 g，柴胡 9 g，桃仁 9 g，红花 9 g，天花粉 12 g，穿山甲 12 g，酒大黄 3 g。加减：若血瘀仍较重者，加制乳香 10 g，制没药 10 g；若仍有筋膜拘急，僵硬不适者，加五加皮 15 g，伸筋草 15 g；或送服小活络丹。

(二) 中药外治

早期局部外敷双柏散或消肿止痛膏，中后期可配合中药外洗。

（三）推拿治疗

本病早期运用推拿治疗，具有消肿止痛的作用，从而可减少瘢痕和组织粘连，在恢复期运用推拿治疗，结合被动运动和自主性运动功能锻炼，则具有松解粘连，强化股四头肌肌力，从而可促使膝关节功能的恢复。

轻伤者，伤后 1～2 天即可进行推拿治疗；重伤者，应于伤后立即冷敷，然后加压包扎，待出血停止后方可进行推拿治疗。操作步骤如下。

(1) 患者仰卧：术者在患者大腿前部以压痛点及其周围为重点，施以按法，拿法。如在损伤早期，手法宜轻柔缓和；如在恢复期，则手法应深而重。

(2) 滚法结合被动运动：术者以压痛点及周围为重点，一只手在患部施用滚法，另一只手则配合膝关节的伸屈动作。此种被动运动，对轻伤者，早期就可应用；而对于重伤者，一般在急性炎症反应基本消退之后，断裂肌肉或肌腱基本痊愈时，才可应用。以免发生新的损伤。

(3) 患者仰卧，术者在患者大腿前部股四头肌部位施用轻快的搓揉手法，反复搓揉 3～5 遍。最后做下肢捋顺及拍打、抖散等手法。

（四）其他疗法

(1) 理疗：早期理疗目的以止血、减少渗出为主，可用冷冻疗法，用冰水、冰袋冷敷。中期以镇痛、消肿、促进渗出物及血肿吸收、加强损伤组织修复过程、恢复肢体功能为主，用超短波电疗、磁疗、红外线、蜡疗、超声波疗法。后期血肿机化者，以促进机化吸收消散，用音频电疗、超声波、蜡疗、红外线疗法。对慢性及陈旧性损伤，理疗可加强局部血循环，改善组织营养，促进慢性炎症消散吸收、有利关节功能恢复，可用传导热疗法、超声波疗法、音频电疗法、红外线疗法。

(2) 局部封闭疗法：症状较轻的股四头肌损伤，可行局部封闭治疗配合外固定。

(3) 固定方法：扭伤患者早期应适当卧床休息，有部分撕裂或手术后的病例，应用石膏或夹板固定患肢髋、膝关节半屈曲位 6 周。

(4) 练功疗法：早期应以股四头肌的收缩活动为主，以预防股四头肌失用性萎缩，后期做主动的伸膝锻炼。手术修补后的患者，可在 2 周后开始股四头肌锻炼，解除固定后再主动进行伸膝功能锻炼。

【预后】

股四头肌损伤较重者，局部肿胀及血肿明显者如早期不能及时消除，后期易导致骨化性肌炎，或机化为疼痛性瘢痕，影响下肢功能。而股四头肌损伤如果给予较长时间固定，缺少及时的肌肉锻炼，长久以后，必然引起挛缩或纤维增生造成粘连，严重影响膝部活动。

【预防】

避免外伤是预防该病的主要措施。对已有损伤者应根据伤势轻重不同，注意动静结合，适当进行功能锻炼。损伤早期应适当制动，限制受伤局部的活动，以免加重损伤；但同时应进行功能锻炼，预防股四头肌失用性萎缩。早期以股四头肌主动舒缩活动为主，后期主动伸膝活动。症状消退时早期开始肌肉练习，可先做等长练习，继续做等张练习，在无痛的范围内逐步加大负荷，如下蹲起立、负重行走、登楼梯等。

股四头肌损伤伴有股四头肌下血肿者，应将积血抽吸掉，以免日后血肿机化，影响股四肌的功能。

第六节 髌骨软化症

髌骨软化症是指膝关节髌骨软骨因劳损、创伤而引起的以退变为病理特征的疾病。如不能及早治愈，后期易发展成骨性关节炎，本病多见于女性，通常表现为膝关节疼痛、跛行、残疾等。

髌骨软骨软化症的出现是多种因素综合作用的结果，其原因尚未完全探明，现主要有如下假说，髌骨不稳定、髌骨骨内压增高、软骨溶解学说、创伤学说、髌骨压力的改变等。虽然有上述诸多原因，但各种假说的发病理制都与先天不足、直接或间接暴力导致髌骨软骨损伤，以及血液循环动力学发生变化有着密切的关系。中医则认为，此病乃是外伤或劳损导致气血瘀滞，风寒湿邪乘虚而入，痹阻脉络，使软骨及周边的筋膜、肌肉失去气血的濡养而发病，属中医痹证范畴。

【病因病理】

髌骨的后侧面大部分为软骨结构，与股骨两髁和髁间窝形成髌骨关节。当膝伸直而股四头肌松弛时，髌下部与股骨髁间窝轻轻接触；当屈膝至 90°时，髌上部与踝间窝接触；当膝全屈对，整个髌骨的关节面紧贴踝间窝。膝关节在长期伸屈中，髌骨之间反复摩擦，互相撞击，致使软骨面被磨损而粗糙不光滑。另外，因髌骨是一籽骨，一旦周围软组织发生病变，髌骨就会偏离原来的运动轨道，和股骨关节面摩擦、撞击，关节周围的滑囊也必然受到继发性损伤，并可累及脂肪垫发生充血和肥厚，且润滑髌骨关节面和周围软组织的滑液也得不到充分供应。这样，由于髌骨软骨缺乏滑液的供应和微循环障碍而缺乏营养，再加上摩擦撞击的损伤，它自然出现因退变而软化。

【诊断要点】

1. 症状

以膝前疼痛和关节酸软无力为主要症状，其疼痛多为隐痛不适，半蹲、起跳、落地、急停或上下楼梯痛，在起跳、落地或下楼梯时常突然出现膝痛打软症状。重者行走疼痛、跛行，多与天气变化有关，并常感关节发凉。部分患者有髌骨关节假性交锁和不稳等症状。

2. 体征

髌骨周缘有指压痛，局部可触及肿胀或增厚组织。压、磨髌骨痛，多数有髌骨关节摩擦音或粗糙感。单腿或双腿半蹲痛，多在膝角 90°～ 130°发生疼痛。久病患者，多有股四头肌萎缩、关节积液等。

3. 辅助检查

X 线检查早期表现为髌骨关节面软骨下骨质吸收，骨性关节面模糊不清，进而可囊变伴髌骨后缘骨密度增高，或出现关节面局限性凹陷，常伴有髌骨上下角小骨刺。磁共振检查对髌骨软化症不论是早期还是晚期改变，均能清楚显示。

4. 鉴别

注意与髌下脂肪垫损伤、半月板损伤、膝关节骨性关节炎等相鉴别。

【外治方法】

(一) 中药外治方

1. 苏红透骨汤

(1) 处方：苏木 30 g，红花、透骨草、续断、川乌、草乌、大黄各 20 g，栀子、鸡血藤、独活、防风各 15 g，乳香、没药各 12 g，土鳖虫 10 g。

(2) 方法：以上方药加水 3000 mL，文火煎煮至药液沸腾后 20 ～ 30 分钟，熏洗患膝部，直至药液凉却。每日熏洗 4 次，每剂药使用 2 天，20 天为 1 个疗程，连续治疗不超过 3 个疗程。

2. 乌花透骨汤

(1) 处方：制川乌、制草乌、红花、透骨草各 30 g。

(2) 方法：以上方药加水 1500 mL，浸泡 30 分钟，用武火煮开后即离火，加醋 250 mL，熏洗患膝，每日 2 次，每次至少 30 分钟。熏洗后以川芎粉 (川芎 250 g 研细末备用) 用酒调制后外敷患处。15 天为 1 个疗程，一般应用 2 ～ 3 个疗程。

3. 两乌三草液

(1) 处方：制川乌、制草乌、甘草、红花、艾叶、苍术、花椒、牛膝各 9 g，透骨草、伸筋草、独活、防风各 12 g。

(2) 方法：上方诸药文火水煎 3 次，弃渣合液。每次治疗前将药液煮沸，用其蒸汽熏患部，待药液温度降至 40℃ 左右，用大纱布块浸湿药液，敷于患部，每次熏洗半小时左右。每天 2 ～ 3 次，每剂药可用 2 天，10 剂为 1 个疗程。

4. 灵仙透入液

(1) 处方：威灵仙 60 g，赤芍、制乳香、制没药、羌活各 30 g，当归、栀子各 15 g。

(2) 方法：将上方诸药粉碎，浸入 50% 乙醇 1000 mL 中 1 周，用滤纸过滤后封装备用。治疗时选用 DEL-IDB 型骨质增生治疗仪，用 24 层纱布做成极垫，内装铅皮电极，用 5 层纱布制成药垫，蘸透药液后置正极或负极导入，隔日交替使用，极垫采用并置法，将正极放在阿是穴，负极顺经络放置。或正极置阳经，负极置阴经；或正极置于髌骨上，负极放于腘窝；或正极于外膝眼，负极置于内膝眼。视患者具体情况而定。两极不可接触，加温至 45℃，电流 8 ～ 15 mA，以患者有针刺样感觉或能耐受为度。每次 30 分钟，每日 1 次，10 次为 1 个疗程，两疗程间休息 3 ～ 5 天。

5. 熏洗方

(1) 处方：五加皮、桂枝、细辛、防风、当归尾、三棱、莪术各 10 g，威灵仙、艾叶、川椒各 12 g，川乌、草乌、红花、伸筋草、透骨草各 15 g。

(2) 方法：以上方药加水煎煮，趁热熏洗患处，每日 2 次。

6. 消肿膏

(1) 处方：黄荆子、紫荆皮各 8 份，全当归、木瓜、丹参各 4 份，独活、赤芍、白芷、片姜黄、羌活、珍艽、天花粉、怀牛膝、威灵仙、木防己、马钱子各 2 份，川芎 1 份。

(2) 方法：以上中药共研细末，配适量怡糖、羊毛脂调和，摊于桑皮纸上，敷于膝关节前方，绷带包扎，每 4 天更换 1 次。

7. 新伤膏

(1) 处方：丹皮、生大黄、广地龙、接骨木、炮山甲片、老苏木、自然铜、川芎、寻骨风、透骨草、马钱子、冰片、麝香各适量。

(2) 方法：上方诸药经加工制成糊状膏药。用时根据所需部位的范围大小，将药膏摊涂于棉纸上或纱布上，厚度以约 0.3 cm 为宜，然后令患膝屈曲 160° 将药膏直接敷于髌骨前缘，再用 10 cm×6 cm 绷带包扎固定，48 小时后更换 1 次，10 次为 1 个疗程。

8. 马草酊

(1) 处方：红花、生乌、当归、桃仁、甘草、自然铜、草乌、马钱子各 50 g。

(2) 方法：以上方药用 500 mL 白酒炮制 7 天，过滤备用。用时将药酒倒于 6 层纱布上，浸透为止，患者临睡前敷于患膝前方，用塑料布包裹，次日起床时取下。

(二) 针灸治疗法

1. 毫针法

(1) 取穴：血海、梁丘。

(2) 操作：常规消毒后针刺，直刺深达股骨骨面，针感即可传至膝关节内。然后用轻微震颤法行气 1 ~ 3 分钟，待患者感到膝内酸胀或发热时即可出针，揉按针孔。每日 1 次，直至症状消失。

2. 电针法

(1) 定位：髌周创面。

(2) 操作：局部皮肤常规消毒后，医生一手从髌骨外缘向内侧推压髌骨，使内侧髌骨与股骨髁之间的间隙增大，然后用 0.3 mm×60 mm 的无菌针灸针，从内侧进针，穿过髌骨软骨面到对侧髌骨缘，以产生酸胀得气感为佳，一般一侧刺 2 ~ 3 针，用同样的方法针外侧和另一患肢，针刺得气后接电针仪，波形选用疏密波，频率在 50 ~ 100 Hz，强度以患者能忍受为度，留针 20 分钟。每日 1 次，7 次为 1 个疗程，每疗程间休息 2 ~ 3 天。在治疗过程中不宜做负重屈膝动作。

3. 温针法

(1) 取穴：患侧内外膝眼、梁丘、血海、足三里、阳陵泉。

(2) 操作：穴位局部常规消毒，进针得气后，将点燃的约 1 寸长的艾炷置于针柄上，艾炷燃尽取针。每日治疗 1 次，10 次为 1 个疗程，疗程间隔 1 周。

4. 透针法

(1) 取穴：梁丘透血海，犊鼻透内膝眼，阳陵泉透阴陵泉，绝骨透三阴交。

(2) 操作：患者仰卧屈膝成 90°，置于自制支架上，或者坐于床沿，双足自然下垂，暴露下肢。常规消毒后，取 30 号 3 ~ 4 寸毫针，分别由梁丘、阳陵泉、绝骨向所对应之血海、内膝眼、阴陵泉、三阴交方向透刺，以对侧有针感，针尖不刺出皮肤为度。手法以捻转为主，进针时施补法，出针时施泻法，留针 30 分钟。每日 1 次，10 次为 1 个疗程，疗程间休息 3 日。

5. 长圆针法

(1) 针具：应用中国中医研究院针灸研究所薛立功教授发明的长圆针，此针是参考《灵枢经》中"长针"与"圆针"研制而成的。

(2) 经筋辨证：取结筋病灶点，根据经筋自四肢末端向心性循行分布的规律，足三阳、三阴经筋均在膝、踝、髋等处结聚的特点。分别沿各经筋循行寻找受损的筋结点即结筋病灶点，每次取 1～5 点。其中包括鹤顶次、髌外上、髌外、髌外下、胫骨外踝、髌内上、髌内、髌内下、胫骨、膝关次、阴陵上、足三里次、阳陵泉次（注："某某次"是已规范定位的结筋病灶点，结筋病灶点常在腧穴旁的肌肉韧带抵止点处，其在筋骨之上有痛性条索，有别于腧穴，故以邻近腧穴名加次而命名）等。

(3) 针法：以解结法，即改进的《灵枢•官针》中的关刺、恢刺、短刺法进行操作。常规消毒皮肤，用长圆针刺入皮肤（为减轻进针和操作时可能的疼痛，可先在进针点注入 0.25% 利多卡因 0.1 mL，结筋病灶点处 1 mL）。治疗后用无菌干棉球在治疗部位按压 2 分钟，并用无菌纱布敷盖保护 2 天。1 次为 1 个疗程，间隔 6 天。

6. 小针刀法

(1) 定位：在髌骨周围痛点和压痛点都是软组织损伤的病变部位，也是小针刀的治疗点。常见如下几个部位：髌前皮下囊，髌内、外侧支持带。

(2) 操作：先将针刀垂直进入达病变部位，做横行切割，然后再旋转刀锋，做纵行剥离，松解，再将针刀与皮肤成 45° 进行铲剥数刀。出针刀，压迫不出血为止，外上敷料。

（三）推拿治疗法

1. 松解粘连法

(1) 理筋手法：患者仰卧伸膝，医生立于患侧，以双手拇指与其余四指相对拿捏股四头肌 2 分钟。关节肿胀明显者，髌骨上方多做几次揉拿法，以刺激髌上囊滑膜加速吸收功能。

(2) 痛点推揉法：体位同上。在髌骨、髌周及软骨面边缘痛点施以一指禅推法、按揉法 3～5 分钟。

(3) 髌骨抓拿法：体位同上。一只手拇指与其余四指分别紧贴髌骨外侧缘与内侧缘，抓拿髌骨并向上提起，直到最高限度后停留 3～5 秒再放松，重复 5～10 次。

(4) 髌骨滑移法：体位同上。医生一只手攀小鱼际紧贴髌骨上缘，用力向后、向肢体远端推压髌骨，使髌骨向下滑移。再用小鱼际紧贴髌骨下缘，用力向后、向肢体近端推压髌骨，使髌骨向上滑移。一般向两端推压各 15～20 次。

(5) 髌骨研磨法：体位同上。医生一掌部按压于髌骨前方，用力垂直向后内侧或向后外侧按揉髌骨 30 次，再做顺、逆时针方向的研磨手法，有摩擦音感，约 3 分钟。

(6) 辅助手法：关节活动受限明显，骨质增生或膝关节半月板损伤者，配以膝关节伸屈拔伸活动类手法。脂肪垫劳损者，加做膝眼推揉法。上述手法用力大小以患者对疼痛能忍受为度。每次 20 分钟，隔日 1 次，15 次 1 个疗程。

2. 按揉松解法

以拇指指腹沿患侧髌骨边缘先做顺时针后做逆时针方向轻揉按摩，每次为 3～5 分钟；继以手掌部沿患侧大腿前侧股四头肌部及后侧腘绳肌、腓肠肌部由上而下揉按，每处 10 余遍，后手指屈成钳状，一紧一松从上而下拿捏股四头肌，反复施术 10 余遍；再使患膝关节伸直或略加过伸；最后患者侧卧，患肢在上伸直，医生以掌根从患侧髂嵴沿大腿外侧向外踝部推移，用力由轻渐重，以患者能忍受为度，反复数次。隔日1次，5次为1个疗程，一般治疗1～2个疗程。

3. 局部松解法

(1) 推法(一指禅)：患者仰卧，膝下垫薄枕，使膝微屈，医生坐于患者一侧，施术手垂腕，拇指按于髌腱周围(即痛点)做垂直方向摆动推揉，时间为5分钟，以局部出现酸胀发热感为宜。

(2) 提髌捻揉法：撤下薄枕，医生一只手掌托膝下，另一只手五指分开，用指端将髌骨提起，做上下运动，同时用指端在所伤髌下软骨面揉捻顺压，时间为5分钟。

(3) 辅助手法：点按膝眼穴、血海穴，滚揉及拿捏股四头肌及小腿三头肌，时间为5分钟。合并膝关节增生及半月板损伤配合膝部拔伸法；合并脂肪垫及髌腱炎局部施以按揉法；合并关节积液配以活血利湿药物。一般隔日1次，15次为1个疗程。

4. 推点按法

(1) 点按指振法：患者仰卧屈膝位，医生用拇指指腹点按、指振气冲、血海、足三里、阳陵泉、三阴交，每穴各1分钟。

(2) 拔捏推按法：患者俯卧位，患肢小腿部垫以枕头，医生在腘窝上下的大小腿部，用深透有力的滚法，往返滚动5～8次。患者改仰卧位，医生用腋部挟持患肢足踝部，并持续牵引，一只手托住腘窝部，另一只手用拇、示指两指腹相对捏于股四头肌联合腱，用力向下推按，并随即向上提拉，如此反复10～15次。

(3) 一指禅推法：患者仰卧，腘窝部垫以枕头。医生坐于患侧，先行一指禅螺纹面推法，从髌上囊周围开始，沿小腿胫前肌群，作紧推慢移的往返推动；再行一指禅指端推法，推两侧膝眼穴及髌腱之部位；最后行一指禅偏峰推法，重点施术于髌骨周围，要使拇指偏峰紧紧地吸贴在髌骨周围作推动。要求指力深透有力而不使髌骨滑动，以患者感觉局部发热为度。此法乃关键手法，操作时间不得少于10分钟。

(4) 按揉牵抖法：患者仰卧位，膝关节屈曲，小腿呈直立位。医生用两手掌按揉，关节两侧，直至膝关节发热为度，然后两手持握踝部伸屈膝关节5～6次，并嘱患者全身放松，在牵拉患肢的同时，辅以快速抖动。每日1次，6次为1个疗程，疗程间休息2天。

5. 点穴舒筋法

(1) 上病下取，通经活络法：患者仰卧，医生双拇指腹分别点按太冲、三阴交、绝骨、阴陵泉、阳陵泉。由轻揉到重按，以患者自觉酸胀、麻木为度。

(2) 下病上取，定痛舒筋法：用双拇指点按相当于足五里穴处的闭孔神经部位约1分钟，用力由轻至重，患者自觉麻胀为度。

(3) 束俛疾解，直取宗筋之会法：令患者屈膝(被动亦可)，用拇指按压气冲(股动脉)，由轻至重，至足背动脉微弱，股部皮肤改变，遂令助手伸膝，突放气冲之指。

(4) 活血化瘀，分筋理络法：以掌代刀，自上而下叩打股四头肌。打1遍后，反刀为掌按1遍(自下而上)。后顺肌间隙做分筋理络，反复推拿。手法完毕。

(3) 和(4) 交替进行，每次手法可做2～3次重复。整个手法自始至终不动膝关节。每天1次，5次为1个疗程，隔3天再进行下一疗程。

6.腰三整复法

(1)患者俯卧位,用双手拇指检查患者腰椎棘突排列是否整齐,一般多有腰三棘突向右偏歪。

(2)患者侧卧位,以棘突偏歪侧在下,进行腰部斜搬,以棘突复位为原则。

(3)患者侧卧位,医生以拇指按压患侧闭孔神经处2～3分钟,并推、拿患内侧5～8遍,患膝屈膝屈髋结束操作。每天1次,7天为1个疗程,平均2～3个疗程。

第七节 膝关节半月板损伤

膝关节半月板对膝关节软骨起保护、承重作用,膝关节的各种运动,使半月板不断承受着传导、载荷的垂直压力,向周缘移位的水平拉力和旋转时剪式应力,传导负荷与协同维持膝关节稳定性,同时可吸收震荡,协助润滑关节,是膝关节内的缓冲装置。半月板随着关节的活动而改变其形状,减少胫骨平台接触面,以保护关节面。当接触的局部应力极度增加时,导致关节软骨压力增加,致使膝关节过早退变。老年人的半月板因退行性变而变薄、弹性差,边缘往往有粘连,活动性差,剪式应力引起的水平撕裂或磨损较为多见。随着老龄人口比例的增大,为了延年益寿更多的老年人重视身体锻炼,如果锻炼方法不当,造成损伤的机会有可能增多,损伤病例有上升趋势。患者以青壮年运动员、搬运工及矿工等为多。左右膝发病率大致相等;外侧半月板与内侧半月板发病率之比约为2∶1。膝关节半月板呈楔形嵌塞于胫骨平台与股骨两髁间隙内。其周边增厚,内缘较薄。半月板下面平坦,紧贴于胫骨内、外侧髁平台骨面上,加深了胫骨髁的凹度,以适应股骨髁的凸度,保持膝关节稳定并防止滑脱,并参与传导关节全部负重的40%～60%。半月板为纤维软骨,无血液供应,其营养主要来自滑液,只有与胫骨髁缘连接的边缘部分才能从滑膜得到一些血液供应。因此,半月软骨一旦破裂,很难自行恢复。

当膝关节完全伸直时,两侧副韧带处于紧张状态,膝关节稳定;当膝关节处于屈曲位时,小腿内旋或外旋时,半月板被挤压,如此时突然伸直或伴有进一步旋转,半月板或其边缘的纤维组织承受的拉力超过其抗拉强度,即可发生撕裂。因此,造成半月板损伤必须有3个条件,即膝关节半屈位、挤压和旋转。膝关节过度内、外翻时亦可引起半月板损伤。长期蹲位工作者,半月板由于长期受挤压而有退行性变,容易造成撕裂。

【临床表现】

1.症状

半月板损伤多见于青壮年、运动员,多有膝关节突然扭伤史,伴有膝关节肿胀、疼痛及功能障碍,或有多次膝关节扭伤、肿痛史。疼痛为半月板损伤的常见症状,通常局限于半月板损伤侧,影响膝关节的屈伸运动。多数患者可见关节肿胀,一般损伤早期明显,随时间的推移,逐渐消退。部分患者损伤的同时可出现关节内的响声,一些慢性损伤的患者在膝关节活动时可出现响声,如同时伴有疼痛或交锁症状,多可证实为半月板损伤。交锁症状是本病的一个特征性症状,是指患者行走时,膝关节突然被卡住,既不能伸直,也不能屈曲,同时伴有疼痛。稍微屈伸活动膝关节后,可发生弹响,交锁即可解除。慢性半月板损伤患者可出现股四头肌萎缩、肌力减弱、膝关节控制乏力等症状。

2. 体征

(1) 压痛：压痛的部位一般即为病变的部位，对半月板损伤的诊断及确定其损伤部位均有重要意义。检查时将膝置于半屈曲位，在膝关节内侧和外侧间隙，沿胫骨髁的上缘（即半月板的边缘部），用拇指由前往后逐点按压，在半月板损伤处有固定压痛。如在按压的同时，将膝被动屈伸或内外旋转小腿，疼痛更为显著，有时还可触及异常活动的半月板。

(2) 回旋挤压试验：患者取仰卧位，检查者立于患者右侧，左手置于膝前，右手握持足跟，外旋足部并在内收位逐渐伸膝，出现弹响和疼痛为阳性（内侧半月板损伤）相反，内旋足部并外展小腿逐渐伸膝，出现弹响和疼痛为阳性（外侧半月板损伤）。检查时注意观察出现弹响的角度，在完全屈曲位时出现弹响，表示半月板后角损伤，关节伸到 90°时出现弹响，表示半月板体部损伤。维持旋转位置下，逐渐伸直至微屈位 (Fouche 试验)，若出现弹响，提示半月板前角损伤。

(3) 强力过伸或过屈试验：将膝关节强力被动过伸或过屈，如半月板前部损伤，过伸可引起疼痛；如半月板后部损伤，过屈可引起疼痛。

(4) 侧压试验：膝伸直位，强力被动内收或外展膝部，如有半月板损伤，患侧关节间隙处因受挤压引起疼痛。

(5) 单腿下蹲试验：用单腿持重从站立位逐渐下蹲，再从下蹲位站起，健侧正常，患侧下蹲或站起到一定位置时，因损伤的半月板受挤压，可引起关节间隙处疼痛，甚至不能下蹲或站起。

(6) 重力试验：患者取侧卧位，抬起下肢做膝关节主动屈伸活动，患侧关节间隙向下时，因损伤的半月板受挤压而引起疼痛；反之，患侧关节间隙向上时，则无疼痛。

(7) 研磨试验：患者取俯卧位，膝关节屈曲，检查者双手握住踝部将小腿下压同时做内外旋活动，损伤的半月板因受挤压和研磨而引起疼痛；反之，如将小腿向上提再做内外旋活动，则无疼痛。

【辅助检查】

(1)X 线检查：拍摄膝关节 X 线对半月板损伤的直接诊断意义不大，但可排除膝关节的其他病变。膝关节充气造影、碘造影或充气和碘剂结合造影具有一定诊断价值，可以确定半月板损伤的部位。

(2) 膝关节镜检查：关节镜检查对半月板损伤诊断有较高的准确率，可对关节内结构提供直观影像。近年来，随着关节镜技术的进一步完善及在临床的广泛应用，使一些以往影像检查难以发现的半月板损伤得以发现，还可同时发现交叉韧带、关节软骨及滑膜的病变。对确诊的病例，也可通过膝关节镜同时行手术治疗。

(3) CT 扫描：半月板损伤在 CT 上主要是损伤部位的密度改变，如损伤严重，有部分游离也会出现形态的改变，纵裂损伤在 CT 上显示为低密度影，而前角或后角的破裂往往表现为形态上的改变。如变窄、内"C"外"O"形状变为不规则，当有游离的半月板碎片与其他部位相重叠时，可能半月板似乎增厚或出现高密度影像。

(4) MRI 检查：半月板损伤时可见半月板表面高信号线形影像（撕裂）或纵形影像（断裂）。

【治疗】

(一) 中药内治

(1) 血瘀气滞型：膝关节疼痛肿胀明显，关节交锁不易解脱，局部压痛明显，动则痛甚。舌暗红，脉弦或细涩。

治法：活血化瘀，消肿止痛。

方药：舒筋活血汤 (《伤科补要》) 加减。

组方：羌活 6 g，防风 9 g，荆芥 6 g，独活 9 g，当归 12 g，青皮 9 g，牛膝 9 g，五加皮 9 g，红花 6 g，枳壳 6 g，黄芪 10 g。

(2) 痰湿阻滞型：损伤日久或手术后膝关节肿胀明显，酸痛乏力，屈伸受限。舌淡胖，苔腻，脉滑。

治法：温化痰湿。

方药：二陈汤 (《合剂局方》) 加味。

组方：半夏 6 g，橘皮 8 g，茯苓 8 g，炙甘草 6 g，牛膝 6 g，生姜 6 g，乌梅 6 g。

(3) 肝肾亏损型：无明显的外伤史或轻微扭伤，肿痛较轻，静时反痛，或损伤日久，肌肉萎缩，膝软无力，弹响交锁频作。舌红或淡，少苔，脉涩或细数。

治法：补益肝肾。

方药：健步虎潜丸 (《伤科补要》)。

组方：龟甲胶、鹿角胶、狗骨 (代虎骨) 何首乌、川牛膝、杜仲、锁阳、当归、熟地黄、威灵仙各 60 g，黄檗、人参、羌活、白芍、白术各 30 g，附子 45 g。

(二) 中药外治

损伤初期，关节肿痛较甚者，可局部外敷三色敷药或消瘀止痛药膏。慢性期偏于寒湿者，可用四肢损伤洗方热敷熏洗患膝。

(三) 针灸治疗

取血海、梁丘、足三里、阴陵泉、阳陵泉、膝眼、膝阳关等穴。每次先用 4 ～ 5 个穴位，根据患者症状，采用局部取穴和远端取穴、十二经循经取穴。针法；毫针直刺。早期用泻法，中期用平补平泻，晚期用补法。留针 20 分钟，其间行针 2 次。

(四) 推拿治疗

(1) 半月板前角损伤型：推拿手法患者取仰卧位，患膝呈 45° 屈膝位，使膝眼位张开，在患侧膝眼施一指禅推法、按揉法治疗。外侧半月板治疗，做小腿内旋，使外侧半月板前移的状态下进行；内侧半月板损伤时，做小腿外旋，使内侧半月板前移的状态下进行，以此手法作用力进入半月板前角损伤处，时间为 10 ～ 15 分钟。

(2) 半月板后角损伤型：推拿手法患者取俯卧位，患膝屈曲 90°，在腘窝部半月板损伤侧施一指禅推法、按揉法治疗。外侧半月板损伤时，做小腿外旋，使外侧半月板后移的状态下进行，使手法作用力透达半月板后角损伤处，时间为 10 ～ 15 分钟。

(3) 半月板体部或边缘损伤型：推拿法患者取仰卧位，患膝屈曲 90°，在半月板损伤侧关节间隙施一指禅推法、按揉法治疗。患侧半月板损伤时，做小腿内翻位，使外侧关节间隙增宽的状态下进行；内侧半月板损伤时，做小腿外翻位，使内侧关节间隙增宽的状态下进行，以利于手法作用力透达损伤处。时间 10 ～ 15 分钟。每日治疗 1 次，7 次为 1 疗程，疗程间隔 3 ～ 5 日。

（五）外固定治疗

急性损伤期，可行膝关节穿刺抽出关节内积血，而后用石膏托固定膝关节于功能位 3 ～ 4 周，并鼓励患者同时进行下肢肌肉的主动收缩锻炼，防止肌肉萎缩。去除固定后，可进行膝关节屈伸和步行锻炼。

（六）封闭疗法

对于半月板损伤继发周围组织无菌性炎症的患者，可在关节间隙疼痛明显的部位注射中药制剂，如当归注射液、红花注射液、丹参注射液等。也可用泼尼松龙 0.5 mL 加 2% 普鲁卡因 2 ～ 4 mL 痛点封闭，此法可以消除半月板周围组织的无菌性炎症，减轻疼痛。

【预后】

单纯半月板损伤，可首先采用保守治疗，经保守治疗无效，或与侧副韧带损伤、交叉韧带损伤同时并见者，可考虑手术治疗。

【预防】

从病因来看，本病大都是因外伤所致，尽量避免外部创伤是预防本病发生的关键。此外，应加强锻炼。治疗期间应减少下肢活动。

第八节 膝关节交叉韧带损伤

膝交叉韧带在膝关节的结构上起着重要作用，它包括前交叉韧带和后交叉韧带两条，具有限制胫骨向前后过度移位的作用。膝交叉韧带损伤虽不如膝侧副韧带损伤多见，但如果发生损伤，则会引起膝关节不稳定，严重影响膝关节的功能。

【病因病理】

膝关节交叉韧带损伤包括前交叉韧带和后交叉韧带两条，相当于中医所称的"内连筋"。

(1) 暴力所伤：膝关节外伤，伤及筋脉，血不循常道，溢于脉外致血瘀气滞，使关节肿痛，屈伸不利。

(2) 先天禀赋不足：因先天禀赋不足，肝肾亏虚，膝发育不良，复感外邪，而致膝痛、活动不利。

【临床表现与诊断】

（一）临床表现

(1) 患者多有明显的外伤史：当膝关节受损伤时，患者常可闻及撕裂音或有撕裂感而摔倒在地。随即膝关节感软弱无力，关节周围剧烈疼痛，迅速肿胀，并逐渐出现关节周围皮下瘀血斑。膝关节一般呈半屈曲状态，膝关节功能障碍。

(2) 抽屉试验：抽屉试验是诊断交叉韧带损伤的重要方法。正常情况下，胫骨平台前后滑动仅 0.5 cm 左右，当前交叉韧带断裂或松弛时，胫骨平台向前移动度明显增大；当后交叉韧带断裂或松弛时，胫骨平台向后移动度明显增大。患侧、健侧于屈膝 90°，应力推拉下行侧位 X 线照片，进行对照。正位片常可发现胫骨髁间隆突撕脱性骨折。应在局部麻醉下进行检查，前交叉韧带损伤前抽屉试验呈阳性，后交叉韧带损伤后抽屉试验呈阳性。

(3)Lachman 试验患者平卧，屈膝 10°～15°，检查者一只手抓住股骨下端，一只手抓住胫骨上端，做方向相反的前后推拉，有利于判断前内束或后外束损伤。

(4) 轴移试验：用以检查前交叉韧带损伤后出现的膝关节不稳。患者侧卧，检查者一只手握住小腿关节，另一只手在膝关节外侧施力、使膝关节呈外翻状态，自屈曲 90°位缓慢伸直至 30°时，感觉有弹跳和疼痛为阳性，说明在屈膝外翻状态下，胫骨外侧平台向前方错位，股骨外踝滑向胫骨平台的后方，在伸直过程中，股骨外踝突然复位并产生疼痛。

膝关节穿刺可抽出全血，如果血中有油滴，表明合并有关节内骨折。

(二)X 线检查

可将股骨下端、胫骨上端向相反方向推挤后拍膝部侧位片，借以显示胫骨向前或向后移位及其程度。测量法：在胫骨平台后缘最远一点划一直线与胫骨后侧骨皮质平行，再将此线向上延长。在正常时，股骨髁后缘距此线前后一般各不超过 0.5 cm。如超出以上距离，可确定交叉韧带有损伤。膝部正位片可显示胫骨隆突撕脱骨折情况。

(三) 关节镜检查

冲净积血，可见交叉韧带断裂端出血、小血块凝集或附带骨折片。

【鉴别诊断】

单纯性膝关节血肿本病虽有膝部疼痛、肿胀、活动受限，但无关节松动不稳现象，抽屉试验为阴性，X 线检查无胫骨前后过度移位。

【治疗】

(一) 中药外治

(1) 紫金酒外敷血竭、冰片、樟脑各 30 g，红花、细辛、白芥子各 60 g，高良姜 120 g，生乳香、没药 40 g，鹅不食草 90 g。白酒 5000 mL，浸泡 1 周后，取药液外擦，每日 3 次。

(2) 温经活血酒由金银花、红花、当归、制川乌、制草乌、川芎、三棱、莪术、小茴香、续断、羌活、独活、白芷、姜黄、桂枝、儿茶、血竭、鹿茸组成。以白酒浸泡而成。治疗时将备好的纱块用温经活血酒液浸湿，然后擦于膝关节患侧处，再将 TDP 特定电磁波谱治疗器于膝关节外前侧处进行辐射，每次辐射时间为 45 分钟，辐射时间内每隔 15 分钟用药酒液将纱块浸湿 1 次，以利药酒对伤患局部的浸入渗透治疗。敷设完毕，启开纱布，用乙醇棉球去除皮肤上的药酒色迹，再对膝部及周围按摩治疗 10～20 分钟，每日 1 次，每 15 次为 1 个疗程，可治疗 4 个疗程。

(二) 中药内治

(1) 瘀血留滞：伤后膝关节肿胀严重，疼痛剧烈，皮下瘀斑，膝关节松弛，屈伸障碍。舌暗瘀斑，脉弦或涩。

治法：活血化瘀，消肿止痛。

方药：桃红四物汤 (《医宗金鉴》) 加减。

组方：当归、川芎、薏苡仁、赤芍各 15 g，延胡索、木通、桃仁、红花、川牛膝各 12 g，枳壳、香附、制没药各 10 g，制草乌、细辛各 6 g。

(2) 筋脉失养：伤后迁延，肿胀未消，钝痛酸痛，喜按喜揉，肌肉萎缩，膝软无力，上下台阶有错落感。舌淡少苔，脉细。

治法：养血壮筋。

方药：壮筋养血汤（《伤科补要》）加减。

组方：白芍9g，当归9g，防风6g，川芎6g，茯苓12g，续断12g，红花5g，生地黄12g，牛膝9g，牡丹皮9g，杜仲6g，川牛膝6g。

(3) 湿阻筋络型：伤后日久，反复肿胀，时轻时重，重坠胀痛，屈伸不利。舌淡胖，苔白滑，脉沉弦或滑。

治法：除湿通络，佐以祛风。

方药：羌活胜湿汤（《内外伤辨感论》）加减。

组方：羌活、独活、藁本、防风、炙甘草、川芎、蔓荆子各6g，当归、赤芍、地龙各9g，苍术、防己、茯苓、怀牛膝各9g，狗脊、桑寄生各15g。

（三）针灸治疗

取患侧阴陵泉、阳陵泉、委中、犊鼻、阿是穴、天井等穴，常规消毒后快速进针直达皮下行提插捻转手法，并于天井穴留针20分钟同时配合患膝的屈伸运动。每日1次，治疗3次即可。

（四）推拿治疗

韧带损伤后期，膝关节屈伸受限，可采用手法松解粘连，恢复膝关节活动范围。

(1) 患者正坐床边，助手用双手固定患肢大腿下端，医生一只手由内侧握住小腿下端，另一只手虎口拿住膝关节，用拇、示二指捏住膝关节两侧。施术时与助手同时用力相对拔伸，并内外转动小腿，拿膝之拇、示指用力推挤。

(2) 将小腿夹于医生两腿之间，与助手相对拔伸。医生双拇指在上，其余手指在下，合掌拿住膝部，使膝关节逐渐尽量屈曲。

(3) 将伤肢拔直，用抒顺、揉捻、散法按摩膝部。

（五）小针刀疗法

患者仰卧，屈膝让足掌平稳放于治疗床上，小针刀的进针点位于膝关节交叉韧带附着点的压痛点上。刀口线与交叉韧带的走向一致，针刀和交叉韧带的平面垂直，深度直达骨面，先纵行剥离，再横行剥离。如遇硬结则纵行剥离。治疗1～2次后即可痊愈。

（六）固定治疗

交叉韧带部分撕裂伤，无关节松动不稳，撕脱骨折无移位者，可行关节穿刺抽出积血，并用弹力绷带加压包扎后，石膏托固定膝关节在功能位，使韧带处于松弛状态，以利修复，固定时间6周。6周后拆除石膏活动。

【预后】

膝交叉韧带损伤预后良好，轻度损伤经过保守治疗后都能达到痊愈，损伤严重时行手术治疗，除少数出现其关节粘连外都能达到满意疗效。

【预防】

保守治疗时需注意休息，减少膝关节活动。如是患肢外固定，可行股四头肌舒缩活动锻炼，预防其萎缩。去石膏后，应进行膝关节屈伸活动锻炼，并逐步开始练习扶拐步行锻炼。术后对症治疗，如抗感染、止痛等。鼓励患者行股四头肌锻炼，保守治疗无效者行手术治疗。术后3～4日，观察关节有无积液，量多者可抽出，继续加压包扎，直腿抬高锻炼。量少时可以早期起床活动。术后 10～14 日拆线。手术效果一般良好，并发症有疼痛及关节积液等。术后仍感疼痛，性质如术前，多为诊断上的错误，可考虑再次探查。关节残留疼痛者，多为半月板后角切除不全，若保守治疗无效，须再次手术切除。但部分患者出现的疼痛为创伤性关节炎所致，应注意鉴别。

第九节 腓肠肌损伤

下肢爆发式用力蹬跳以及准备活动不充分或长时期紧张训练致使腓肠肌过度疲劳致伤。常见于跳跃项目。主要症状为：伤后疼痛明显，提踵痛，疼痛的部位常在小腿中段肌腹与肌腱交接处附近，部分发生在肌腹处疼痛。

【临床表现与诊断】

急性损伤者，多有急性受伤史，伤后数小时显示局部肿胀、疼痛和压痛。大多发生在肌腱联合处，可见有弥散性的皮下出血，部分断裂者可触及断裂处的间隙，即空虚感。踝关节功能出现障碍，患者多以足尖着地走路，而不敢用全足负重，严重者丧失走路的功能。

慢性劳损多发生于腓肠肌起点附着处或跟腱的部位，小腿后部疼痛，常因劳累而加重，休息减轻，有反复发作史。肌肉萎缩，但肿胀不太明显。腓肠肌有广泛而轻重不等的压痛，在腓骨小头后方有明显压痛点。如被动牵拉或主动收缩小腿后部肌肉均感觉损伤部位疼痛，局部肌肉僵硬痉挛。

X 线检查可排除骨折脱位。损伤严重时，可见肿胀的软组织影。

【治疗】

（一）中药内治

(1) 瘀血阻滞型：多有外伤史，小腿部疼痛、肿胀，急性者还可见到局部瘀血斑，小腿屈曲受限，行走不便。舌淡红或有瘀斑，苔薄白或薄黄，脉弦或细涩。

治法：活血化瘀；舒筋止痛。

方药：活血舒筋汤（《中医伤科学讲义》）加减。

组方：黄芪、当归、川芎、乳香、没药、橘核、乌药各 9 g，落得打、赤芍各 15 g，红花、青皮、陈皮各 6 g，地鳖虫、荔枝核各 12 g，小茴香 3 g。水煎服 1 日 1 剂，早晚分服。

(2) 风寒侵袭型：反复劳损或伤后日久而发，小腿部疼痛时轻时重，每遇劳累或天气变化而复发或加重。喜按喜揉，或见恶寒头痛。舌苔白，脉浮紧。

治法：温经散寒，通络止痛。

方药：麻桂温经汤（《伤科补要》）加减。

组方：麻黄 9 g，桂枝 9 g，红花 12 g，白芷 9 g，细辛 6 g，桃仁 9 g，赤芍 15 g，甘草 6 g。水煎服 1 日 1 剂，早晚分服。

（二）中药外治

瘀血阻滞型可局部外敷消瘀止痛药膏、消肿止痛药膏，或用下肢损伤洗方水煎外洗。风寒侵袭型可局部外敷温经通络膏，或用骨科外洗方水煎外洗。

（三）推拿治疗

腓肠肌损伤运用手法推拿，具有松弛肌肉、解除粘连、恢复功能的作用，但在施以手法前一定要明确肌肉损伤的程度，严格掌握手法的适应证。急性损伤初起，应以轻柔手法为主，以免加重或引起肌肉再度出血，对腓肠肌已完全断裂者，应尽早进行手术修补。操作方法如下。

(1) 患者取仰卧，术者用拇指推揉法顺腓肠肌肌纤维走行方向进行轻揉推拿。

(2) 术者用双手虎口交替在腓肠肌处做自上而下、由轻到重手法。

(3) 术者用双手掌根及大、小鱼际分别置于腓肠肌内、外侧，从腓骨小头平面向下直达跟腱上缘进行旋滚推揉。

(4) 在腓肠肌肌腹处做轻快柔软的提起，快速滑脱手法反复 4～5 遍。

(5) 术者双手拇指在腓肠肌外侧头与肌腹处分别进行一定力量的弹拨。

(6) 术者一只手按在患肢大腿上端，另一只手掌沿腓肠肌上缘由上而下采用抹法，以达到按肌顺筋的目的。

(7) 患者仰卧，术者用一只手掌托住其跟腱，拇指与其余四指分别捏住内、外踝，稍加力牵引，另一只手放于足底前部做快速背伸推压，然后再将踝关节放回原位，重复数遍。本手法对腓肠肌肌纤维撕裂损伤者，不宜使用。

（四）功能锻炼

腓肠肌损伤应适当休息，减少活动，以利于损伤的修复。严重者可给予夹板或石膏固定。解除固定后，在医生指导下进行下肢关节的功能锻炼。

（五）封闭疗法

局部封闭疗法治疗慢性劳损性损伤，可在疼痛局部注射泼尼松龙 12.5～25 mg 加 1% 普鲁卡因 2～4 mL，每周 1 次。

（六）手术疗法

对腓肠肌断裂伤，不管在哪个平面，一旦确诊，应尽早行手术治疗，实行肌腱修补术，术后以石膏托固定踝关节 90°位 5～6 周。

【预后】

急性腓肠肌损伤预后良好，损伤后得到及时的治疗都可恢复，而慢性损伤预后较差，且容易反复发作，所以应尽量在急性期治愈该病。

【预防】

(1) 急性期应适当休息，减少活动，并要注意防寒保暖。

(2) 急性期过后，逐渐进行股四头肌收缩及踝关节屈伸活动，以防止粘连。

第十节　跟痛症

跟痛症是由多种慢性疾患所致跟部跖面（即脚后跟）疼痛，其与劳损和退化有密切关系。常见的病因如下。

(1) 足跟纤维脂肪垫炎。

(2) 跖筋膜炎。

(3) 跟骨骨刺。

临床表现主要为足跟跖面疼痛、肿胀和压痛，走路时加重。本病多发生于中年以后的肥胖者，男性发生率高，一侧或两则同时发病。大多数为慢性起病，常同时有风湿或类风湿性关节炎，骨性关节炎等。本病主要以非手术疗法为主。跟痛症的治疗，可用骨质舒络平痛贴来治疗，疗效较佳。非手术治疗无效者，则需行手术治疗。

本病一般属中医学"搏症""骨痹"等范畴。

【病因病理】

本病的发生可由急性损伤或慢性劳损所引起，认为与跟垫的退变有关。急性者如行走时足跟部突然踩着硬物，或下楼时用力过猛、足跟着地等，都可引起损伤。踝部皮肤是人体最厚的皮肤，皮下脂肪致密、发达，且与跟骨之间有滑液囊存在。中、老年人，特别是形盛而体衰者，肝肾不足，筋骨衰弱，尤其容易由于足跟负重过大而出现跟痛。经常长途跋涉，跟下软组织遭受反复挤压性损伤；跖腱膜长期、持续地受到牵拉，在跟骨结节附着处发生慢性损伤等，均可引起跟痛。此外，病程日久，可在跟骨结节部的前缘产生骨质增生，即跟骨刺，单纯的跟骨刺有时并不引起疼痛，当承重走路时，跟骨结节滑囊及跟部脂肪垫因受骨刺的挤压与刺激，而发生滑囊炎及跟骨脂肪垫变性，始引起疼痛。在此过程中，跟垫中胶原纤维水分含童和可塑性纤维组织减少。另外，类风湿、跟骨结核、青少年或儿童因跟骨骨骺炎等，均可产生跟痛症。

【诊断要点】

1. 症状

足跟或脚底部酸胀作痛，或针刺样痛，牵连小腿酸痛，步履困难，发作时间不定，运动及行走后疼痛加重，休息减轻。

2. 体征

足跟部轻度肿胀，压痛明显，根据压痛点可以确定病变部位：跖腱膜炎和跟骨骨刺压痛点在跟骨结节前方，脂肪垫损伤与跟骨下滑囊炎的压痛点在足跟中部或稍偏内侧；足背伸抗阻时，跟底部疼痛可加重。

3. 辅助检查

X 线检查早期多阴性，晚期可见跟底部骨膜增厚，或跟骨结节前方骨刺，骨刺与跖腱膜方向一致。

【外治方法】

(一) 中药外治方

1. 跟痛灵汤

(1) 处方：大黄、黄檗、威灵仙、独活、牛膝、透骨草各 30 g，芒硝 50 g，山西陈醋或保宁醋 250 g。

(2) 方法：将上方前 6 味药用纱布包好，加冷水约 3000 mL，煎开约半小时后取出药包，把药液倒入盆内，加入芒硝、醋，搅匀。熏洗时先以热气熏蒸，并用毛巾蘸药液交替热敷痛处，等水温降至 50℃～60℃时，将患足浸入盆浸洗，若水温下降可加温再洗，每次 1 小时，每日 1～2

次。次日熏洗仍用原药液加热。冬季1剂药可熏洗5～6天，春秋季3～4天，夏季2天。

2. 八仙逍遥汤

(1) 处方：防风、荆芥、细辛、甘草各6g，当归、没药、透骨草、桂枝各10g。

(2) 方法：以上方药加入装水1500 mL的瓷盆中，置武火煮沸15分钟，撤火，盆边置一小凳，将患肢置于盆上，用热气熏烫，待水温降至可以忍受时，患足置于水中浸泡至少30分钟，每天2次，每剂药可用2天。药渣勿倒出，再用前加温煮沸即可。

3. 灵仙洗足方

(1) 处方：威灵仙30g，细辛、桂枝、三棱、红花、元胡、川椒、独活、川乌、草乌、大黄各10g。

(2) 方法：以上方药加入清水1500 mL，煎沸后20分钟去火，加食醋50 mL，先熏患足，待水稍温后浸洗患足20分钟，早晚各1次。保留药汁及药渣下次煮沸后即可再用，1剂药可用4次。10天为1个疗程。治疗期间嘱患者减少行走及活动。冬季可在患足上加盖棉垫使热力持久，但需防止水温过高引起烫伤。

4. 化瘀熏跟方

(1) 处方：当归尾、川芎、补骨脂、桑寄生、威灵仙、木瓜各30g，川断、川牛膝、苏木、海桐皮、透骨草各20g，桃仁、红花各15g，乳香、没药各10g。冷痛甚者加生川乌、吴茱萸、细辛各12g；局部发热肿胀者加赤芍、豨莶草、马鞭草各30g；病程日久者加三棱、莪术、土元各12g。

(2) 方法：将以上方药加水浸泡30～60分钟，然后煎煮取汁约2000 mL，加黄酒100 mL，置于盆内，盆内放一支架，外套保温塑料薄膜，然后将双足放于盆内支架上，束紧塑料薄膜上口，进行熏蒸20～30分钟，待温度适宜时再浴洗20分钟。每日2次，每剂药可连续使用2～4次。10天为1个疗程。

5. 四乌桃红方

(1) 处方：制川乌、制草乌、桃仁各10g，乌梢蛇、乌梅各15g，红花、赤芍各9g，山楂、伸筋草、透骨草各30g。有增生者，重用山楂45g，乌梅30g，再加皂刺10g，鸡血藤15g；无增生者，加桑枝30g，桂枝20g，艾叶9g。

(2) 方法：以上方药加开水1000 mL，煮沸5分钟，趁热熏洗患足，每次30分钟，每日2次，1剂药可洗2天。6天为1个疗程。

6. 药沙热敷方

(1) 处方：木瓜、海桐皮、威灵仙、续断、透骨草、当归、木鳖、乳香、没药、伸筋草、红花、制川乌、草乌各15g，米醋500 mL，细沙适量。

(2) 方法：用做好的布袋将上述诸药及细沙混合均匀后装入袋中，将药袋口扎好，放入米醋中浸泡，把药袋在蒸笼上蒸约30分钟，药袋蒸透后，将患足放于药袋上，热敷使用。注意不要烫伤患足皮肤，如热甚，药袋上要垫数层治疗巾或毛巾，以舒适能承受为度，大约50℃，注意药袋保暖，用塑料薄膜覆盖药袋及患足，每次治疗约1小时，每日2次。每剂药用3天，9天为1个疗程。

7. 骨刺浸溃方

(1) 处方：威灵仙、生桃仁、生川乌、生草乌、荆三棱、莪术、羌活、独活、五加皮、珍艽、茜草、牛膝、透骨草、凌霄花各 30 g，川芎、血竭各 10 g，细辛 15 g。足跟发热疼痛者，加黄檗、生大黄、元明粉各 15 g；足跟发冷疼痛者，加生马钱子、白芥子各 15 g。

(2) 方法：以上方药煎汤，趁热先熏洗患处汗出，然后用毛巾蘸药液趁热外敷，待药液不烫足时，伸足入药液内浸泡 20 分钟，每日睡前 1 次。每剂药用 4 天。

8. 跟骨刺浸剂

(1) 处方：地鳖虫 40 g，五灵脂、白芥子、制首乌、三棱各 30 g，威灵仙、楮实子、马鞭草、苏木、海带、皂角刺、蒲公英、玄胡、汉防己各 60 g，食醋 100 mL，鲜葱 100 g。

(2) 方法：先将中药加水约 2 倍量，用旺火煎沸后，再煎 3 ~ 5 分钟即可。鲜葱连根须洗净，摘断放脚盆内，再倒入食醋，然后将煎好的药汁倒进。趁药液温热时，把患脚跟放进药斗内浸泡半小时以上，浸后揩干。每天浸 2 次，继续浸用时，可将药再煎后用。每剂药浸泡 2 天后更换新药。浸足时药液不宜太热，防止烫伤局部皮肤；其他部位骨刺当采用多层纱布或小毛巾浸湿热敷；孕妇禁用。

9. 温经活络酊

(1) 处方：西红花 (或杜红花)、冰片 (或樟脑) 各 1 份，蕲艾叶、伽南香 (或山茶)、生川乌、生草乌各 2 份，乳香 4 份。

(2) 方法：以上方药制成酊剂。用时取酊剂 20 mL 加开水约 2000 mL 入脸盆中，趁热先熏后浸泡，浸泡时以水温能下足为度。另用 500 mL 的盐水瓶 1 个，内盛开水，塞好皮塞，地下放一块毛巾，将盐水瓶横倒在毛巾上，患足用药汁泡 4 ~ 5 分钟后踩在盐水瓶上来回滚 1 ~ 2 分钟，再浸热水 3 ~ 4 分钟。然后再踩热盐水瓶滚动 1 ~ 2 分钟。如此反复数次约半小时，每天进行 2 次。

10. 威灵消痛散

(1) 处方：威灵仙 90 g，防风、当归、土鳖虫、川断、狗脊各 45 g，乳香、没药、五灵脂各 30 g，陈醋 1 500 g。

(2) 方法：以上方药共研成粗末，每次取药末 135 g，加陈醋浸泡半日，煎至药液 1000 mL 左右，局部先用温水洗净，再用药液熏洗、浸泡，每次 1 小时，每日 1 次。次日药液加温再洗，连用 5 日后弃去。若药液因煎熬加温而耗损，不够浸泡足跟者，可续加陈醋适量。1 个月为 1 个疗程，间隔 10 天后再行下 1 个疗程。

11. 骨痛消散

(1) 处方：续断、五加皮、萆薢各 12 g，熟地、川牛膝、当归、土元、威灵仙、半夏、乳香、没药各 9 g，杜仲、肉桂、珍艽、白芷各 6 g。

(2) 方法：以上方药共研细末。取陈醋 500 g，置于沙锅内，武火烧至沸腾，取骨痛消散 1 剂加入滚沸的陈醋内，继续武火煮沸 5 分钟后改为文火熬至稠糊状，离火凉置备用。取 20 cm×20 cm 之细布一块，于每天起床后将所熬之药膏取一部分平摊于布上，包于脚后跟处，穿上袜鞋。夜间休息时取下，并用温水泡脚 30 分钟。第 2 天起床后继续贴用。每日 1 次，连用 1 个月。

12. 蜈麝散

(1) 处方：蜈蚣 10 条，麝香 1 g，冰片、血竭、吴茱萸各 2 g。

(2) 方法：将以上方药共为细末，混匀备用。治疗时先将脚洗净，刮去老皮，找准跟骨下痛点，将药粉均匀撒于痛处，然后用胶布或伤湿止痛膏固定，7 天换药 1 次，5 次为 1 个疗程。

13. 跟痛散

(1) 处方：白芷 2 份，川芎、红花、威灵仙、续断、白芥子各 1 份。

(2) 方法：以上方药共研细末备用。治疗时先用热醋 (1 份醋加 2 份水) 泡洗患足 10 ～ 20分钟后，取适量药末以醋调成糊状，外敷于患处，厚度为 3 ～ 4 mm，外用伤湿止痛膏敷盖固定。每 2 日换药 1 次，5 ～ 7 次为 1 个疗程。

14. 止痛散

(1) 处方：当归 20 g，川芎、乳香、没药、栀子各 15 g。

(2) 方法：诸药共研细末备用。用时将药末放在白纸上，药粉面积根据足跟大小而定，厚约 0.5 cm，然后放在热水杯下加温加压后使药粉呈片状，放在患足足跟下或将药粉装入布袋内置患处，穿好袜子。

15. 川没膏

(1) 处方：川芎 15 ～ 20 g，乳香、没药各 20 g，透骨草 15 g，血竭 10 g，醋、白酒适量。

(2) 方法：将上药共研细末，以醋酒 (3 ∶ 1) 调和成膏状，涂敷于患处，外用敷料包扎。5 ～ 7 日换药 1 次。

16. 二黄膏

(1) 处方：姜黄、大黄、山栀、白蒺藜各 12 g，炮山甲 10 g，冰片 15 g。

(2) 方法：以上方药共研细末，每次取 30 g 加醋调成膏状，夜间外敷于疼痛处，外以塑料薄膜包扎固定，白天取去，药干后再加醋调。20 日为 1 个疗程。

17. 芎乌粉

(1) 处方：川芎 15 g，生草乌 5 g。

(2) 方法：将上药碾成极细末，装入同足跟大小的布袋内，药袋厚度为 0.3 ～ 0.5 cm，将药袋垫在患足鞋跟部，其上洒以少量 75% 乙醇，保持其湿润。药粉每 5 ～ 7 天更换 1 次，疼痛消失后巩固治疗 1 周，以防止复发。

18. 跟痛袋

(1) 处方：乳香、没药各 90 g，红花、土鳖虫、三七、血竭、川乌、草乌、当归、杜仲、川断、透骨草各 45 g，马钱子 6 个，藿香 1 个。

(2) 方法：上方诸药共研细末，分装在 10 cm×7 cm 的双层纱布袋中，用黄酒 2 000 g 浸泡2 天备用。取 1 块 10 cm×5 cm×5 cm 的铸铁块，将其加热，热度以刚烫手为准，将所炮制好的药袋置于铁块上，待有蒸气产生后，把患足跟放在纱布袋上进行熨治，每次 40 分钟，隔日治疗 1 次。药袋可反复多次使用。注意应控制好温度，以防烫伤局部皮肤。

(二) 针灸治疗法

1. 毫针法

(1) 取穴：下关、大陵、三阴交、阿是穴。

(2) 操作：患者仰卧或垂足，先后在疼痛范围内上下揉按以寻找敏感点。局部常规消毒后针刺，以局部产生麻胀感为度，行平补平泻法，可同时展动患侧足跟，使针感放射到足跟部为宜。行针至足跟有热感即可。留针 30 分钟，每 10 分钟行针 1 次。每日或隔日 1 次，5 次为 1 个疗程。

2. 短刺法

(1) 取穴：选取足跟部最明显的 2 点压痛点，双侧疼痛取双侧，单侧疼痛取患侧。

(2) 操作：皮肤常规消毒后，用 30 号 1.5 寸毫针，针刺进针后，稍微摇动针柄，然后将针缓慢进至跟骨部，在跟骨处上下提插 5 次，刺激强度以患者能耐受为度，每隔 10 分钟运针 1 次，留针 30 分钟，每天 1 次。6 次为 1 个疗程，疗程间休息 3 天。

3. 针刀法

(1) 定位：患者俯卧，足跟向上，在跟骨跖筋膜附着处寻找压痛最明显点。

(2) 操作：常规消毒，进针刀，刀口线和足纵轴垂直，针体和足跟后面成 60°，进针深度达骨质，做横行切开剥离 3～4 下。出针后以创可贴敷盖。每 5～7 天 1 次，3～5 次为 1 个疗程。

4. 钩针法

(1) 定位：患者取俯卧位，踝关节趾屈 20°，寻找最明显的压痛点。

(2) 操作：常规消毒，以利多卡因 2 mL 做局部浸润麻醉。针体直刺痛点，触骨或针下进细砂样感后，轻提针体沿趾筋膜方向纵划 3～4 次，并左右剥拔，然后倾斜针体行横铲 2～3 次。术中患者出现酸胀为正常针感，退针后以创可贴敷针孔。术毕嘱患者做足跖屈、背伸活动。

5. 盘龙针法

(1) 针具：使用江苏省丹徒区医疗器械厂特制的钢针，针柄长 45 mm，其上缠绕扭花，针体直径 0.70 mm，针体长 110 mm，针尖略圆钝。

(2) 定位：患者取仰卧位，使膝成屈曲位并外展，使足内侧面朝上。于患侧足跟骨前内侧缘足底上 10 mm 左右皮肤处，避开皮下血管选取进针点。

(3) 操作：常规消毒，持针直刺入皮下后，调整角度，根据压痛点部位的不同，针尖分别平刺至跟骨底面或跟骨结节前缘病变处，并以扇面状在病变部位提插，此时患者可有明显酸胀感。出针后按压针孔及治疗部位约 1 分钟，以防止出血。隔日治疗 1 次。

6. 小宽针法

(1) 定位：患者俯卧，足部自然垂于床沿，暴露患足足跟，医生左手拇指按压寻找骨性突出物处或压痛中心。

(2) 操作：嘱患者不要活动，局部常规消毒，右手持小宽针迅速刺至赘生骨部位并用划割法前后划动 0.5～1 cm，破坏赘生骨膜表面层，再用火罐行闪火法在针刺的点位上拔出瘀血，出血量 1～2 cm 即可，完毕后用稀碘酊消毒并贴以胶布，嘱患者 24 小时将胶布取下，一般每隔 20 天治疗 1 次。

7. 注射针刀法

(1) 针具：将 12 号注射针前端弧形针臂压平，将其两边及针尖磨成刀刃，自制成既能用于注射，又具有切割功能的注射针刀。

(2) 操作：患者俯卧位，足跟部碘酒乙醇消毒，1% 利多卡因跟骨跖面压痛敏感处皮肤麻醉。术者戴无菌手套，将注射针刀垂直刺入足跟骨结节后，稍退针，做与跖腱膜垂直方向的提插切割。然后倾斜针身向内、外挑割，将环健膜等附于跟骨结节处的软组织充分松解。再抽取利多卡因 5 mL 加泼尼松龙 40 mg，经注射针行骨刺周围软组织封闭。术毕乙醇棉球覆盖针孔，胶布固定，1 周治疗 1 次。

8. 穴位注射法

(1) 取穴：以阿是穴为主，辅以丘墟、昆仑、太溪、解溪、商丘穴。依局部具体情况，每次选 3～5 个穴位。

(2) 操作：用 2% 普鲁卡因 (先做过敏试验)2～4 mL 加泼尼龙松混悬液 (25 mg/mL) 1～2 mL 行痛点及各腧穴注射，每穴注射 1 mL。每隔 3 天穴封 1 次，5 次为 1 个疗程。注射时，行局部皮肤常规消毒，用 5 号半至 7 号针头和 5 mL 注射器，无菌操作吸取药物，将针头快速刺入穴位皮下，等患者有"得气"感后，回抽无回血时将药物慢慢注入，注射完毕，快速出针，用乙醇棉球轻轻按压穴位片刻。

9. 耳穴压籽法

(1) 取穴：肝、肾、足、跟、内分泌。

(2) 操作：用耳穴探测仪选择取穴。以 75% 乙醇棉球消毒耳郭 2 遍，选好适合耳郭大小的半片绿豆，将粗粮面粘于胶布上，用血管钳送至取穴部位，以绿豆光滑面对准穴位，贴紧并稍加压力，使患者感到酸麻痛或热感为止。嘱患者每日自行按摩 5～8 次，每次使耳郭发热为宜。一般单侧病变同侧取穴，双侧病变两侧取穴，每日或隔日换 1 次。

10. 艾灸治疗法

(1) 取穴：选取阿是穴，如无明显压痛点，即在跟底中央划一"十"字，在其两侧及后方边缘与"十"字线相交处。

(2) 操作：穴位选定后，于穴位皮肤涂少许活血酒，各置 1 小炷温和灸 (含有少量麝香、雄黄、冰片)，用药线点燃，待患者感到有灼热时急用木片压灭，使患者自觉热气内攻。若无此感觉可连用 2～3 次。对于病程长者，少顷加用悬灸，对跟部及周围进行广泛的温和灸 5～10 分钟。嘱患者着软底鞋，勿久行、负重。

(三) 推拿治疗法

1. 正骨推拿法

(1) 拇指推揉法：患者正坐于方凳上，术者低坐于患者对面，令患足搁在医生膝关节上，术者用左手握住患足踝部，用右手拇指将足跟周围推松，推揉时先轻后重，先四周，再集中到足跟疼痛处，一般要 5 分钟左右。拇指推揉法能加强跟部血液循环，放松周围痉挛的软组织。

(2) 屈指点揉法：医患取势同上，术者用左手握住患足踝部，右手示指屈曲后将近节指间关节顶住足跟疼痛敏感点进行点揉，由轻到重，力量因人而异，年轻体壮者，力量要重，年老体弱者，力量要轻，以患者能接受为限。点揉法有降低骨内压，加强骨内静脉回流，点穴止痛之功，该手法在操作时患者感疼痛剧烈，但手法后立即轻松。

(3) 掌根推揉法：医患取势同上，术者用两手掌根置于足跟两侧，做来回搓揉动作，搓揉时，轻重适中，要有节奏，令患者感到舒服。该法有巩固上述手法的作用，消除点揉法带来的疼痛反应。

2. 捶击点穴法

患者俯卧于推拿床上，医生采用推、揉、拿、拨、弹手法沿小腿至足跟部反复推拿 5 遍。按压痛侧的肾俞、足三里、阳陵泉、绝骨、泉山、昆仑、解溪等穴，每穴 1 分钟，重点刺激患部压痛点。令患肢屈曲，足心向上，医生左手固定患肢踝部，右手持叩诊锤对准跟骨压痛点捶击 5 次，用力要适当，避免造成人为的损伤。之后擦麝香正骨水，最后用轻推、轻摩、轻揉手法反复于小腿部及跟部，以缓解痉挛及足跟部疼痛。隔日 1 次，5 次为 1 个疗程。

3. 木棒压推法

用致密坚硬的木料做成 "T" 形木棒，棒之竖杆长 15 cm，直径 2 cm，杆端平整光滑；横杆长 10 cm，直径 3 cm，两端半球形，旋光滑。

压推步骤如下。

(1) 患者俯卧于治疗床上，患肢屈膝 90°，足底覆盖布单，一助手握住患足前部并下压，使踝关节极度背伸。

(2) 术者立于患者左侧，左手握患踝部，右手握木棒之竖杆，横杆抵于右肩前方，竖杆端压于疼痛部位略后方，右手与右肩同时用力垂直下压，同时缓缓向足前部平移推动，推动距离 5～8 cm，自足外侧向内侧 (或自内而外) 依次推压，反复进行，一般 3～5 遍。垂直压力 25～30 kg。在压推时局部疼痛，但一般都能忍受。压推过程中，术者手常有 "嘶撕" 的捻发感或 "咯噔" 响声，并有 "台阶征"，少数有 "破囊感"。随着压推次数的增加，自觉疼痛亦逐渐减轻。

(3) 最后，用棒之横杆端如以上之顺序轻轻用力推摩，反复 3～5 遍，施术即告结束。

参考文献

【1】孙绍裘，孙达武．中医骨伤科发展简史．北京：人民军医出版社．2015.08

【2】陈国胜．中医骨伤科入门．汕头：汕头大学出版社．2002.06

【3】丁继华，吴诚德．中医骨伤科基础．北京：中医古籍出版社．1987.10

【4】余庆阳．中医骨伤科护理．北京：中国医药科技出版社．1997.08

【5】邢彦山．中医骨伤科歌诀．哈尔滨：黑龙江科学技术出版社．1995.09

【6】丁继华，汤邦杰．中医骨伤科基础．北京：人民卫生出版社．1990.05

【7】单文钵，丁继华．中医骨伤科荟萃．北京：中医古籍出版社．1986.12

【8】袁普卫，谷亚玲．中医骨伤科实验指导．西安：陕西师范大学出版社．2011.08

【9】华浩明．中医骨伤科处方手册．北京：科学技术文献出版社．2006.11

【10】姚共和，刘向前．中医骨伤科查房手册．太原：山西科学技术出版社．2004.08

【11】何振辉，樊粤光．中医骨伤科治法锦囊．广州：广东科技出版社．2005.04

【12】石印玉．实用中医骨伤科手册．上海：上海科技教育出版社．1993.02

【13】丁继华，彭太平．中医骨伤科基础 第 2 版．北京：人民卫生出版社．1990.05

【14】刘柏龄，邓福树．中医骨伤科各家学说．北京：人民卫生出版社．1991.09

【15】胡兴山，葛国梁．中医骨伤科发展史．北京：人民卫生出版社．1991.11

【16】胡兴山．中医骨伤科发展史．北京：人民卫生出版社．1991.10

【17】罗毅文，刘向前．中医骨伤科护理学．湖南：湖南中医学院．2001.12

【18】王守东，刘柏龄．中医骨伤科临床手册．北京：人民卫生出版社．1996.12

【19】阚再忠，孙承禄．中医骨伤科古医籍选．北京：人民卫生出版社．1992.10

【20】阚卫兵，姜玉祥．求医问药本本通 中医骨伤科疾病．上海：第二军医大学出版社．2015.08

【21】邓海宁．中医骨伤科基础实训教程．西安：第四军医大学出版社．2012.02

【22】韦贵康，石印玉．中医骨伤科治疗手法图解．上海：上海科学技术出版社．2008.12

【23】施杞．中国中医骨伤科百家方技精华．北京：中国中医药出版社．1991.11